Stressfrei abnehmen

DAVID FÄH

Stressfrei abnehmen

Ohne Diät zum gesunden Wohlfühlgewicht

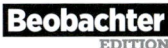

Download
Diverse ergänzende Inhalte zu diesem Ratgeber stehen online zum Herunterladen bereit: www.beobachter.ch/download (Code 1540).

Beobacher-Edition
6. Auflage, 2021
© 2015 Ringier Axel Springer Schweiz AG, Zürich
Alle Rechte vorbehalten
www.beobachter.ch

Herausgeber: Der Schweizerische Beobachter
Lektorat: Christine Klingler Lüthi, Wädenswil
Umschlaggestaltung: Rebecca De Bautista
Umschlagillustration: illumueller.ch
Grafisches Reihenkonzept: buchundgrafik.ch
Infografik: Bruno Bolliger, Gudo
Illustrationen: illumueller.ch
Satz: Bruno Bolliger, Gudo
Herstellung: Bruno Bächtold
Druck: Eberl & Koesel GmbH & Co. KG

ISBN 978-3-03875-383-4

Zufrieden mit den Beobachter-Ratgebern?
Bewerten Sie unsere Ratgeber-Bücher im Shop:
www.beobachter.ch/shop

Mit dem Beobachter online in Kontakt:
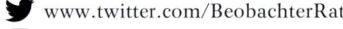 www.facebook.com/beobachtermagazin
www.twitter.com/BeobachterRat
www.instagram.com/beobachteredition

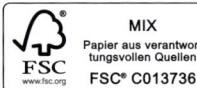

Inhalt

7 Der innere Schweinehund: Warum esse ich? .. 205

8 Gewichtsmanagement: Wie bewahre
ich das Erreichte? 231

⊎ Anhang 249

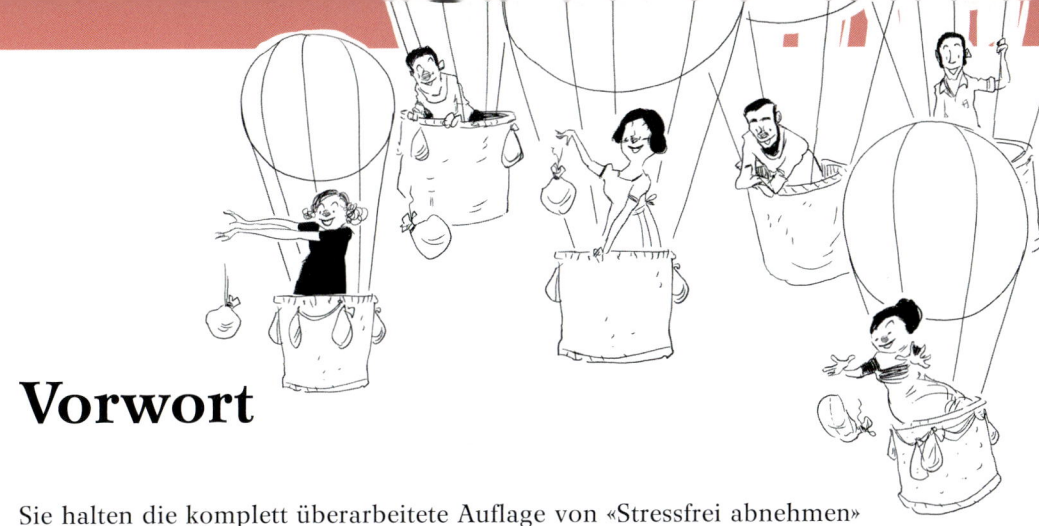

Vorwort

Sie halten die komplett überarbeitete Auflage von «Stressfrei abnehmen» in den Händen. Das Buch bietet jetzt noch mehr konkrete Handlungsanweisungen, die Abnehmwillige im Alltag umsetzen können, um ihr Gewicht zu reduzieren und zu «managen». Es beinhaltet neu ein zusätzliches Kapitel, das helfen soll, beim Abnehmen auf die richtigen Lebensmittel zu setzen, es ist gespickt mit überarbeiteten und neuen Abbildungen und Tabellen und berücksichtigt die jüngsten Erkenntnisse aus der Wissenschaft, z.B. zur Rolle unserer Darmflora oder zum Nutzen von Intervallfasten. Nicht zuletzt profitieren clevere Leserinnen und Leser von einer Fülle zusätzlicher Internetinhalte. Ein Stichwortverzeichnis rundet das Gesamtpaket ab.

Innerer Sauhund

Lassen Sie sich von den folgenden 250 Seiten die Augen öffnen für die Möglichkeiten, im Alltag mehr Kalorien zu verbrauchen und weniger zu sich zu nehmen. Und dies, ohne dass Sie auf Genuss verzichten und extra Zeit investieren müssen. Lernen Sie, Ihr schlankes Lebensstilpotenzial zu erkennen, damit Sie es voll ausschöpfen können. Hunderte praktischer Tipps aus allen gewichtsrelevanten Bereichen helfen Ihnen dabei. Oft genügt eine Handvoll Massnahmen – solange sie passen und einen festen Platz in Ihrem täglichen Leben bekommen. Im Idealfall gewöhnen Sie sich schlankes Denken und Handeln an und erreichen damit einen neuen Normalzustand in einer anderen Gewichtsklasse.

Ich wünsche mir, dass Sie mit meinem Ratgeber dem Jo-Jo endgültig Bye-bye sagen können – und Ihnen, dass Sie beim Lesen viele «Ahas» und Schmunzelmomente erleben.

David Fäh
im Juli 2021

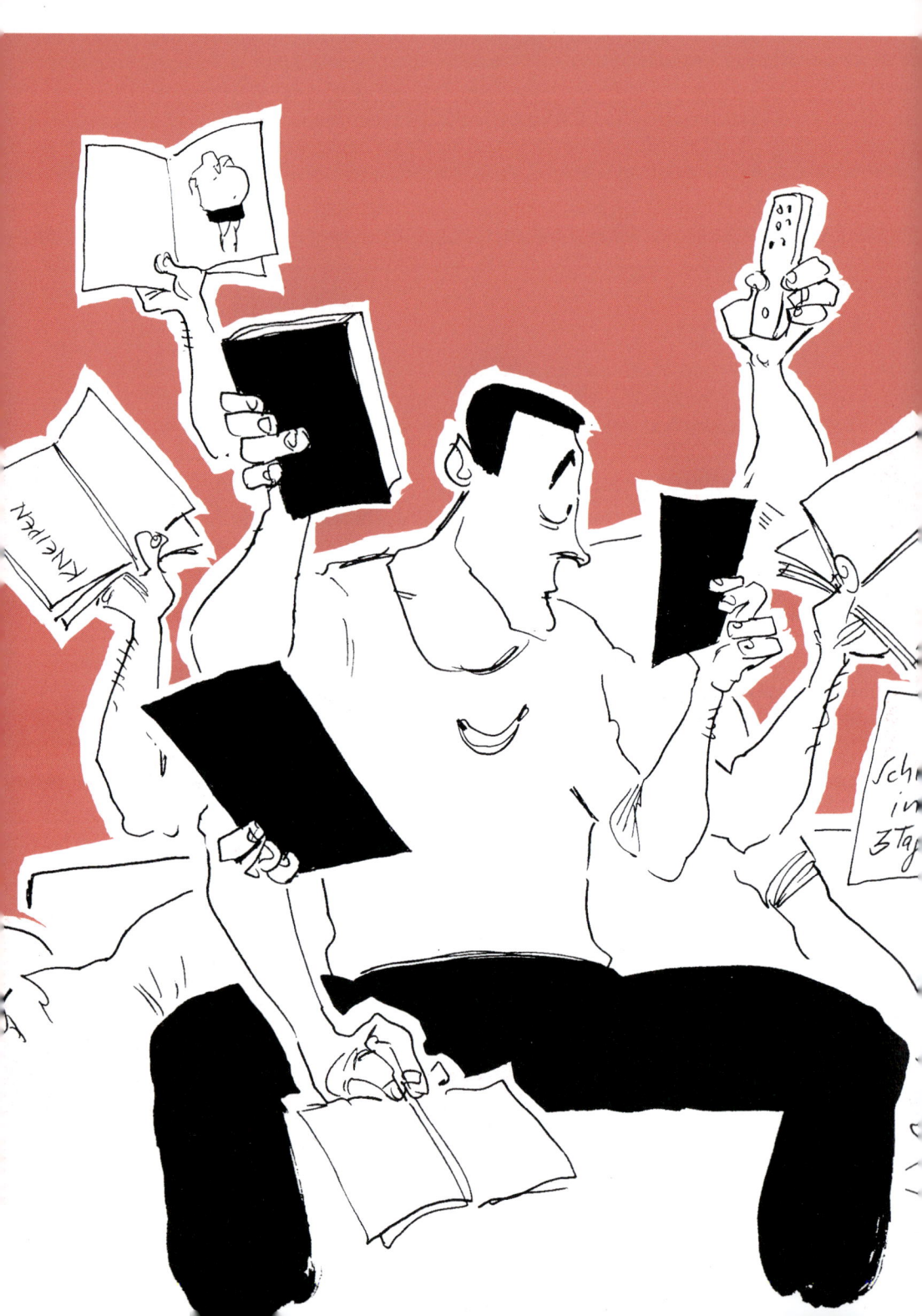

Ich will abnehmen. Worauf muss ich achten?

Übergewicht ist nicht gleich Übergewicht. Das gilt nicht nur für die Definition, sondern auch für das damit verbundene Gesundheitsrisiko. Doch warum werden wir überhaupt dick? Und welcher Weg führt uns zurück zum Wohlfühlgewicht?

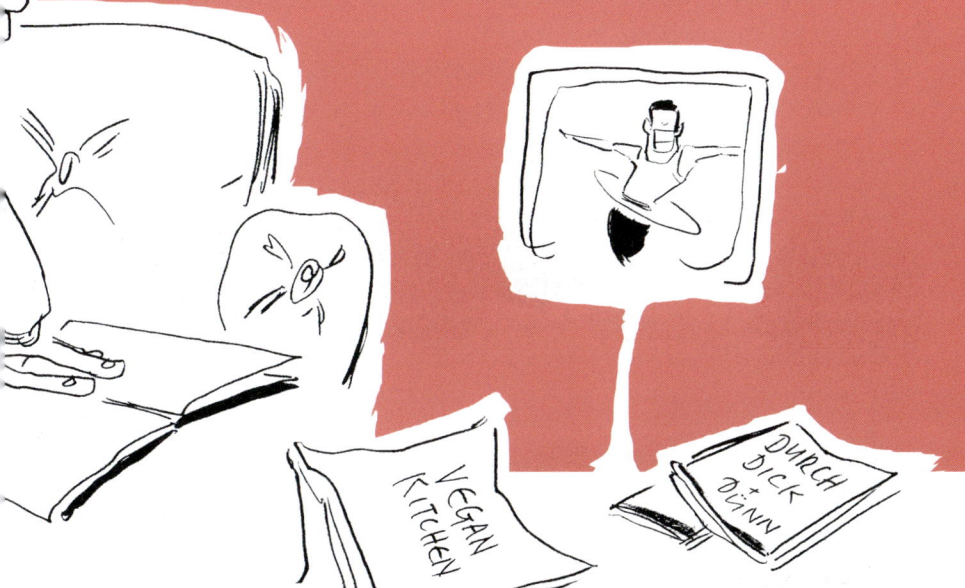

Warum nehmen wir ab – und zu?

Unser Körpergewicht verändert sich, wenn die Energiebilanz aus dem Gleichgewicht gerät. Zu- und Abnehmen sind aber nicht nur die Folgen einer einfachen Rechnung – dafür sind der Mensch als Wesen und die Gesellschaft, in der er lebt, viel zu kompliziert. Die Frage bleibt: Wie entsteht und woraus besteht eigentlich unser (Über-)Gewicht?

Runde Kinder haben oft pralle Eltern. Da liegt die Vermutung nahe, dass die Veranlagung, dick zu werden, von einer Generation an die nächste weitergegeben wird. Tatsächlich hat das, was wir von unseren Eltern mitbekommen haben, einen gewichtigen Einfluss auf unsere Körperproportionen. Wer allerdings seinen Genen alle Schuld in die Schuhe schiebt, macht es sich zu einfach. Denn wir bekommen von Vater und Mutter nicht nur die Gene vererbt, sondern – und das ist wahrscheinlich wichtiger – auch das Verhalten. Als Kinder kopieren wir gute und schlechte Verhaltensweisen unserer Eltern, ohne sie zu hinterfragen. Das elterliche Verhalten sehen wir als normal an, mehr noch: als Referenz, an der wir unser eigenes Verhalten eichen. Diese Prägung hält ein Leben lang an, und manche kommen nie auf die Idee, darüber nachzudenken, ob Vorstellungen, Ansichten, Handlungen oder Unterlassungen sinnvoll sind oder bloss das Produkt unserer Erziehung (siehe auch Seite 214).

Wann und warum nehmen wir zu?

Einfach ausgedrückt dann, wenn wir mehr Kalorien zu uns nehmen, als wir verbrauchen. Neuere Forschung zeigt allerdings, dass Qualität und Verarbeitungsgrad unserer Nahrung mindestens so wichtig sind wie deren Kaloriengehalt. Hochwertige Nahrung macht uns besser und länger satt und hält unsere guten Darmbakterien fit, die – wie man zunehmend vermutet – wichtig sind für ein gesundes Körpergewicht (siehe Seite 23).

Schliesslich hat auch der oberste Chef im Hause – das Gehirn – ein gewichtiges Wörtchen mitzureden. Die meisten von uns denken nicht in Kalorien. Der Mensch hat auch einfach mal das Bedürfnis, etwas Bestimmtes zu essen, will sich belohnen oder nascht unbewusst, um sich vermeintlich besser zu fühlen. Unser Verhalten wird zudem ganz wesentlich von dem bestimmt, was uns umgibt: Menge, Art und Verfügbarkeit von Nahrung sowie Notwendigkeiten, Anreize und Hemmnisse, uns zu bewegen.

Umwelt als prägender Faktor

Und die Umwelt, in der wir leben, kann leicht zu einem Kalorienüberschuss beitragen. Wir haben unsere Umgebung und die Lebensumstände so rasant verändert, dass unsere urtümlich geprägte Biologie nicht mitgekommen ist. Sie ist über Jahrtausende dafür konzipiert worden, sehr haushälterisch mit Energie umzugehen. Konkret: Genauso wie Tiere wendet auch der Mensch nur gerade so viel Energie auf wie nötig, um seinen Lebensunterhalt zu bestreiten, und holt möglichst viel aus dem, was ihm an Nahrung zwischen die Zähne kommt. Wir sind zudem mit mehreren effizienten Speichern ausgestattet, die verhindern, dass ein eventueller Energieüberschuss vergeudet wird. Die Umwelt, die das «Modell Mensch» formte, bevorzugte A+++-Exemplare, also besonders energieschonende. Urzeitliche Energieverschwender fielen der harten Selektion zum Opfer und konnten ihre Gene nicht weitervererben. Der sparsame Homo sapiens dagegen sieht sich heute mit zu viel Essbarem konfrontiert und hat wenig Möglichkeiten, die Kalorien wieder loszuwerden.

Energiebomben überfordern das menschliche Sättigungssystem

Unsere sammelnden und jagenden Vorfahren ernährten sich vorwiegend von Beeren, Nüssen sowie von Körnern, Wurzeln, Blättern und, wenn ihnen mal etwas vor die Lanze oder den Bogen kam, auch von Tieren. Sie verbrachten viel Zeit damit, Essbares zu suchen, zu schälen oder anderweitig zu verarbeiten, zu zerbeissen und zu kauen. Es brauchte also einiges an Aufwand für einen relativ kleinen Energiegewinn. Dadurch stand den Sättigungsmechanismen viel Zeit zur Verfügung, um zu wirken, weshalb Urzeitmenschen bereits nach vergleichsweise wenigen Kalorien nicht mehr vom Hunger geplagt wurden. Heute ist alles anders: Plötzlich können wir im Nu und mit minimaler Kauarbeit Pommes und Hamburger, Schokoriegel, Glacen und Milchshakes verschlingen. Die Sättigung funktioniert aber immer noch nach urzeitlichem Muster, nämlich langsam. Sie ist auf kaloriendichtes Essen nicht vorbereitet. Bevor wir damit richtig satt werden, haben wir uns schon überessen. Kommt hinzu, dass verarbeitetes Essen trotz der vielen Kalorien auch wenig lange satt macht und unser Gehirn schon zwei Stunden nach der Mahlzeit nach einer neuen schreit.

Stetes Häppchen füttert Rettungsringe
Bei den meisten Übergewichtigen kamen die Pfunde nicht von heute auf morgen. Vielmehr haben die Betroffenen langsam, aber kontinuierlich und oft unbemerkt Kilo um Kilo zugelegt. Warum das so ist, verdeutlicht eine einfache Rechnung: Wer täglich läppische 50 Kalorien[*] mehr isst, als er verbraucht, nimmt übers Jahr gerechnet satte 18 000 Kalorien zusätzlich zu sich, was rund 2 Kilo Fettmasse entspricht. Und es kommt noch dicker: Selbst wer über die Jahre hinweg immer gleich viel isst, kann zunehmen. Weil die Muskelmasse und unser Bewegungsdrang mit dem Alter abnehmen, verbraucht der Körper zunehmend weniger Energie. Wenn also jemand mit 50 noch gleich viel isst wie mit 20, setzt er unweigerlich Pfunde an.

Wann nehmen wir ab? Und warum ist das so schwierig?

Auch hier zählt die Energiebilanz. Ist sie über längere Zeit negativ – der Verbrauch übersteigt die Zufuhr –, greift unser Körper die Reserven an. Klingt einfach. Das Gemeine ist nun aber, dass Abnehmen viel schwieriger ist als Zunehmen. Dick werden geht sozusagen von alleine, während wir um jedes Gramm weniger Fett kämpfen müssen.

Warum wehrt sich das System unseres Körpers nur gegen den Verlust von Körpermasse, nicht aber gegen den Zuwachs? Auch das liegt in unserer Entstehungsgeschichte begründet. Das höchste jemals erreichte Körpergewicht stellt für unseren Organismus den Idealzustand dar, den es mit allen Mitteln zu verteidigen gilt. Das war über Jahrtausende auch sinnvoll, schliesslich lösten Ernteausfälle und Naturkatastrophen immer wieder Hungersnöte aus. Menschen, deren Körper besonders sparsam mit Kalo-

---

[*] Kalorien als Einheit entsprechen in diesem Buch Kilokalorien (kcal, 1 kcal = 1000 cal).

rien umgingen, in üppigen Zeiten schnell Fettvorräte anlegen und diese lange halten konnten, hatten deshalb die besten Überlebenschancen. Sie gaben diese Eigenschaften auch an ihre Nachkommen weiter. Neuere Erkenntnisse zeigen, dass es sogar nur zwei Generationen braucht, um

REAKTIONEN DES KÖRPERS AUF NAHRUNGSMANGEL UND -ÜBERSCHUSS

	Bei Nahrungsmangel / Gewichtsreduktion	Bei Nahrungsüberschuss / Gewichtszunahme
Körperzusammensetzung	Fett- und Muskelmasse nehmen ab.	Vor allem die Fettmasse nimmt zu, die Muskelmasse nur geringfügig.
Grundumsatz*	Sinkt zunehmend aufgrund von Sparmassnahmen und abnehmender Muskelmasse	Steigt geringfügig, aber nicht der Gewichtszunahme entsprechend an
Stoffwechsel	Verlangsamt sich und passt sich damit der Energiezufuhr an; Verstopfung	Stoffe werden nicht schneller verarbeitet. Weil wichtige Stoffwechselhormone nicht mehr so gut funktionieren, verlangsamt sich die Verstoffwechselung sogar.
Effizienz	Erhöht sich; der Körper verwertet mehr Energie aus der Nahrung	Bleibt gleich; der Körper wird nicht verschwenderischer
Wärmeproduktion	Vermindert sich, damit Energie gespart wird	Bleibt gleich oder vermindert sich (wegen besserer Isolation), anstatt zu steigen
Körperliche Aktivität	Nimmt anfänglich zu, vermindert sich jedoch bei zu starker Gewichtsreduktion, damit Energie gespart wird	Verringert sich, statt sich der erhöhten Energiezufuhr anzupassen; Bewegungsdrang nimmt ab
Hunger/Appetit	Erhöht sich, Übergang in chronischen Stress	Erhöht sich, anstatt abzunehmen, da Sättigungssignale im Gehirn schlecht ankommen
Fettzellen	Ihr Volumen, nicht aber ihre Anzahl nimmt ab.	Ihr Volumen steigt, und bei starker Zunahme nimmt auch ihre Anzahl zu.

* Basis-Energieverbrauch des Körpers, ohne körperliche Aktivität

solche Eigenschaften hervorzubringen. Eine Hungersnot kann zur Folge haben, dass die Enkel der Betroffenen zu besonders «guten Futterverwertern» werden. Im Falle des Überflusses wird dieser vermeintliche Vorteil zum Nachteil, weil er in einem solchen Umfeld das Risiko für Übergewicht und Diabetes erhöht. Das erklärt, warum die meisten von uns den Weg des geringsten Widerstandes gehen, wenn es um energieeffiziente Fortbewegung geht, warum sie also den Lift und die Rolltreppe benutzen, statt die Treppe zu nehmen.

Führen wir weniger Energie zu, als für den Erhalt dieses Idealzustandes nötig ist, läuten bei unserem Stoffwechselsystem die Alarmglocken. Und welche Glocken läuten, wenn wir unbegrenzt zunehmen? Keine! Denn eine Regulation, die dafür sorgt, dass wir weniger essen, war nie nötig – bis der moderne Mensch entstand. Frei lebende Tiere, bei denen es sich gleich verhält, haben schliesslich dadurch auch keine Nachteile.

Übrigens ist die Vorstellung, dass unsere Polster bloss ein schnöder Speicher sind, Fett von gestern. Heute wissen wir, dass das Fettgewebe ein Organ ist, das Entzündungs- und Botenstoffe produziert, und diese können den gesamten Körper beeinflussen. Fettpolster sorgen selber dafür, dass sie nicht abgebaut werden, indem sie Stoffe ausschütten, die diesen Prozess erschweren. Mehr noch: Mithilfe von Hormonen, die im Gehirn wirken, beeinflussen sie sogar unser Verhalten; wie sehr wir uns bewegen und wann, was und wie viel wir essen. Kommt hinzu, dass die Sättigungshormone mit jedem weiteren Kilo weniger gut funktionieren und ihr Signal zunehmend schlecht im Gehirn ankommt. Das beste Mittel gegen Gewichtsprobleme ist also, gar nie zuzunehmen. Immerhin sind aber viele Veränderungen, die Zunehmende mitmachen, umkehrbar. Je weniger lang das Übergewicht besteht und je weniger es ausgeprägt ist, desto eher.

FETTKILOS VERLIEREN BRAUCHT GEDULD. *Abnehmen ist bloss dann sinnvoll, wenn man dabei seine Fettmasse reduziert. Dumm nur, dass das im Widerspruch zur Vorstellung der meisten Abnehmwilligen steht. Zwar purzeln die Pfunde nach Crashdiäten munter. Statt Fett verlieren die Pfundsmüden dabei aber vor allem ihre Zuckerreserven, Wasser und Muskeln. Wer vernünftig und nachhaltig abnehmen möchte, sollte sich deshalb nicht einfach verlorene Kilos als höchstes Ziel setzen, sondern den Verlust an*

Fettmasse. Speckpolster zu verringern gelingt am besten dann, wenn Sie sich den erwünschten Gewichtsverlust nicht in Form von Kilos, sondern als Kalorien vorstellen. Soll 1 Kilo Fett weg, müssen mindestens 7000 Kalorien mehr verbraucht werden, als der Körper benötigt. Bei einem täglichen Defizit von 500 bis 1000 Kalorien vergehen also ein, zwei Wochen, bis das Kilo weg ist. Pro Monat liegen 2 bis 4 Kilos drin – ein realistisches und vernünftiges Ziel.

Muskeln bestimmen Abnehmerfolg

Der Energieverbrauch eines Menschen wird hauptsächlich durch die Muskelmasse bestimmt – Fettpolster verbrauchen kaum Energie. Da Übergewichtige einen höheren Körperfettanteil haben als Normalgewichtige, liegt ihr Energieverbrauch pro Kilo Körpergewicht niedriger.

Hinzu kommt, dass sich Personen mit Übergewicht im Alltag weniger bewegen als Normalgewichtige. Und weil eine dickere Fettschicht besser isoliert, müssen Übergewichtige auch weniger Wärme produzieren, um ihre Körpertemperatur aufrechtzuerhalten. Dafür verbrauchen sie also ebenfalls weniger Energie als Schlanke. Konkret: Eine Frau mit 140 Kilos verbraucht deutlich weniger als doppelt so viel Energie wie ein 70-Kilo-Mann. Doppelt so viel essen bei doppeltem Gewicht? Schön wärs! Auch das Geschlecht bestimmt den Energieverbrauch. Das merken zum Beispiel Pärchen, die gemeinsam eine Diät in Angriff nehmen. Bei ihnen fällt das Resultat für die weibliche Hälfte oft frustrierend aus. Denn Männer nehmen schneller und stärker ab als Frauen. Die Biologie der Geschlechter macht den Unterschied: Frauen müssen Kinder kriegen und brauchen dafür stille Reserven, die es erlauben, auch in mageren Zeiten die Art zu erhalten. Muskelkraft steht bei ihnen hingegen weniger im Vordergrund als beim «starken» Geschlecht. Das Resultat: Im Vergleich zum männlichen Körper besteht der weibliche aus mehr Fett und weniger Muskeln. Bei gleichem Gewicht liegt der Muskelanteil bei den Damen also unter demjenigen der Herren der Schöpfung. Nun sind Muskeln im Gegensatz zum Fettgewebe auch noch gut durchblutet und verbrauchen viel Energie, beispielsweise um Wärme zu erzeugen. Deshalb verbrennen Frauen auch weniger Kalorien – in Ruhe wie beim Sport. Da sie meist noch kleiner und leichter sind als Männer, müssen sie einiges weniger essen oder sich intensiver bewegen als ihre Partner, um gleich viel abzunehmen. Unglücklicherweise drosseln Frauen, wenn sie weniger essen, ihre Wärmeproduktion und damit ihren Kalorienverbrauch stärker als fastende Männer. Fazit: Um beim Abnehmen mithalten zu können, setzen Partnerinnen mit Vorteil auf einen erhöhten Kalorienverbrauch durch Joggen, Radeln oder Bewegung auf dem Crosstrainer. Zum Beispiel dann, wenn der liebe Mann mit Fussballschauen beschäftigt ist.

Herr(in) der Ringe: Sie sind der Chef!

Sind wir unserem Stoffwechsel und den alles bestimmenden Genen machtlos ausgeliefert? Müssen sich Übergewichtige ihrem Schicksal fügen, wenn sich die Pfunde erst einmal installiert haben? Was soll denn dieser Ratgeber überhaupt – taugt er nur zum Anfeuern? Dreimal nein. Der Mensch ist (auch) ein Mensch, weil er flexibel und anpassungsfähig ist, weil er Köpfchen hat und einen starken Willen. Damit können auch Sie die Kontrolle über Ihre Ringe (zurück-)erlangen. Wenn Sie sich an folgende Grundsätze halten, haben Sie das Sagen:

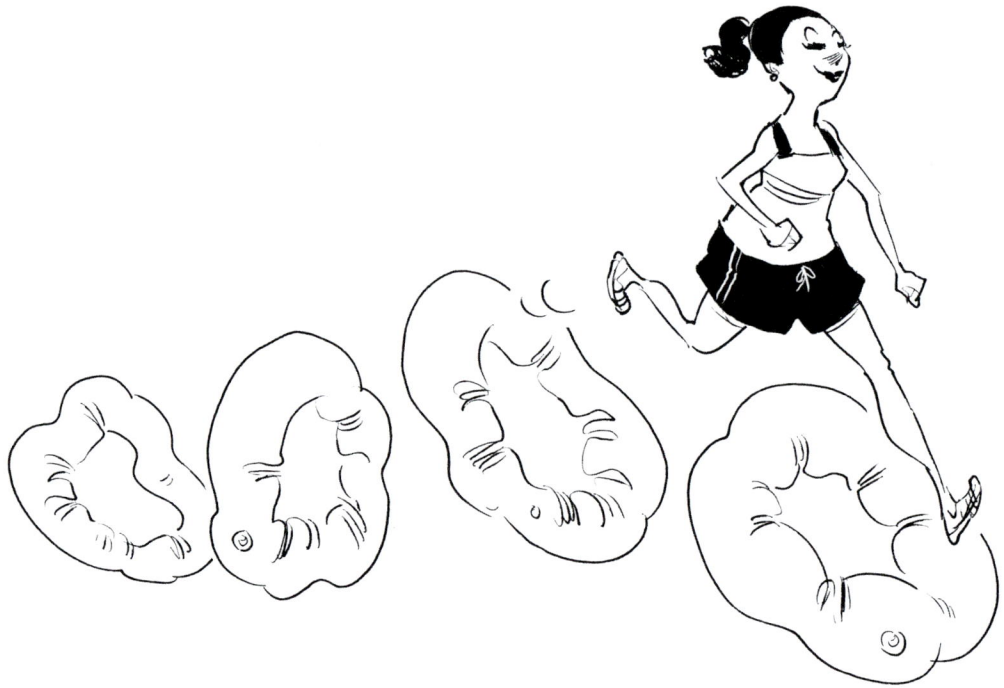

- Die wichtigste Frage, die Sie sich stellen sollten: Kann ich mein Zielgewicht dauerhaft halten? Die meisten Abnehmwilligen scheitern nicht am Abnehmen, sondern daran, das Erreichte zu verteidigen.

- Achten Sie darauf, dass das Kaloriendefizit oder die ausgeglichene Kalorienbilanz in erster Linie durch einen höheren Energieverbrauch zustande kommt. Indem Sie es vermeiden, plötzlich nur noch ganz wenig zu essen, können Sie verhindern, dass die Stoffwechselalarmglocken läuten. Weniger Einschränkung vermindert auch das Risiko, eine Essstörung zu entwickeln.

- Jeder Mensch ist anders, weshalb wir auch alle unterschiedlich abnehmen. Verzweifeln Sie nicht, wenn Sie anfangs schnell abnehmen, der Zeiger der Waage aber oberhalb des Zielgewichts stehen bleibt.

- Bauen Sie Bewegung so gut es geht in Ihren Alltag ein. Sport und Fitness sind nur sinnvoll, wenn sie Spass machen und auf lange Sicht genug Zeit dafür da ist. Dazu muss erst der Einstieg geschafft und die Routine gefunden werden. Schaufeln Sie Zeitfenster frei, es lohnt sich!

- Versuchen Sie, möglichst viel von Ihrer Muskelmasse zu behalten, indem Sie sich genügend bewegen und das Abnehmen nicht zu radikal angehen. Muskeln sind die beste Anti-Jo-Jo-Garantie.

- Sparen Sie in Sachen Essen bei den Kalorien, nicht aber beim Volumen. Das erreichen Sie mit Nahrung, die eine geringe Energiedichte hat, also viel Wasser und Nahrungsfasern (Ballaststoffe) enthält.

- Setzen Sie auf hochwertiges, gesundes Essen. Mit Ausnahme der Vergärung (Fermentation) verringert die Verarbeitung eines Lebensmittels seine Fähigkeit, uns schlank zu halten. Verarbeitung bedeutet maschinelles «Vorverdauen», was unserem Verdauungssystem energieverbrauchende Arbeit abnimmt und die Sättigungseigenschaften verschlechtert.

- Führen Sie sich mit Getränken möglichst wenig Kalorien zu. Ungesüsste Getränke helfen, das eigene Süsse-Empfinden neu zu eichen (siehe Seite 208).

- Genügend lange Pausen zwischen den Mahlzeiten helfen dem Körper, die Kalorien zu verstoffwechseln, und verhindern, dass er Reserven anhäuft. Versuchen Sie auch mal, die Pause auf 16 Stunden auszudehnen (mehr dazu auf Seite 239).

- Genuss und Freude müssen erhalten bleiben. Ein Leben, das nur aus Pflichten, Verzicht und Einschränkung besteht, macht keinen Spass und ist deshalb selten von Dauer.

Selbst miserable Futterverwerter können die Physik nicht überlisten

Sind Übergewichtige bessere Futterverwerter? Gibt es Menschen, die die in der Nahrung enthaltenen Kalorien effizienter nutzen und sparsamer damit umgehen?

Auf diese Fragen gibt es keine einfache Antwort. Klar ist einzig, dass sich Energie nicht vernichten, sondern nur umwandeln lässt. Der Begriff «Verwerter» suggeriert, dass manche Menschen weniger aus den eingenommenen Kalorien holen als andere. Das würde bedeuten, dass schlechte Futterverwerter einen Teil der aufgenommenen Energie wieder ausscheiden, beispielsweise in Form von Fett oder Zucker. Die Vorfahren eines solchen Typs hätten in der früheren kargen Welt aber wohl kaum überlebt und ihre Gene nicht weitergeben können. Daher ist diese Erklärung wenig plausibel. Hingegen könnte das Verdauungssystem bzw. die Darmflora – also Art und Zusammensetzung der Bakterien in unserem Inneren – eine Rolle spielen.

Ein Erklärungsansatz für die Unterschiede zwischen guten und schlechten Verwertern ist auch der Energieverbrauch. Beispielsweise der Anteil der Kalorien, den unser Körper beim Essen und Verdauen in Wärme umwandelt. Wie viel von einer Mahlzeit verbrannt wird und wie viel in die Fettpolster wandert, hängt auch mit unseren Bewegungsgewohnheiten zusammen. So verpulvern schlechte Futterverwerter Energie durch unbewussten Bewegungsdrang oder stärkere Durchblutung der Haut und der Extremitäten und den damit verbundenen höheren Wärmeverlust. Im Alltag erkennt man das an der Handtemperatur bei kühlem Wetter oder am unterschiedlichen Kälteempfinden von Menschen respektive am unbewussten ständigen Fusswippen, Kaugummikauen oder Kugelschreiberjonglieren mancher Zeitgenossen. Viele schlechte Futterverwerter sind zwar dünn, verfügen im Verhältnis zu ihrem Körpergewicht aber über mehr Muskeln, die auch mehr Energie verzehren und erst noch von weniger wärmeisolierendem Fettgewebe umgeben sind.

Schliesslich könnte auch unterschiedliches Essverhalten einschenken. Viele sogenannte gute Futterverwerter essen im Rahmen von Hauptmahlzeiten scheinbar weniger als manche Dünne, naschen dann aber oft – bewusst oder unbewusst – zwischendurch. Viele, die vermeintlich so viel essen können, wie sie wollen, essen also nicht mehr, sondern nur konzentrierter und nach aussen sichtbarer.

Milliarden Helferlein im Darm machen eine gute Figur

Unser Darm beherbergt einen ganzen Mikrokosmos an Lebewesen. Deren Bedeutung für unsere Gesundheit und unser Wohlbefinden gelangte erst vor Kurzem in den Fokus der Wissenschaft. Klar scheint, dass die Bakterien und Pilze in uns auch gewichtsentscheidend sein können, beeinflussen sie doch, wie lange uns eine Mahlzeit satt hält. Sie reden aber auch ein Wörtchen mit, wenn es darum geht, wann, warum und wie wir essen. Damit es ihr gut geht und sie uns helfen kann, will unsere Darmflora gehegt und gepflegt werden wie ein Blumengarten. So werden Sie zum perfekten Gärtner:

- Essen Sie vielseitig. Vor allem die vielen Stoffe, die in Pflanzen stecken, sind wunderbarer Humus und Dünger. Ideal ist eine mediterrane Ernährung (siehe Seite 53).
- Setzen Sie lieber auf pflanzliche als auf tierische Produkte. Eine Ausnahme sind Milchprodukte, die fast alle Bakterien enthalten, die unsere Darmflora bereichern können.
- Verzichten Sie auf schnelle Zucker, ziehen Sie komplexe, faserreiche Kohlenhydrate vor.
- Passen Sie auf bei verarbeiteten Lebensmitteln. Achten Sie auf einen niedrigen Gehalt an zugesetzten Zuckern, Salz und industriell verarbeiteten Fetten.
- Überlegen Sie es sich gut, ob die Einnahme von Antibiotika nötig ist. In der Schweiz werden sie allzu leichtfertig eingesetzt, z. B. bei nur leichten Mittelohrentzündungen.
- Gönnen Sie sich ausreichend erholsamen Schlaf. Vermeiden Sie wenn möglich Schichtarbeit.
- Versuchen Sie Stress aus dem Weg zu gehen, und entwickeln Sie Strategien, um Stress abzubauen.
- Vermeiden Sie radikale Diäten, z. B. einen Verzicht auf Kohlenhydrate. Fasten Sie nicht zu lange. Intervallfasten hilft unseren guten Bakterien hingegen.
- Konsumieren Sie nicht zu viel künstliche Süssstoffe. Die liegen unseren Helferchen schwer im Magen.
- Trinken Sie regelmässig Schwarz- oder Grüntee. Die Inhaltsstoffe dienen den «freundlichen» Bakterien als Nahrung.

- Bewegen Sie sich regelmässig. Das muss kein Hochleistungssport sein. Auch mit Bello Gassi gehen hilft.
- Lassen Sie von Zeit zu Zeit Ihre Blutzuckerwerte kontrollieren und achten Sie darauf, dass diese im grünen Bereich bleiben.

Bin ich übergewichtig? Ist das ein Problem?

So einfach, wie es scheint, lassen sich diese Fragen nicht beantworten. Schliesslich gibt es unterschiedliche Definitionen, nach denen sich jemand für das Prädikat «übergewichtig» qualifiziert. Ob dies dann der Gesundheit schadet oder nur die Optik stört, hängt von vielen anderen Faktoren ab.

Übergewicht ist eine Frage der Definition. Aber auch die Frage, ob (und wenn ja, welche) Gesundheitsrisiken damit verbunden sind und ob eine Gewichtsreduktion nötig und sinnvoll ist, lässt sich oft nicht einfach mit Ja oder Nein beantworten. Vielmehr gilt es, den Menschen in seinem gesamten Risikoprofil zu betrachten und zu beurteilen.

Übergewichtig sein oder nicht sein: Was ist schon normal?

Übergewicht und Adipositas (Fettsucht, Fettleibigkeit) werden meist mit dem Body-Mass-Index (BMI) definiert. Der BMI berücksichtigt nicht nur das Gewicht, sondern auch die Körpergrösse eines Menschen. Das ist sinnvoll, denn während 90 Kilos bei einem Zweimetermann kein Problem sind, kann das gleiche Gewicht bei einer Einssechzigfrau Beschwerden verursachen und Gesundheitsrisiken bergen.

Der ermittelte Wert allein sagt aber noch nichts aus; er muss erst zugeordnet werden. Entsprechend der Definition gelten Menschen mit einem

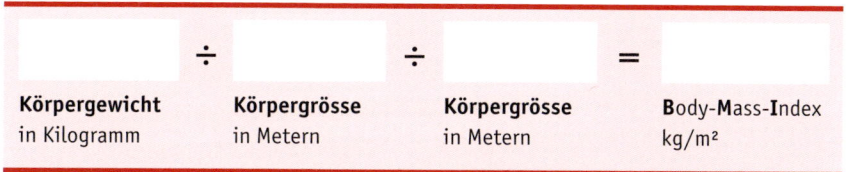

Beispiel für eine 73 Kilo schwere und 1,78 Meter grosse Person: 73 kg ÷ 1,78 m ÷ 1,78 m = 23 kg/m²

BMI-Wert zwischen 25 und unter 30 als übergewichtig, solche mit einem Wert von 30 oder mehr als adipös. Für Kinder und Jugendliche gelten andere Richtwerte als für Erwachsene.

Unter **www.beobachter.ch/download** finden Sie eine Tabelle, auf der Sie Ihren BMI ablesen können. Zugleich zeigt die Tabelle an, ob Ihr Wert sich in einem kritischen Bereich bewegt.

 ÜBERGEWICHT LÄSST SICH NICHT MIT SCHWEREN KNOCHEN ERKLÄREN. *Unsere Knochenmasse hängt im Wesentlichen von unseren Genen ab, aber auch davon, wie viel und was wir essen – und wie häufig wir uns bewegen. Also leuchtet es ein, dass die Skelette von Menschen gleicher Grösse nicht gleich viel wiegen müssen. Auch zwischen Männern und Frauen gibt es Unterschiede. Allerdings macht die Gewichtsdifferenz, die verschieden schwere Knochen verursachen, höchstens drei Kilogramm aus. Das reicht wohl kaum, um Übergewicht den Knochen anzulasten.*

Andere Definitionen für Übergewicht

Der BMI berücksichtigt weder die Fettmenge noch deren Verteilung im Körper. Deshalb gibt es neben dcm BMI noch andere Definitionen von Übergewicht und Adipositas, z. B. den Bauchumfang oder dessen Verhältnis zum Hüftumfang (Waist-to-Hip-Ratio) oder zur Körpergrösse (Waist-to-Height-Ratio) oder auch den Körperfettanteil.

Aufgrund der unterschiedlichen Definitionen von Übergewicht kann eine Person gemäss BMI normalgewichtig sein, gemäss Fettanteil oder Bauchumfang aber übergewichtig. Typischerweise kommt dies bei Menschen mit einem ungesunden Lebensstil vor. So fördern Rauchen sowie eine Ernährung, die reich an schnellen Zuckern und minderwertigen Fetten, aber arm an Nahrungsfasern ist, den Bauchansatz ebenso wie Bewe-

IST IHR GEWICHT IM GRÜNEN BEREICH?

	Bereich		
	Grün	Gelb/Orange	Rosa/Rot
Body-Mass-Index [a] (kg/m²)	< 25	25–29,9	≥ 30
Bauch/Taillen-Umfang [b] (cm, Männer/Frauen)	< 94/80	94–101/80–87	≥ 102/88
Taille-zu-Hüfte-Verhältnis [c] (Waist-Hip-Ratio, WHR, Männer/Frauen)	< 0,9/0,8	0,9–1,0/0,8–0,9	≥ 1,0/0,9
Körpergrösse-zu-Taille-Verhältnis (Waist-to-Height-Ratio, WHtR) [d]	< 0,4	0,5–0,6	≥ 0,6
Körperfett (%, Männer/Frauen) [e]	< 20/30	20–24/30–34	≥ 25/35

[a] Körpergewicht (in Kilo) ÷ Körpergrösse (in Metern) ÷ Körpergrösse (in Metern)]
[b] Horizontal gemessen auf Bauchnabelhöhe
[c] Der Hüftumfang wird horizontal dort gemessen, wo das Gesäss am breitesten ist.
[d] Bauchumfang sollte max. die Hälfte der Körpergrösse betragen (< 87 cm bei 175 cm)
[e] Gilt für Menschen mittleren Alters. Ab Alter 65 liegen die Grenzwerte jeweils 5 % höher.

gungsarmut. Selbst wenn sie gemäss BMI normalgewichtig sind, haben Menschen mit viel Fett im Bauch ein höheres Risiko, krank zu werden, als gleich schwere, die das Fett mehrheitlich unter der Haut haben.

Wann wird Körperfett zum Risiko?

Dann, wenn überschüssiges Körperfett dazu führt, dass das blutzuckersenkende Hormon Insulin schlecht funktioniert. Das macht sich in Form der klassischen Risikofaktoren für Herz-Kreislauf-Krankheiten bemerkbar. Menschen mit einem schlecht funktionierenden Insulin – einer sogenannten Insulinresistenz – haben meist schlechtere Blutzucker- und Blutfettwerte und einen höheren Blutdruck als solche, deren Muskeln und deren Leber und Fettgewebe gut auf Insulin reagieren. Ob ein bestimmter BMI das Risiko für Stoffwechsel- und Herz-Kreislauf-Erkrankungen, für Arthrose und einige Krebsarten erhöht, hängt also wesentlich davon ab, wie es um die übrigen Risikofaktoren und den sonstigen Lebensstil steht.

Der richtige Einstieg ist das A und O

Der Einstieg entscheidet wesentlich über eine erfolgreiche und nachhaltige Gewichtskontrolle. Leider lauern gerade zu Beginn einige Fallen, die es zu erkennen und zu umgehen gilt. Lassen Sie sich nicht beirren und finden Sie Ihre persönliche Strategie auf dem Weg zum Wohlfühlgewicht.

Aller Anfang ist schwer – auch beim Abnehmen. Der Weg aus dem Teufelskreis Übergewicht–Unzufriedenheit–Frustessen/Gleichgültigkeit–Gewichtszunahme ist steil und steinig. Unsere Fettpolster mögen es gar nicht, wenn sie plötzlich weniger Nachschub bekommen. Deshalb ist mehr Bewegung Trumpf. Unser Organismus kann mit mehr Verbrauch viel besser umgehen als mit weniger Zufuhr. Aber auch für vermehrte körperliche Aktivität braucht es einigen Anlauf, um Zeitfenster und Routine zu finden. Die zu Beginn schlechte Kondition macht es schwer, sich aufzuraffen. Doch der Kraftakt zahlt sich aus. Verschwinden die Pfunde, kommt ein neues Körper- und Bewegungsgefühl. Plötzlich passen wieder die schicken Kleider von früher, und die Stimmung klart auf. Verloren geglaubte Lebensgeister melden sich zurück. Durchhalten, es lohnt sich!

ABNEHMEN WECKT BEWEGUNGSLUST. *Genau so, wie Unlust und Trägheit dick machen können, kann Abnehmen die Lust wecken, sich regelmässig zu bewegen. Rettungsringe und Reiterhosen stehen nämlich nicht nur bei Fitnesstraining und Sport im Weg, sondern rauben einem auch den Antrieb zum Durchstarten. Verantwortlich dafür scheinen «Bremserhormone» zu sein, die das Fettgewebe aussendet. Diese können jeglichen Willen zur Aktivität im Keim ersticken. Oft regt sich der natürliche Bewegungstrieb wieder von allein, wenn die erste grosse Gewichtshürde überwunden ist. Ohne lästige Pfunde und Bewegungshemmer kanns dann richtig losgehen.*

Abnehmen ist eine gute Investition ins Leben

Abnehmen heisst, Gewicht zu verlieren. Doch ein niedrigeres Körpergewicht bringt noch weitere Vorteile mit sich – und zwar schon nach wenigen verlorenen Kilos. Die Pluspunkte betreffen nicht nur die Gesundheit. Abnehmen bedeutet auch, …

… die geistige und körperliche Leistungsfähigkeit zu
  steigern.
… Rücken und Gelenke zu entlasten und Beschwerden
  vorzubeugen.
… sich im eigenen Körper besser zu fühlen.
… in besserer Stimmung zu sein.
… unsere «guten» Darmbakterien zu fördern.
… mehr Bewegungsfreiraum zu haben.
… ruhiger und erholsamer zu schlafen.
… ein gestärktes Selbstbewusstsein zu erlangen.
… Blutdruck und Blutwerte zu optimieren.
… Hunger, Appetit und Sättigung besser zu erkennen.
… resistenter gegen Stress zu werden.
… weniger ausser Atem zu kommen und zu schwitzen.
… eine grössere Auswahl an Kleidern zur Verfügung zu haben.
… mehr Möglichkeiten in Beruf und Privatleben zu haben.
… mehr Genuss, dafür weniger Frust und schlechtes Gewissen
  zu haben.
… in die Lebensqualität zu investieren.

Abnehmen gelingt am besten
Schritt für Schritt

Zu Beginn ihres Vorhabens sprühen viele Abnehmwillige vor Tatendrang. Allzu Enthusiastische laufen jedoch Gefahr, zu viele Dinge anzureissen, die sie dann nicht zu Ende führen. Schlechte Essgewohnheiten lassen sich leider nicht so einfach ausknipsen. Um sie loszuwerden, braucht es einen Plan, Geduld und Beharrlichkeit. Die beste Aussicht auf Erfolg hat deshalb, wer immer nur ein Vorhaben nach dem anderen in Angriff nimmt und dieses auch konsequent durchzieht. Erst wenn eine Massnahme dauerhaft ihren Weg in den Alltag gefunden hat, ist es Zeit für die nächste.

Erfolg erfassen heisst nicht nur Gewicht messen

Mehr Disziplin am Esstisch und jeden Tag Sport, nur um ein paar läppische Pfündchen weniger auf den Rippen zu haben! Ist das all die Mühe wert? Ja, denn Waagen sprechen nur die halbe Wahrheit: Schliesslich lässt regelmässige Bewegung nicht nur Fettpolster schrumpfen, sondern auch Muskeln wachsen. Da sie schwerer sind als die Speckringe, zeigt sich das Ergebnis der körperlichen Anstrengungen weniger auf der Waage als vielmehr am geringeren Umfang der Hüfte, der Taille und der Oberschenkel. Damit stellen sich gleichzeitig aber auch eine gesteigerte Fitness und ein besseres Körpergefühl ein. Und das ist gut so. Denn letztlich zählen vor allem Wohlbefinden und Gesundheit, dann erst die Optik – und als Letztes ein bestimmtes Zielgewicht.

Mein Gewicht: Kontrolle ist gut, aber seien Sie auf der Hut

Um den Gewichtsverlauf unter objektiver Kontrolle zu halten, ist es sinnvoll, sich in regelmässigen Abständen auf die Waage zu stellen. Lassen Sie sich von dieser aber nicht aus dem Gleichgewicht bringen. Schwankt die Masse eines Menschen, muss das nicht immer an seinen Fettpolstern liegen. Denn der Körper besteht überwiegend aus Wasser. Waagen können allein deshalb zucken, weil sich der Flüssigkeitshaushalt verändert. So bewirken Wassereinlagerungen beispielsweise, dass Frauen gegen Ende ihres Monatszyklus ein bis zwei Kilos mehr wiegen. Auch salziges Essen, die Magenfüllung sowie Verstopfung oder Durchfall beeinflussen das Gewicht. Selbst wenn sich der Luftdruck und die Temperatur oder Feuchte ändern, kann das dazu führen, dass der Körper Wasser einlagert. Wen im Hochsommer geschwollene Hände, Füsse und Beine plagen, der kann davon ein Liedchen singen.

Aus diesen Gründen kann tägliches Wägen ganz schön verunsichern und frustrieren. Einmal wöchentlich reicht! Wer sich zudem jeweils am Morgen, nüchtern und nach dem grossen oder kleinen Geschäft wägt, kann flüssigkeitsbedingte Gewichtsschwankungen minimieren – und damit das Frustpotenzial des Waagegangs. Bleiben Sie beim Wägen aber nicht auf dem Teppich, sondern auf hartem Boden. Stehen Waagen auf weichem Untergrund, können sie bis zu zehn Prozent zu viel anzeigen.

Blind auf Elektronik vertrauen ist blauäugig

Digitale Waagen gehören heute zum Standard. Meist besitzen die Geräte zudem eine integrierte Körperfettmessung und zeigen das Resultat mit Dezimalstellen an. Die Digitalanzeige ist jedoch trügerisch, denn sie gaukelt eine Genauigkeit vor, die es gar nicht gibt. Gerade Fettmesswaagen können nur den elektrischen Widerstand der unteren Extremitäten genau messen und müssen den Rest schätzen. Das Resultat der Körperfettmessung kann von Umgebungstemperatur, Hautfeuchtigkeit und Flüssigkeitsaufnahme abhängen, aber auch davon, ob man vor der Messung körperlich aktiv war. Messunterschiede sind deshalb nicht immer auf eine veränderte Fettmasse zurückzuführen. Vergleichen Sie nur Werte, die von ein und demselben Gerät stammen. Selbst wenn dieses keine korrekten Werte liefert, so sind sie doch zuverlässig gleich falsch und erlauben damit eine Verlaufskontrolle.

Fragen, die Sie sich vor dem Abnehmen stellen sollten

Abnehmen ist ein gewichtiges Vorhaben. Damit es keine Hin-und-retour-Fahrt wird, hilft es, sich im Voraus Zeit für die Beantwortung einiger Fragen zu nehmen. Lehnen Sie sich zurück. Finden Sie heraus, zu welchen Antworten Sie kommen und was das für Sie bedeutet.

- **Passt meine Abnehmstrategie zu mir?** Wissen Sie, was Ihnen liegt? Abnehmmassnahmen müssen zu Ihrem Charakter und zu Ihren Gewohnheiten passen, sonst sind sie meist von kurzer Dauer. Fleischliebhaber sollten nicht zu Vegetariern und Sportmuffel nicht zu Marathonläufern werden, nur um abzunehmen.
- **Kann ich das Gewicht nach dem Abnehmen halten?** Abnehmen ist nur dann sinnvoll, wenn Sie das neue Gewicht halten können. Dazu braucht es dauerhafte Veränderungen im Lebensstil. Idealerweise gehen diese Veränderungen in Gewohnheiten über, sodass sie nicht mehr als «Fremdkörper» im Alltag empfunden werden. Hier ist weniger abnehmen oft mehr, weil nachhaltiger.
- **Stimmt der Zeitpunkt für mich?** Ist Ihr Kopf frei? Damit das Abnehmen gelingt, muss der Moment stimmen. Zeitmangel, Beziehungsprobleme oder Berufsstress sind schlechte Voraussetzungen. Dann auch noch abnehmen zu müssen, würde eine zusätzliche Last und somit noch

mehr Druck bedeuten. Nehmen Sie die Gewichtsreduktion auch erst dann in Angriff, wenn bedeutende Veränderungen wie Umzug, Jobwechsel oder Schwangerschaft/Geburt vorüber sind.

■ **Bin ich genügend motiviert?** Im Leben gibt es nichts umsonst. Abnehmen heisst auch, Kompromisse einzugehen und zusätzlichen Aufwand in Kauf zu nehmen. Überwiegen für Sie die Vorteile einer schlankeren Figur gegenüber den Nachteilen, die eine Gewichtsreduktion und -stabilisierung mit sich bringen? Wie wichtig ist das neue Gewicht in Ihrem Leben?

■ **Sind meine Ziele realistisch?** Für Motivation, Gesundheit und Erfolg ist es wichtig, erreichbare Ziele ins Auge zu fassen. Je realistischer sie sind, desto eher gelingt eine langfristige Gewichtskontrolle. Realistisch ist es, 10 bis 15 Prozent des Ausgangsgewichts zu verlieren. Bei einer 80 Kilo schweren Person bedeutet dies insgesamt acht bis zwölf Kilos.

■ **Nehme ich mir genug Zeit?** Bei einem täglichen Defizit von 500 bis 1000 Kalorien vergehen ein, zwei Wochen, bis ein Kilo Fett weg ist. Pro Monat liegen also zwei bis vier Kilos drin. Etappen à zwei bis drei Kilos sind optimal. Eine Pause danach gibt dem Körper Zeit, sich an das neue Gewicht zu gewöhnen und es zu stabilisieren. Gönnen Sie sich zum Etappensieg auch mal eine Belohnung.

■ **Kann ich Zeitfenster dauerhaft freischaufeln?** Nach dem Abnehmen geht die Arbeit weiter. Bei manchen wird es sogar noch härter. Zeit für sich zu schaffen und sich diese für die Gewichtskontrolle zu nehmen, verbessert die Nachhaltigkeit erheblich.

■ **Welchen Einsatz kann und will ich leisten?** Wie viel Zeit und Energie wollen Sie opfern? Beim Abnehmen richtet sich der Erfolg auch nach dem Einsatz. Wer drei Abende pro Woche für das Fitnesstraining hergibt, kann ein besseres und dauerhafteres Resultat erwarten als jemand, der eine Crashdiät mit Jo-Jo-Risiko macht.

■ **Habe ich genügend Unterstützung?** Steht die Familie hinter mir oder muss ich mit Widerstand rechnen? Droht jemand zu kurz zu kommen? Falls ja: Suchen Sie das Gespräch und legen Sie alle Karten offen. Machen Sie Ihre Liebsten zu Ihren Verbündeten in Ihrem Vorhaben.

■ **Will ich alleine abnehmen oder suche ich Mitstreiter?** Gemeinsam abnehmen hat Vorteile. Es hilft, die Motivation zu fördern und Tiefs zu überwinden. Manchmal entsteht auch eine gesunde Konkurrenz. Das Internet bietet sich für die Suche nach Mitstreitern an.

Wägen Sie Vor- und Nachteile gegeneinander ab

Schlankere Hüften und ein dünnerer Bauch sind schon was Feines. Abnehmen ist aber auch mit allerhand Nachteilen behaftet. Diese gehen im ersten Motivationsschub oft vergessen. Die Nachteile auf dem Radar zu behalten hilft aber, Ziele so zu wählen, dass sie der eigenen Situation angepasst sind. Hier ein paar Beispiele. Ergänzen Sie die Listen mit eigenen Punkten:

Mit Abnehmen verbundene Vorteile	Mit Abnehmen verbundene Nachteile
■ besseres Körpergefühl	■ aufpassen beim Essen
■ besseres Aussehen	■ mehr Disziplin
■ grössere Auswahl bei Kleidern	■ eventuelle Kosten
■ mehr Selbstbewusstsein	■ Zeit investieren und planen
■ bessere Fitness und Gesundheit	■ Sport, auch wenn man mal keine Lust hat
■ Sie sind dran: …	■ Noch mehr Nachteile für Sie? …

Finden Sie Ihren eigenen Weg zum Wunschgewicht

Jedes Kilo hat seine Entstehungsgeschichte. Deshalb führt der Weg zurück zum Wunschgewicht auch darüber, diese Geschichte zu ergründen und die richtigen Schlüsse aus den gewonnenen Erkenntnissen zu ziehen.

Jeder Mensch ist einzigartig. Dass eine Abnehmmethode nicht bei allen funktionieren kann, liegt auf der Hand. Trotzdem gibt es Anbieter von Diätprogrammen, die genau das behaupten. Doch der Erfolg hängt eben nicht davon ab, wie viele Kilos jemand verliert, sondern wie dauerhaft das Gewicht unten bleibt. Je besser Ihre Abnehmstrategie zu Ihnen passt, desto nachhaltiger nehmen Sie ab. Zentral ist die Alltagskompatibilität: Wenn einem etwas liegt, fällt es leichter, am Ball zu bleiben.

Der Alltag entscheidet

Abnehmbemühungen finden dann ihren Weg in den Alltag eines Menschen, wenn sie seinem Wesen entsprechen. Für den Sportverächter hiesse das: mehr Bewegung in den Tagesablauf einbauen, gemütlich Rad fahren, ab und zu schwimmen oder einen Tanzkurs besuchen. Der Fleischfan stiege am besten auf mageres, aber zumutbares Kalbfleisch, Rindfleisch oder auf Geflügel um. Für beide wäre die ideale Situation dann erreicht, wenn die Änderungen des Ess- und Bewegungsverhaltens zur unauffälligen Gewohnheit werden – so wie das Zähneputzen. Jeden Tag können wir Dinge, die unser Gewicht beeinflussen, tun oder lassen. Viele kleine Verhaltensänderungen, die uns bedeutungslos erscheinen, können darüber entscheiden, ob wir zu- oder abnehmen.

Nur wer Fehler erkennt, kann sie beheben

Der Mensch ist ein Gewohnheitstier. Viele Dinge tut er, weil er sie schon immer getan hat – ohne einen Gedanken daran zu verschwenden. Das gilt auch für so manche schlechte Essgewohnheit. Die Butter dick aufs Brot schmieren, zwischendurch naschen, vor dem Fernseher futtern oder das Frühstück auslassen – all das kann mit der Zeit ganz schön ansetzen. Hinterfragen Sie deshalb von Zeit zu Zeit Ihre Handlungen kritisch:

- Warum esse ich gerade jetzt?
- Habe ich wirklich Hunger?
- Nasche ich beim Kochen?
- Wollte ich den Schokoriegel wirklich kaufen?
- Ist mein Light-Joghurt wirklich leicht?
- Benutze ich regelmässig den Lift?
- Muss ich mit dem Auto zur Arbeit?

Erst in einem zweiten Schritt können Erleuchtete das Fehlverhalten korrigieren. Die neuen, guten Essgewohnheiten werden dann ständig wiederholt, bis sie im Idealfall ihren Weg in den Alltag finden und nicht mehr als ungewöhnlich empfunden werden. Beantworten Sie die obigen Fragen für sich anhand der Kapitel 7, 2, 4, 6.

Persönliche und realistische Ziele
für nachhaltigen Erfolg

Um seinen Zustand nach eigenem Wunsch zu ändern, braucht der Mensch Ziele. Damit die Gewichtsreduktion auch nachhaltig gelingt, müssen diese realistisch sein, was bedeutet, dass sie den individuellen Möglichkeiten Rechnung tragen. Realistisch heisst konkret, dass man etwa 10 bis 15 Prozent des Ausgangsgewichts verlieren kann. Natürlich liegt mehr drin, nur leider kann gemäss Studien ein grösserer Verlust selten gehalten werden. Zudem zeigen Untersuchungen, dass bereits ein paar Kilos weniger auf den Rippen Vorteile für die Gesundheit mit sich bringen, etwa einen niedrigeren Blutdruck und Cholesterinspiegel sowie eine bessere Insulinfunktion. Die Lebensqualität profitiert ebenfalls.

Nicht nur falsche Erwartungen an das Ausmass des Gewichtsverlusts können für Frust sorgen, sondern auch solche an den Gewichtsverlauf. Viele Abnehmwillige meinen, das Gewicht nehme über die Zeit gleichmässig, also linear ab. Aus rein logischen Überlegungen kann dies bei konstantem Energiedefizit gar nicht möglich sein: Sinkt das Gewicht des Körpers, verringert sich auch sein Kalorienbedarf. Bei einer Person mit einem Energiebedarf von 2500 kcal bringt eine Reduktion auf 2000 kcal anfängliche Abnehmerfolge. Durch den Verlust von Muskelmasse reduziert sich der Kalorienbedarf, weshalb sich der Gewichtsverlust verlangsamt. Sobald der neue Bedarf des Körpers 2000 kcal entspricht, gehen keine Kilos mehr weg (siehe Abbildung).

Natürlich ist der Verlauf individuell sehr unterschiedlich. Linear ist er in allen Fällen nur dann, wenn entweder die Zufuhr kontinuierlich sinkt oder der Verbrauch durch zusätzliche Bewegung zunimmt oder das Defizit aus einer Kombination von beidem über die Abnehmperiode grösser wird. Manche versuchen das neue, «von alleine» entstandene Gleichgewicht zu durchbrechen, weil das Zielgewicht noch nicht erreicht ist. Solche Bemühungen sind selten von Erfolg gekrönt. Meist ist es entspannter, sich den physiologischen Gesetzmässigkeiten des Körpers zu fügen und sich mit einem Gewicht und einem Gewichtsverlauf zufriedenzugeben, die vielleicht nicht ganz den Vorstellungen entsprechen. Ob das Plateau nur temporär ist, lässt sich daran erkennen, dass das Gewicht bei Einhaltung des ursprünglichen Abnehmplans nach spätestens zwei bis vier Wochen weiter sinkt. Die Massnahmen, die dafür nötig sind, dürfen nicht zu strikt sein, das heisst, sie sollten auch nach Erreichen des Zielgewichts dauerhaft umsetzbar sein. Es ist sinnvoller, ein tieferes Plateau mit mehr Bewegung als mit weniger Essen zu erreichen, weil der Körper dagegen keinen Widerstand aufbaut. Denn bekommt er weniger Kalorien, tut er dies. Zudem kann eine zu starke kulinarische Einschränkung Stress auslösen und Essstörungen fördern.

ERWARTETER UND REALISTISCHER GEWICHTSVERLAUF
DREIER UNTERSCHIEDLICHER PERSONEN

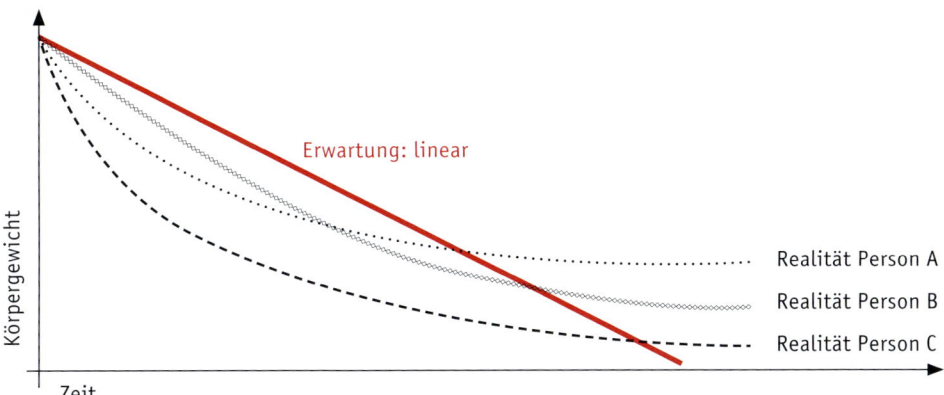

REALISTISCHER GEWICHTSVERLAUF, RESULTIERT AUS ENERGIEZUFUHR
UND ABNEHMENDEM ENERGIEVERBRAUCH

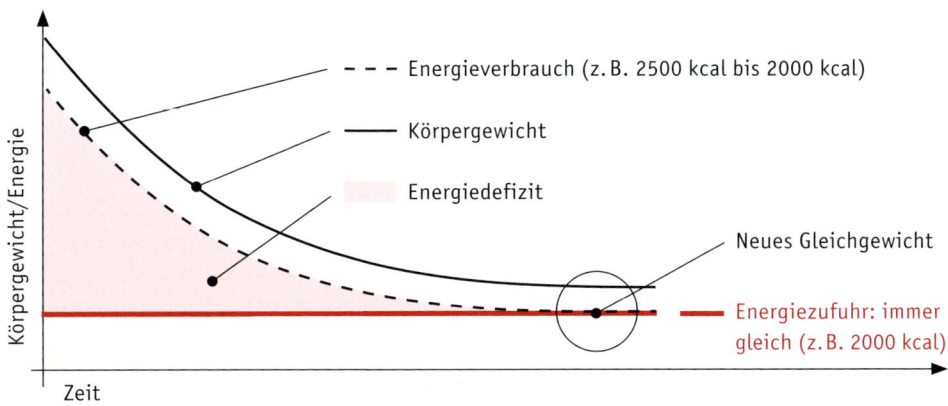

Stabilisierungsphasen gehören zum Abnehmen dazu

Solange die Pfunde beim Abnehmen purzeln, ist alles in Ordnung. Das sinkende Gewicht verleiht Schub und rechtfertigt die Anstrengungen. Umso grösser die Enttäuschung, wenn sich der Zeiger der Waage nicht mehr bewegen will. Das frustriert viele; die Motivation geht flöten, hehre Vor-

WAS TUN, WENN DAS GEWICHT NICHT WEITER SINKT?

Kein Problem, wenn das Gewicht nicht sinkt, weil ...

Grund	Mögliche Lösung(en)
Muskelaufbau infolge Zunahme körperlicher Aktivität	Messen Sie Bauch-, Gesäss- und Gliederumfang nach, denn diese müssten abnehmen. Auch der Fettanteil müsste sinken.
Wassereinlagerungen	Bewegen Sie sich mehr, essen Sie salzärmer, baden Sie die Beine in kaltem Wasser und/oder lagern Sie sie hoch. Messen Sie das Gewicht stets zur selben Tageszeit.
Hormonelle Gewichtsschwankungen (Monatszyklus)	Berücksichtigen Sie Ihren Monatszyklus beim Wägen.
Ungenaues Wägen	Stellen Sie die Waage stets auf festen Untergrund (nicht auf Teppich). Schaffen Sie sich eventuell eine digitale Waage an.
Wägen zu unterschiedlichen Zeitpunkten	Messen Sie immer jeweils entweder morgens oder abends und immer vor einer Mahlzeit und nach dem Toilettengang.
Gewicht ist auf vertretbarem Mindestniveau angelangt	Seien Sie zufrieden mit dem Erreichten, auch wenn es über dem liegt, was Sie sich vorgestellt haben. Wichtiger ist, dass Sie das Gewicht halten können.
Spezielle Anlässe wie Weihnachten oder Ferien	Gönnen Sie sich eine Pause und richten Sie Ihr Augenmerk darauf, das Gewicht während dieser Ausnahme stabil zu halten.
Volle(r) Magen-Darm/Blase und aufgefüllte Zuckervorräte in Muskeln und Leber	Wägen Sie sich stets morgens, nüchtern und nach dem Toilettengang.
Fortschreitendes Alter	Seien Sie grosszügiger mit Ihrem Zielgewicht oder erhöhen Sie den Einsatz.

sätze verfliegen. Doch Phasen, in denen das Gewicht stabil bleibt, sind beim Abnehmen nicht nur normal, sondern sogar von Vorteil. Der Körper bildet und festigt dabei ein neues Gleichgewicht, was dem Jo-Jo-Effekt entgegenwirkt. Nach der Stagnation kann es dann wieder weiter abwärts gehen – allerdings langsamer als vor dem Plateau. Auch das geht in Ordnung, denn mit jedem verlorenen Kilo wird der Körper sparsamer und

Weniger erfreulich, wenn das Gewicht nicht sinkt, weil ...

Grund	Mögliche Lösung(en)
Unbewusstes oder bewusstes Essen zwischendurch	Essen Sie sich bei den Hauptmahlzeiten richtig satt; suchen Sie eine andere Beschäftigung für zwischendurch.
Nicht genügend oder falsche Bewegung	Erhöhen Sie die körperliche Bewegung im Alltag und verfolgen Sie sie mit einem Schrittzähler; unternehmen Sie geeignete(re) Aktivitäten in der Freizeit.
Ernährung zu kalorienreich	Bevorzugen Sie fett- und zuckerarme Lebensmittel und Getränke.
Motivation fehlt, Abnehmen hat keine Priorität	Suchen Sie einen Mitstreiter oder stabilisieren Sie Ihr Gewicht zumindest.
Ungünstiger Zeitpunkt fürs Abnehmen	Schliessen Sie Unerledigtes ab, verarbeiten Sie Belastendes, starten Sie bei klarem Kopf erneut einen Versuch.
Gewicht entspricht dem, was Sie zu investieren bereit sind; widerspricht aber Ihren Vorstellungen	Überdenken Sie Ihr Wunschgewicht oder erhöhen Sie Ihren Einsatz. Oft ist es jedoch besser, sich mit einem höheren Gewicht zufriedenzugeben, als ein Gewichts-Jo-Jo zu riskieren.
Hormonelle Störung, beispielsweise der Schilddrüse	Blutuntersuchung beim Hausarzt
Blindes Vertrauen auf Herstellerangaben; ungenügende Auseinandersetzung mit Zusammensetzung, Nährwert und Dickmachereigenschaften von Lebensmitteln	Berücksichtigen Sie vor dem Kauf stets das Kleingedruckte (siehe Seite 128).
Wechseljahre (Menopause)	Intensivieren Sie die körperliche Aktivität, beugen Sie Heisshungerattacken vor.

verheizt weniger Kalorien als zuvor. Es kann aber auch sein, dass das temporäre Plateau sich als definitives Zielgewicht herausstellt. Dies ist dann der Fall, wenn eine vertretbare Lebensqualität keine weitere Gewichtsreduktion mehr zulässt. In manchen Fällen gibt es konkrete Gründe dafür, dass die Waage keine wunschgemässe Ansage macht. Anstatt den Kopf hängen zu lassen, lohnt es sich, das Gehirn einzuschalten, um zu erkennen, ob – und wenn ja, wie – Sie Ihre Strategie anpassen müssen.

Die Tabelle auf den Seite 36/37 zeigt unbedenkliche und problematische Gründe für eine ungewollte Stagnation auf und schlägt konkrete Lösungsansätze vor.

Abnehmerfolge aufzeichnen spornt an

Beim Ringen um jedes Pfund baut schon die kleinste Erfolgsmeldung auf. Besonders bei sportlich Aktiven ist das Körpergewicht jedoch nicht der beste Informant, weil ein Zuwachs an Muskeln mehr Gewicht bedeutet. Mehr Muskelmasse ist aber das Beste, was Abnehmenden passieren kann, weil sie hilft, das Gewicht nach der Reduktion unten zu halten. Das Körpergewicht allein gibt keinen Hinweis darauf, ob jemand Fett oder Muskeln verloren hat. Wer zusätzlich zum Gewicht auch Körperumfänge, Körperfett und andere Grössen misst und dokumentiert, verhindert Verdruss und sieht schwarz auf weiss, wofür die ganze Plackerei gut ist. Vielen verleiht es zusätzlichen Schub, wenn sie das Erreichte auf sozialen Medien posten. Gratis Handy-Apps bieten mittlerweile gute Möglichkeiten, die eigenen Errungenschaften zu verfolgen.

Auf Seite 26 finden Sie eine Tabelle mit verschiedenen Messgrössen, die Ihnen hilft, die Übersicht zu wahren.

Die «Tour de Taille» lässt sich nur in Etappen meistern

Die Tour de France in einem Stück? Ganz ohne Rast? Kein vernünftiger Mensch würde dieses Radrennen in Angriff nehmen, ohne Etappen einzuplanen. Beim Gewichtverlieren bleibt die Vernunft hingegen oft auf der Strecke. Tatsächlich muten sich viele Abnehmwillige zu, etliche Kilos an einem Riemen runterzuhungern. Das schreit förmlich nach Jo-Jo-Effekt. Egal ob es darum geht, Kilometer hinter sich zu bringen oder überschüssige Pfunde loszuwerden: Grosse Unternehmungen sind nur dann erfolgreich, wenn sie in Etappen gemeistert werden. Stufen à zwei bis drei Kilos sind ideal. Dies erlaubt es Abnehmenden, sich ans ideale Zielgewicht heranzutasten. Dieses kann auch höher liegen als das Wunschgewicht. Entscheidend ist die Bereitschaft, sich regelmässig körperlich zu betätigen und auf kulinarischer Ebene das umzusetzen, was noch mit einer ausreichenden Lebensqualität vereinbar ist. Etappen bieten aber auch Raum dafür, sich für das Erreichen des Etappenziels zu belohnen. Das verhindert Verdruss. Neben einer guten Planung gehört zu einem erfolgreichen Unterfangen aber noch etwas: Radler wie Abnehmende sollten ihr Ziel nie aus den Augen verlieren und es ruhig, aber beharrlich verfolgen.

SMARTe Ziele für messbare Erfolge

Es ist wichtig, bereits zu Beginn genau zu definieren, wie und in welchen Schritten die Kilos fallen sollen. Je smarter das Ziel festgelegt ist und je schlauer die Meilensteine gesetzt sind, desto besser stehen die Aussichten auf Erfolg (siehe Tabelle).

SMARTE ZIELE UND IHRE BEDEUTUNG FÜRS ABNEHMEN MIT GUTEM UND SCHLECHTEM BEISPIEL

	Bedeutung (Englisch)	Bedeutung (Deutsch)	Ziele in Bezug aufs Abnehmen	
			Anstatt ...	... lieber
S	specific	spezifisch	weniger Appetit auf Süsses	keine Süssigkeiten mehr nach 20 Uhr
M	measurable	messbar	abnehmen	Körperfettanteil um absolut 3 % verringern
A	achievable/ actionable	persönlich umsetzbar	kompletter Alkoholverzicht von Bierliebhaber	Bier nur am Wochenende; unter der Woche höchstens alkoholfreies
R	reasonable	realistisch	mein niedrigstes Erwachsenengewicht	aktuelles Gewicht minus 10 %
T	time-bound	terminiert	im nächsten Jahr	am 31. Mai

Smarte Etappenziele dazwischen bewahren vor Überforderung. Ein Beispiel:

BEISPIELE FÜR SMARTE ZIELE UND DEN ZEITLICHEN ABLAUF

	Heute	In 2 Monaten	In 6 Monaten	In 1 Jahr
Zielart	Start	Etappenziel 1	Etappenziel 2	Endziel
Gewicht	85 Kilos	81 Kilos	76 Kilos	73 Kilos
Kleider	Grösse 42	Gurt ein Loch enger	in die alten Jeans passen	Grösse 40
Essen	zu viel und das Falsche	Vollkorn-Früchtemüesli zum Frühstück	3 Portionen Gemüse pro Tag	ein Mal weniger «Café complet» zum Znacht pro Woche
Bewegung	monatsdurchschnittlich 3000 Schritte pro Tag	5000 Schritte	7000 Schritte	10 000 Schritte
Essverhalten	schnelles Essen	mindestens 15-mal kauen vor dem Runterschlucken	Mittagessen nicht mehr unter 20 Minuten	kein Essen mehr vor dem Fernseher

Richten Sie das Datum für den Start und die Etappenziele nicht nach symbolischen Terminen wie dem 1. Januar oder Ostern. Beginnen Sie, sobald es geht – am besten heute. Gehen Sie Verpflichtungen ein, indem Sie sich für einen Tanz- oder Schwimmkurs anmelden oder einen Trainer buchen. Auch fixe Verabredungen zu sportlichen Aktivitäten mit Freundinnen und Freunden sind gut. Schaufeln Sie sich Zeitfenster frei und legen Sie die Termine auf mehrere Monate hinaus in Ihrer Agenda fest. Sie können sich auch mit anderen Mitteln unter sanften Druck setzen, beispielsweise indem Sie ein begehrtes Kleidungsstück in Ihrer Wunschgrösse kaufen.

Smarte Ziele zu setzen bringt Sie auf jeden Fall weiter, auch wenn Sie das eine oder andere nicht erreichen. Gehen Sie den Gründen nach, wenn

Sie ein Ziel verpassen, und versuchen Sie, Ihr Konzept entsprechend zu modifizieren. Ein Ziel anzupassen ist keine Schande – nur Ziellose sind buchstäblich verloren.

Gewichtskontrolle ausser Kontrolle: Konzepte, die Sie vergessen können

Diäten und Produkte für die Gewichtsreduktion gibt es wie Sand am Strand. Sie zielen meist darauf ab, die Pfunde rasch und deutlich purzeln zu lassen. «Verlieren Sie garantiert und ohne sich anzustrengen 5 Kilo in nur einer Woche!» Das klingt wie Musik in den Ohren derjenigen, die ihre Kilos einfach loswerden wollen. Was so verheissungsvoll erscheint, entpuppt sich bei näherer Betrachtung als leeres Versprechen: Selbst unter grössten Anstrengungen ist es unmöglich, 5 Kilo Fett in einer Woche abzuspecken. Warum? Ganz einfach: 5 Kilos abzuspecken bedeutet, rund 35 000 Kalorien mehr zu verbrauchen, als einzunehmen – also etwa ein Verbrauchsplus von 5000 Kalorien pro Wochentag. Wenn die Teilnehmer einer solchen Rosskur täglich nur 1500 Kalorien zu sich nähmen, müssten sie dennoch jeden Tag mehr als 6000 Kalorien verbrennen. Das schafft vielleicht ein Fahrer an der Tour de France bei einer Pass-Etappe. Für Normalsterbliche ist es utopisch. Die 5 Kilos können folglich, wenn sie überhaupt verschwinden, fast nur aus Zuckerreserven, Wasser und wertvoller Muskelmasse bestehen.

Überdies bewirken solche strikten Diäten keine positive Verhaltensänderung, weil sie das Problem nicht an der Wurzel angehen. Und sie verändern Abläufe im Gehirn dahingehend, dass Betroffene Stress verstärkt mit kaloriendichtem, ungesundem Essen bekämpfen. So fördern Diäten ungesundes Essverhalten und erschweren längerfristig nachhaltiges Abnehmen.

Woran lassen sich unlautere Angebote erkennen? Folgende Punkte entlarven «Blenderprogramme»:

Finger weg von Angeboten, die …

… zu gut klingen, um wahr zu sein, indem sie z. B. versprechen, dass Abnehmen ohne Anstrengung und Ernährungsanpassung möglich ist.

... eine wissenschaftliche Sensation versprechen. Etwas in der Art wäre in den Massenmedien kommuniziert worden.

... angeblich schnell wirken sollen und keine intellektuelle und physische Eigenleistung von den Abnehmenden fordern.

... in einer gewissen (meist kurzen) Zeit einen bestimmten Gewichtsverlust garantieren (x Kilos in y Wochen), ohne dabei auf die Gesundheit einzugehen.

... behaupten, den Hunger zu nehmen, Fett im Darm zu binden und Fettpolster wegschmelzen zu können, oder auf eine andere unklare Weise Wirkung versprechen, ohne einen unabhängigen wissenschaftlichen Nachweis zu erbringen.

... angeben, besonders natürlich zu sein: Oft enthalten vermeintlich rein pflanzliche Produkte aus dem Internet einen ganzen Medikamentencocktail, der hohe Risiken birgt.

... auf Geräte (Stromimpulse für Muskeln, Vibrationsplatten) setzen, die ohne eigenes Zutun Kalorien verbrennen sollen.

... ausschliesslich auf Ernährung oder Bewegung setzen anstatt auf eine Kombination daraus.

... starr und einseitig sind und bestimmte Lebensmittel ver- oder gebieten.

... Tabletten, Pulver, den Ersatz von Mahlzeiten, Vitaminpräparate und stark verarbeitete Spezialprodukte vorsehen.

... mit Vorher-Nachher-Bildern, mit persönlichen Testimonials oder mit Schlagwörtern wie «Traumfigur» und «superschlank» locken.

... intensiv und mit grossem Aufwand beworben und in der Boulevardpresse angepriesen werden.

... viel Geld kosten und Kunden mit Abos zu binden versuchen.

... Blut-, Gen- oder sonstige Untersuchungen voraussetzen und damit einen individuellen Ansatz vorgaukeln.

REZEPTE SIND AUCH KEIN PATENT-REZEPT. *Viele Diätratgeber bestehen hauptsächlich aus Rezepten. Selbst wenn diese abwechslungsreich und ausgewogen sind, stellen sie keinen optimalen Ansatz für eine nachhaltige Gewichtskontrolle dar. Rezepte haben Diätcharakter; Abnehmwillige können sie zwar stur nachkochen und dabei abnehmen, ein Umdenken findet aber nicht statt. Ist die Rezeptzeit vorbei, fallen die meisten wieder in ihre alten*

Muster zurück. Die Arbeit an Rezepte abzudelegieren ist ver-
führerisch. Damit fehlt aber der Impuls, eigene Ansätze zu
finden und umzusetzen, um so das Gewicht nachhaltig unter
Kontrolle zu halten.

Abnehmen und Gewicht halten: So kanns klappen

Es gibt kein Konzept, das bei allen einschlägt. Einige Ansätze haben sich aber dadurch bewährt, dass sie vernünftig und nachhaltig dazu führen, dass Menschen abnehmen, und zwar – das ist das Wichtigste – ohne ihnen zu schaden. Gesundheit steht bei den meisten nicht zuoberst auf dem Abnehmplan. Interessanterweise bringt es aber nicht nur für unseren Körper und unser Wohlempfinden Vorteile, wenn ein Abnehmkonzept sich verträglich gestaltet, sondern auch für die Gewichtskontrolle. Gesund essen und trinken bildet die wichtigste Grundlage für nachhaltiges Abnehmen. Damit der Körper Fett abbauen und Muskeln bilden kann, benötigt er Enzyme. Um sie herzustellen, braucht er Vitamine und Mineralstoffe. Gerade deshalb ist beim Abnehmen eine ausgewogene Ernährung das A und O. Am besten beweist dies die sogenannte mediterrane Ernährungsweise (siehe Seite 53).

Abnehmprogramme: Das zeichnet weisse Schafe aus

Geben Sie Angeboten eine Chance, …

… deren Wirkung auf Gewicht und Gesundheit auf wissenschaftlich fundierten Erkenntnissen beruht.

… die anstatt eines möglichst schnellen und grossen Gewichtsverlusts die Gesundheit in den Vordergrund stellen.

… die auf Bewegung, gesunder Ernährung und bewusstem Essverhalten fussen.

… die den Abnehmenden Arbeit und Initiative abverlangen, ihnen aber auch wertvolles Wissen und Erfahrung vermitteln.

… die keine allgemeingültigen und konkreten Versprechungen machen (wie «garantiert 10 Kilos weniger in 2 Wochen»).

… bei denen keine Vorher-Nachher-Bilder von Menschen auf Diät gezeigt werden.

… die nichts verbieten, sondern alle Lebensmittel grundsätzlich erlauben.

... die keine zeitliche Begrenzung haben.

... die sich den individuellen Bedürfnissen anpassen lassen.

... bei denen kurzfristige kommerzielle Interessen nicht im Vordergrund stehen oder die sogar nichts extra kosten.

... die keine speziellen Untersuchungen oder Pulver, Pillen, Getränke, Mittel oder Geräte voraussetzen.

 AN WOCHENTAGEN WIE EIN BETTLER, AM WOCHEN-ENDE WIE EIN KÖNIG. Sich unter der Woche etwas zurück-halten, dafür am Wochenende schlemmen? Einige Menschen schwören auf diese Methode, um ihr Körpergewicht konstant zu halten oder gar abzunehmen. Tatsächlich kann dieses Konzept zur Gewichts-kontrolle aufgehen: Der Körper kann den Überschuss aus den wochenendlichen Genusstagen dank der verminderten Kalorienzufuhr während der Werktage wieder abbauen. Wer die richtige Balance findet, legt dabei keine Reserven an, und mit zusätzlicher Bewegung lassen sich sogar Pfunde loswerden. Weiterer Vorteil: Die kulinarische Freiheit und die Freude darauf lässt an den übrigen Tagen keinen Frust aufkommen. Das Risiko, unkontrollierten Essattacken zu erliegen oder zu naschen, bleibt gering: No-Go für Jo-Jo.

Esstagebuch beleuchtet Ernährungsverhalten

Die meisten Menschen unterschätzen, was und wie viel sie essen. Wer kann sich schon alles merken, was er isst, zwischendurch knabbert und trinkt? Licht ins Dunkel bringt ein Esstagebuch. Damit nichts vergessen geht, sollte der Eintrag ins Heft möglichst schnell nach dem Essen erfolgen. Drei Tage aufzuzeichnen genügt bereits, um sich ein Bild vom eigenen Essverhalten zu verschaffen. Achten Sie darauf, dass auch ein Wochenendtag dabei ist. Eine Vorlage für ein Esstagebuch mit Beispiel finden Sie unter **www.beobachter.ch/download.**

Auch Apps bieten die Möglichkeit, Essen und Trinken zu erfassen. Oft sind sie aber so umständlich und zeitraubend, dass Bleistift und Papier die praktischere Lösung darstellen. Wer sein Esstagebuch richtig analysiert, bekommt wertvolle Hinweise darauf, wo und wie er bei seinem Essverhalten ansetzen kann. Versuchen Sie, zu diesem Zweck die Fragen in der Tabelle auf der folgenden Seite an Ihr Tagebuch zu richten und sie damit zu beantworten.

Fragen an mein Esstagebuch	Ja	Nein
1. Esse ich regelmässig und stets ungefähr zur gleichen Zeit?	☐	☐
2. Nehme ich ausgewogene, komplette Hauptmahlzeiten zu mir?	☐	☐
3. Nehme ich mir genug Zeit für meine Hauptmahlzeit?	☐	☐
4. Hält mich meine Hauptmahlzeit mindestens 4 bis 5 Stunden lang satt?	☐	☐
5. Ist der Gemüseanteil auf meinem Teller gross genug (ca. 30 bis 50 % des Tellers)?	☐	☐
6. Verzichte ich beim Mittagessen auf eine faserreiche Stärkebeilage?	☐	☐
7. Nasche ich oft zwischen den Mahlzeiten?	☐	☐
8. Esse ich vielseitig (nicht jeden Tag dasselbe)?	☐	☐
9. Gibts regelmässig ein Frühstück?	☐	☐
10. Habe ich mich überessen?	☐	☐
11. Esse/Nasche ich nach dem Abendessen?	☐	☐
12. Komme ich auf fünf Portionen Früchte und Gemüse pro Tag?	☐	☐
13. Lösche ich meinen Durst kalorienfrei?	☐	☐
14. Fühle ich mich nach dem Essen satt und zufrieden?	☐	☐
15. Bringen mich Stress, Frust oder Langeweile zum Essen?	☐	☐
16. Esse ich an Orten, die dafür nicht vorgesehen sind?	☐	☐
17. Esse ich stets sitzend, mit Messer und Gabel?	☐	☐
18. Plagt mich ein schlechtes Gewissen nach dem Essen?	☐	☐
19. Kommt es vor, dass ich mehr esse als nötig, um satt zu sein?	☐	☐
20. Gibt es Momente, wo ich die Kontrolle darüber verliere, was und wie viel ich esse?	☐	☐
21. Esse ich anders, wenn ich alleine bin?	☐	☐
22. Esse ich am Wochenende mehr und schlechter als unter der Woche?	☐	☐

Und so werten Sie die Ergebnisse aus: Falls Sie die Fragen 6, 7, 10, 11, 15, 16 und 18–22 mit Nein, den Rest aber mit Ja beantwortet haben, besteht für Sie kein Handlungsbedarf. Andernfalls sollten Sie versuchen, eventuelle Ursachen für das Fehlverhalten zu finden und dieses anzugehen. Die folgenden Kapitel helfen Ihnen dabei.

Zuversicht ist die halbe Miete
Eine wichtige Voraussetzung dafür, dass man erfolgreich abnimmt, ist eine positive Grundeinstellung. Die Seele isst schliesslich mit. Negative Gedanken zermürben einen nur und rauben die Energie, die es zum Abnehmen braucht. Geben Sie deshalb folgenden Gedanken keine Chance:

Am besten gleich wieder vergessen
- Ich nehme kaum ab, also mach ich was falsch.
- Das schaffe ich eh nicht, ich bin eine Null.
- So wie die werde ich nie.
- Ich muss noch so viele Kilos abnehmen.
- Ich steh das nicht durch.
- Hat ja eh alles keinen Sinn.
- Ich bin nichts wert.
- Ich habe gesündigt, jetzt ist alles vorbei.
- Ich habe die Kontrolle verloren, nun ist alles den Bach runtergegangen.
- Ich habe die Regeln nicht eingehalten. Das kann ich nie wieder aufholen!

Stattdessen stets daran denken
- Das Gewicht sinkt langsam: Genau so muss es sein.
- Das Gewicht bleibt stabil: Wenn es vorher anstieg, ist das bereits ein Erfolg.
- Wenn andere es schaffen, mit ihrem Gewicht zufrieden zu sein, schaffe ich das auch.
- Ich bin wer, ich kann was.
- Es ist noch kein Meister vom Himmel gefallen.
- Fehler sind Chancen, wenn man sie nutzt. Aus Fehlern lernt man am meisten.
- Die nächste Etappe packe ich.

- Dieses Mal hats nicht funktioniert, dafür klappt es das nächste Mal.
- So leicht lasse ich mich nicht unterkriegen.
- Die denken, ich schaffe es nicht. Denen zeige ich es.
- Heute ist ein guter Tag, packen wir es an.
- Über die Stränge geschlagen? Kein Problem, in ein paar Tagen hab ich das wieder ausgeglichen.

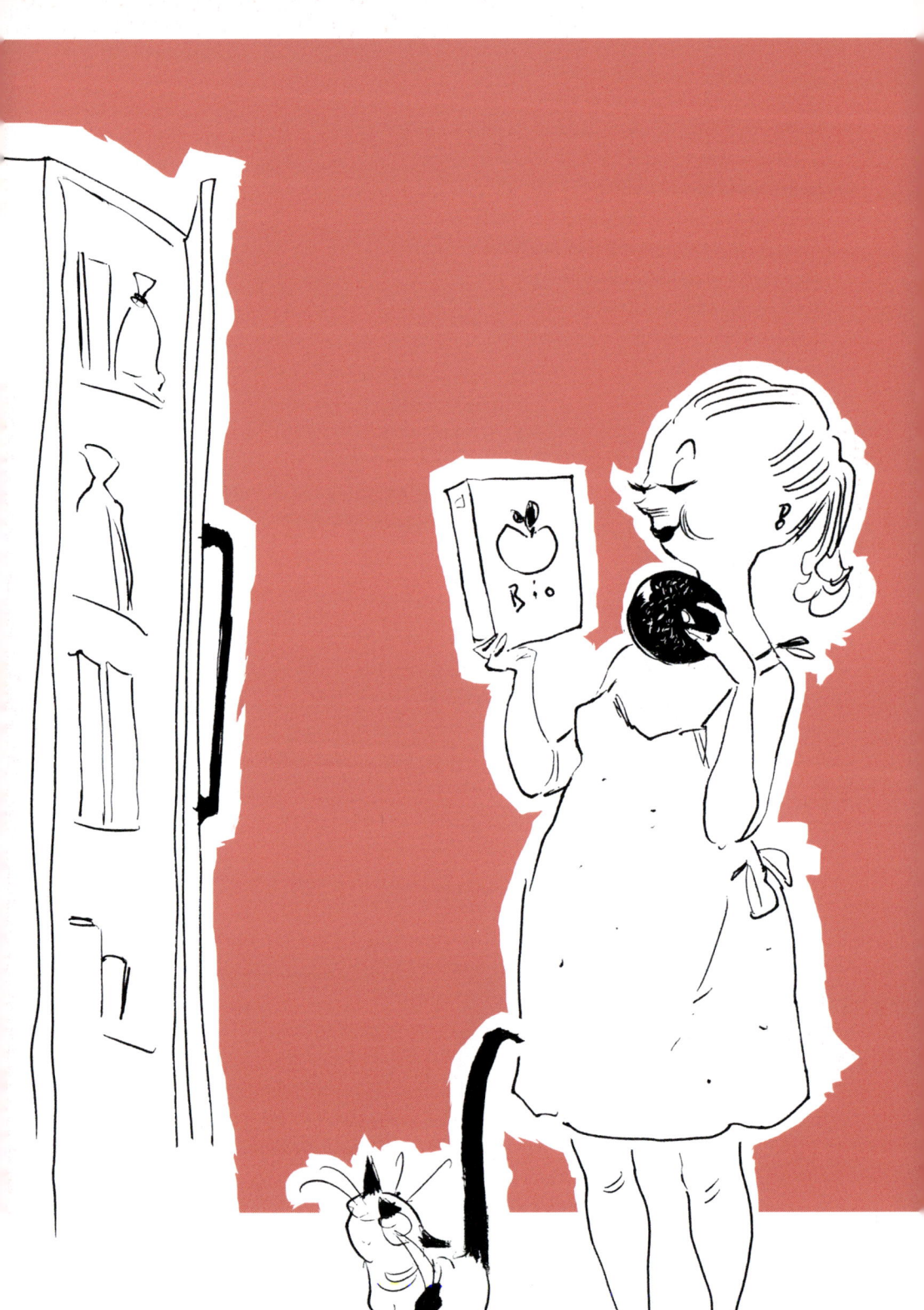

Lebensmittel: Was esse und trinke ich?

Auch wenn sie gleich viele Kalorien enthalten: Lebensmittel können ganz unterschiedliche Dickmachereigenschaften haben. Dies kann an der Verarbeitung liegen, aber auch daran, wie gut sie satt machen und wie sie unsere Darmbakterien beeinflussen. Setzen Sie auf abnehmfreundliche Produkte und lassen Sie Pirellifutter links liegen.

Man ist, was man isst (und nicht isst)

Unser Körper besteht aus dem, was wir ihm zuführen. Seien Sie beim Essen und Trinken also wählerisch. Setzen Sie auf Qualität statt Quantität. Das macht Sie nicht nur zu einem hochwertigeren, sondern auch zu einem weniger fülligen Menschen.

Im Verdauungsprozess wird die Nahrung in ihre Bestandteile zerlegt und danach wieder zu körpereigenen Strukturen aufgebaut oder für den Betrieb verwendet. Lebensmittel liefern auch Stoffe, die unser Körper nicht selber bilden kann, die er aber benötigt, um Nährstoffe verstoffwechseln zu können. Zu viel oder die falsche Nahrung kann uns schaden. Oft legen wir uns selber ein Ei, wenn wir ursprünglich gesunde Nahrung frittieren, salzen, zuckern oder ihr Wasser oder wertvolle Nahrungsfasern entziehen.

QUALITÄT BLEIBT HÄNGEN. *Die Qualität unseres Essens bestimmt die Qualität unseres Körpers. Seien Sie wählerisch bei dem, was Sie sich zuführen, denn einiges davon bleibt hängen.*

Lebensmittel und ihre Dickmachereigenschaften

Die Abbildung nebenan zeigt Verblüffendes. Sie beruht auf drei grossen Beobachtungsstudien aus den USA mit Personen, die im Gesundheitswesen arbeiten. Die Resultate dieser Studien sind erstaunlich einheitlich, das heisst, sie zeigen meist in die gleiche Richtung und dies in einem vergleichbaren Ausmass. Dies ermöglicht eine Zusammenfassung und damit eine Vereinfachung.

Geniessen Sie die Darstellung indes mit Vorsicht: Die Studien können nicht beweisen, dass der Zusammenhang zwischen Konsumzunahme und Gewichtszu- oder -abnahme tatsächlich ursächlich, also kausal ist. Auch ist es heikel, Nahrungsmittel und Getränke isoliert anzuschauen. Es wurden zwar stets gleichzeitig Veränderungen bei allen Lebensmitteln analy-

VERÄNDERUNG BEI KONSUM UND GEWICHT: ZUSAMMENHÄNGE*

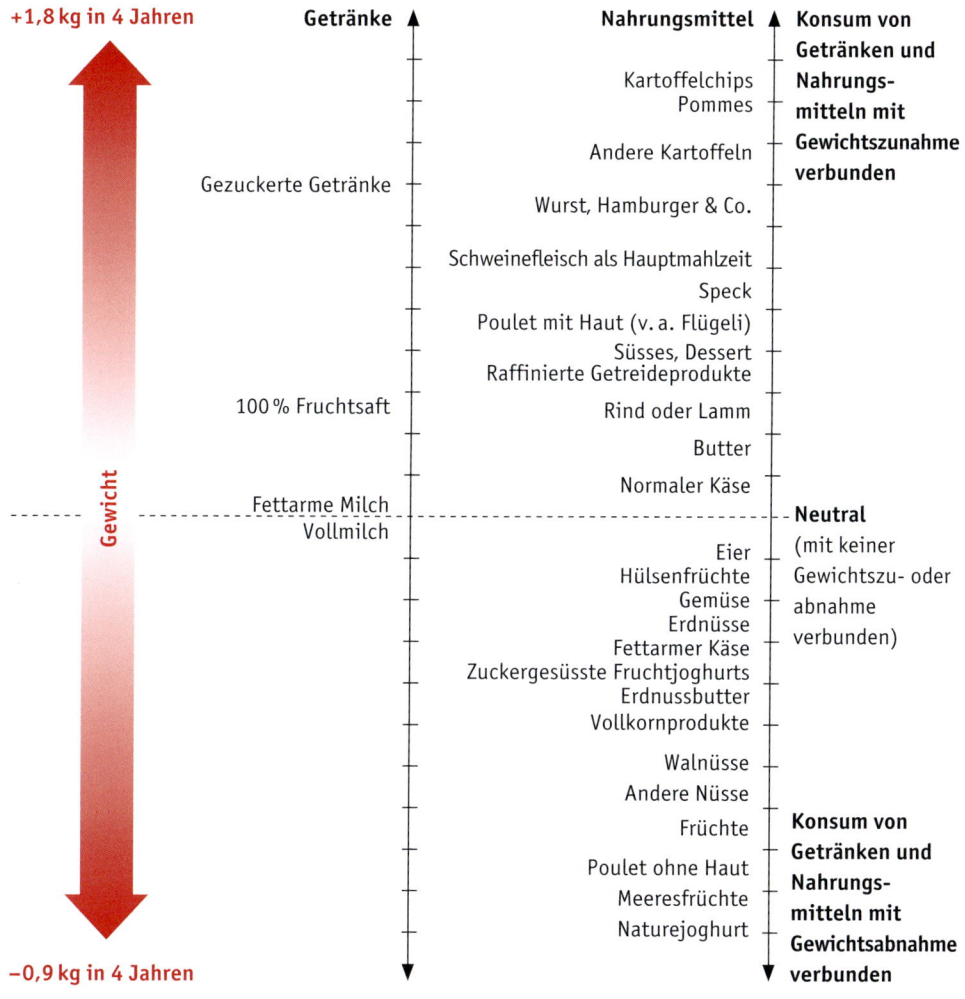

+1,8 kg in 4 Jahren

Getränke

Nahrungsmittel

Konsum von Getränken und Nahrungsmitteln mit Gewichtszunahme verbunden

Kartoffelchips
Pommes

Andere Kartoffeln

Gezuckerte Getränke

Wurst, Hamburger & Co.

Schweinefleisch als Hauptmahlzeit
Speck
Poulet mit Haut (v. a. Flügeli)
Süsses, Dessert
Raffinierte Getreideprodukte

100 % Fruchtsaft

Rind oder Lamm

Butter

Normaler Käse

Gewicht

Fettarme Milch
Vollmilch

Neutral
(mit keiner Gewichtszu- oder abnahme verbunden)

Eier
Hülsenfrüchte
Gemüse
Erdnüsse
Fettarmer Käse
Zuckergesüsste Fruchtjoghurts
Erdnussbutter
Vollkornprodukte

Walnüsse
Andere Nüsse
Früchte

Poulet ohne Haut
Meeresfrüchte
Naturejoghurt

Konsum von Getränken und Nahrungsmitteln mit Gewichtsabnahme verbunden

−0,9 kg in 4 Jahren

* Unterschiede im Alkoholkonsum wurden berücksichtigt.

N Engl J Med. 2011; 364:2392-404, Circulation. 2016; 133:187-225

siert. Doch wenn wir von einem bestimmten Produkt oder einer Produktgruppe mehr oder weniger konsumieren, hat dies Auswirkungen auf den Verzehr anderer Lebensmittel – diesen Umstand kann die Studie nicht ausreichend berücksichtigen. Er könnte erklären, warum fettarme Milch hier schlechter abschneidet als normale Milch: Menschen, die Light-Milch konsumiert haben, könnten wegen der schlechteren Sättigungseigenschaften ihren Kohlenhydratkonsum unbewusst erhöht haben. Deshalb ist es immer sinnvoller, sich an Ernährungsmuster wie die mediterrane Ernährungsweise (siehe nebenan) zu halten, anstatt sich auf einzelne Lebensmittel einzuschiessen.

Zudem gibt es zwischen den USA und Europa kulturelle Unterschiede in der Herstellung, Zubereitung und dem Konsum von Lebensmitteln. So könnten viele Befragte zuckerreichen Mais, der bei uns seltener konsumiert wird, zum Gemüse gezählt haben. Poulet wird in den USA auch viel häufiger als bei uns in Form frittierter Schenkel oder Flügeli vor dem Fernseher verspiesen. Und das unverarbeitete Fleisch dürfte vielerorts fetter sein als bei uns, weil US-Konsumenten dies so mögen.

Nicht zuletzt zeigt die Zusammenstellung auch, dass es wenig sinnvoll ist, nur auf Kalorien zu achten. So enthalten Nüsse mehr Kalorien als Chips und Fritten, stehen aber auf der gegenüberliegenden Seite.

Aus den beiden Pfeilen in der vorhergehenden Grafik lässt sich folgern:

Davon darfs mehr sein ...
- Nüsse
- Joghurt, vor allem nature
- Früchte und Gemüse
- Hülsenfrüchte

Hier besser zweimal überlegen ...
- Kartoffeln, insbesondere Chips und Pommes
- Fleisch(produkte)
- Süsses

Eher ...
- Fisch/Meeresfrüchte oder mageres Geflügel anstatt Fleisch
- Vollkorn- als raffinierte Produkte
- wenig verarbeitete als stark verarbeitete Produkte
- Wasser statt kalorienhaltige Getränke wie Fruchtsaft oder Süssgetränke

MEDITERRANE ERNÄHRUNG: MIT GENUSS NACHHALTIG ABNEHMEN

Neue Studien zeigen, dass Menschen, die sich mediterran ernähren, auch abnehmen und – das ist noch viel wichtiger – das Gewicht danach lange halten können. Bereits vor einem halben Jahrhundert entdeckten Forscher, dass die traditionelle Art und Weise, wie die Bewohner Griechenlands und anderer Länder am Mittelmeer essen, gesundheitliche Vorteile bot. Heute wissen wir, dass mediterran essen auch gut ist für die Figur und nachhaltiger wirkt als etwa eine fettarme oder kohlenhydratarme Diät. Aber was heisst überhaupt «mediterran»?

Mediterrane Ernährung heisst:

Was?

- vor allem Pflanzliches
- generell wenig verarbeitete, saisonale, regionale und frische Produkte
- täglich Früchte und vor allem Gemüse
- faserreiche Kohlenhydrate wie Vollkorngetreide, Vollreis, Hülsenfrüchte, Quinoa
- Nüsse, Samen, Kerne
- Olivenöl als Hauptfettquelle, am besten extra vergine
- Fisch, Meeresfrüchte, Geflügel, wenig verarbeitete Milchprodukte wie Joghurt, Eier
- Süsses ist zu besonderen Anlässen erlaubt, Süssgetränke in Ausnahmefällen
- selten und wenig rotes Fleisch und Fleischprodukte

Wie?

- abwechslungsreiche, eher traditionelle Gerichte, die aber Kombinationen erlauben, z. B. mit der asiatischen oder der nordischen Küche
- mit regionalen und saisonalen Produkten und frischen Kräutern und Gewürzen zubereiten
- keine Verbote, das Leben geniessen
- mit Freude selber kochen und anrichten
- lieber dünsten und grillieren als frittieren und panieren
- sich Zeit nehmen für regelmässige Hauptmahlzeiten
- zusammen essen und geniessen und jeden Tag viel Bewegung

Die mediterrane Ernährungsweise wurde am häufigsten wissenschaftlich untersucht. Es gibt aber auch andere Muster, die gut sind für Gesundheit und Gewicht, beispielsweise das skandinavische Pendant, die «Nordic Diet». Sie besteht eher aus Wurzelgemüse, Kohlsorten, Beeren, Hafer, Roggen und Gerste und anderen im Norden heimischen Gewächsen sowie Raps- anstatt Olivenöl. Neben gefrorenem Fisch ist auch in Büchsen eingelegter Fisch wie Lachs, Thon oder Sardellen erlaubt. Analog dazu haben weitere traditionelle Ernährungsweisen, beispielsweise aus Japan oder Thailand, gesundheitliche Vorteile.

Wie erfahren Sie, ob Sie sich mediterran ernähren? Der Selbsttest unter **www.beobachter.ch/download** hilft Ihnen dabei.

Davon darfs mehr sein

Unverarbeitete pflanzliche Lebensmittel landen mit wenigen Ausnahmen auf den Siegertreppchen der Schlankhalter. Dies gilt selbst dann, wenn sie wie Nüsse viele Kalorien enthalten. Passen Sie Ihr bestehendes Ernährungsmuster an, indem Sie Silhouetten-Störefriede ersetzen durch figurfreundlichere Produkte.

Nüsse: am besten solo und mit Schale

Nüsse enthalten neben Eiweiss, Vitaminen und Mineralstoffen auch wertvolle Fettsäuren. Obwohl sie zur Hälfte aus Fett bestehen, gelten sie nicht als Dickmacher – im Gegenteil. Wichtig ist jedoch, Nüsse in einem gesunden Rahmen zu essen. Ungesund hiesse, sie in gesalzener und gerösteter Form zusammen mit einem kalorienreichen Getränk zu naschen. Am besten profitieren Liebhaber von Mandel, Wal- und Haselnuss, wenn sie diese solo geniessen.

So profitieren Sie noch mehr von den Vorteilen von Nüssen:

- Mandeln haben von allen Nüssen den höchsten Anteil an Eiweissen und Nahrungsfasern. Damit sättigen sie optimal. Wahrscheinlich haben Mandeln deshalb das grösste Potenzial, bei der Gewichtskontrolle zu helfen. Verwenden Sie Mandeln fürs Frühstücksmüesli oder als Gebäckzutat – ganz, als Splitter oder gemahlen.
- Geniessen Sie lieber ungesalzene Nüsse. Salz mach Appetit und fördert den Konsum. Es animiert auch dazu, den Durst mit kalorienhaltigen Getränken zu stillen. Bei manchen Menschen erhöht Salz auch den Blutdruck.
- Mal keine Zeit gehabt, um zu frühstücken? Holen Sie das nach mit einer Handvoll Nüssen. Ideal sind Mischungen aus rohen Nüssen. Halten Sie sich einige Portionen davon vorrätig. Bei erhöhtem Zuckerbedarf – physisch oder mental – bietet sich eine Studentenfutter-Mischung mit Trockenfrüchten an.
- Erdnüsse sind botanisch gesehen zwar Hülsenfrüchte und keine Nüsse. Trotzdem bieten sie vergleichbare Gesundheitsvorteile. Erdnüsse gibt es nur geröstet, um mögliche ungeniessbare Stoffe zu eliminieren. Kaufen Sie Erdnüsse mit Schale und essen Sie wenn möglich die braune Haut darunter mit.

- Wir verwerten nur einen Teil der Kalorien, die in Nüssen stecken. Viel vom enthaltenen Fett bleibt in den Nusszellen, die eine dicke Wand besitzen. Je weniger wir Nüsse kauen, desto eher bleibt sie erhalten und desto mehr der enthaltenen Kalorien scheiden wir wieder aus.
- Das in Nüssen enthaltene Fett leistet einen Beitrag zu ihren gesunden Eigenschaften. Im Gegensatz zu demjenigen, das in Frittiertem und Paniertem vorkommt, verbrennt unser Körper Nussfett bevorzugt.
- Blattsalat hält nicht lange satt. Selbst bei einem gemischten Salat ist die Dauer begrenzt. Es fehlt die nötige Menge an Fett, Eiweiss und Nahrungsfasern. Diese bieten Baumnüsse in einem optimalen Verhältnis. Auch satt machende Pinien-, Kürbis- oder Sonnenblumenkerne sind gute Quellen dafür.
- Sie mögen Schokolade? Greifen Sie zu Sorten mit Haselnüssen oder Mandeln. Je höher der Anteil, desto besser. Dunkle Schokolade enthält zusätzliche gesunde Stoffe aus dem Kakao. Dunkle Nussschokolade hat auch weniger Dickmacherpotenzial als nussfreie Milchschokolade.

 Bei den meisten Rezepten für Brot oder süsse Backwaren lässt sich ein Teil des Mehls durch gemahlene Mandeln oder Haselnüsse ersetzen. Verwenden Sie idealerweise die ungeschälte Variante.

Früchte und Gemüse: unverarbeitet, gesund, figurfreundlich
Wer nachhaltig abnehmen will, sollte hier richtig zugreifen. Vor allem Gemüse bietet eine ideale Grundlage – egal ob gekocht als Beilage oder roh als Snack für zwischendurch. Weil Früchte viel Zucker enthalten können und damit den Insulinspiegel erhöhen, geniessen Abnehmwillige sie am besten zu einer Mahlzeit, beispielsweise im Birchermüesli oder als Fruchtsalat-Dessert. So greifen Sie noch häufiger zu:

Mehr Früchte
- Platzieren Sie Früchte an gut sichtbaren Stellen. Egal ob zu Hause oder bei der Arbeit: Dadurch werden Sie daran erinnert, regelmässig zuzugreifen.
- Essen Sie Früchte und Gemüse am besten ungeschält. Sie sind mit Haut wertvoller, weil sie mehr Fasern enthalten. Nahrungsfasern sind gesund, fördern die Verdauung und machen satt.

- Essen Sie Früchte lieber, als sie zu trinken. Mit dem Verarbeiten gehen Nahrungsfasern verloren. Auch das Kauen kommt zu kurz. Dadurch führen wir uns mehr Kalorien zu, als dies mit ganzen Früchten der Fall wäre. Im Gegensatz zu Früchten sind Fruchtsäfte deshalb eine Gefahr für die Figur. Auch Smoothies sind kein Ersatz für frische Früchte. Beim Zerkleinern der Früchte vergrössert sich deren Oberfläche. Empfindliche Stoffe wie Vitamine und sekundäre Pflanzenstoffe können damit eher durch Sauerstoff, Licht und Wärme zerstört werden.
- Viel gesünder und figurfreundlicher als moderne Fertigdrinks: Buttermilch oder Kefir mit frischen Früchten zu einem köstlichen Frappé vermischen.
- Je mehr Wasser eine Frucht enthält, desto figurfreundlicher ist sie. Wer also auf die Linie achten will, greift lieber zur Wassermelone als zur Banane.
- Das Müesli eignet sich gut als erster Früchtelieferant des Tages. Greifen Sie am besten zu frischen Saisonfrüchten und legen Sie sich einen kleinen Vorrat an Birnen oder Äpfeln zu, falls Sie gerade keine Saisonfrüchte zu Hause haben.

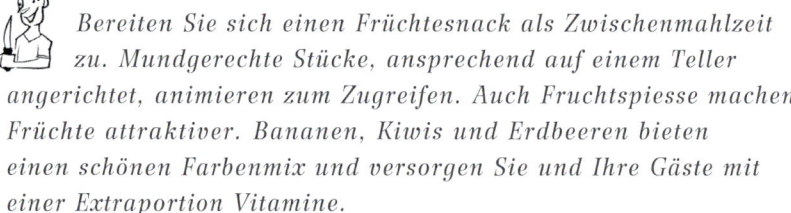

Bereiten Sie sich einen Früchtesnack als Zwischenmahlzeit zu. Mundgerechte Stücke, ansprechend auf einem Teller angerichtet, animieren zum Zugreifen. Auch Fruchtspiesse machen Früchte attraktiver. Bananen, Kiwis und Erdbeeren bieten einen schönen Farbenmix und versorgen Sie und Ihre Gäste mit einer Extraportion Vitamine.

Ist gerade nicht Saison, tun es auch tiefgekühlte Früchte. Beispielsweise als warmes Kompott zu fettarmen Milchprodukten.

Lust auf Süsses? Äpfel schmecken süsser und aromatischer, wenn sie erhitzt werden. Schneiden Sie den geschälten Apfel in kleine Würfel und erhitzen Sie ihn in der Mikrowelle einige Minuten in einer Schale, zusammen mit etwas Wasser. Vielen schmeckt das besonders gut mit einer Prise Zimt oder Sultaninen, oder Sie mischen das Kompott mit Quark oder Naturejoghurt.

- Trockenfrüchte behalten einen Teil der wertvollen Inhaltsstoffe von Früchten wie Nahrungsfasern, Mineralstoffe und auch einige Vitamine.

Ihnen fehlt jedoch das Wasser. Trinken Sie stets ein Glas Wasser, nachdem Sie Trockenfrüchte gegessen haben. Dadurch quellen diese auf und sättigen optimal.

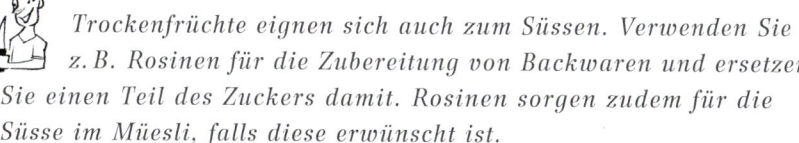 *Trockenfrüchte eignen sich auch zum Süssen. Verwenden Sie z. B. Rosinen für die Zubereitung von Backwaren und ersetzen Sie einen Teil des Zuckers damit. Rosinen sorgen zudem für die Süsse im Müesli, falls diese erwünscht ist.*

Mehr Gemüse

■ Kochen Sie zu Hause mehr Gemüse, als Sie für die dafür vorgesehene Mahlzeit brauchen. Nehmen Sie den Rest zur Arbeit mit.

■ Gemüse bleiben auch püriert gesund. Beispielsweise als Gemüsesuppe, Teigwarensauce oder Gazpacho.

Verzichten Sie auf Fertigsuppen und köcheln Sie sich Ihr Süppchen lieber selber: Setzen Sie eine Bouillon (Würfel oder ein anderes Produkt). Geben Sie frisches oder schon gerüstetes Tiefkühlgemüse dazu und würzen Sie nach Belieben mit Gewürzen und frischen oder getrockneten Kräutern. Soll die Suppe länger satt halten, hilft die Zugabe von Stärkehaltigem. Klare Suppen eignen sich auch hervorragend als Vorspeise. Sie machen aber auch als Hauptgericht eine gute Figur: zum Beispiel mit Kartoffeln, Teigwaren oder Brot. Die Sättigungssiegerin unter den Suppen ist sicherlich die Linsensuppe. Auch der Gerstensuppe gebührt ein Podestplatz.

■ Bei schwülheissen 35 Grad fehlt die Lust auf eine Suppe, die zusätzlich von innen heizt. Alternative: eine Gazpacho. Die kühle Schwester der Suppe sorgt für Gemüsegenuss, der der Jahreszeit gerecht wird. Übrigens: Schon mal kalte Gurken-, Rüebli- oder Melonensuppe probiert?

■ Versuchen Sie im Rahmen des Mittagessens zu mehr Gemüse zu kommen. Bitten Sie in der Kantine oder im Restaurant um einen Nachschlag oder mehr Beilage. Oder machen Sie sich den Vorspeise-Salat zur Gewohnheit. Hat sich einmal Routine eingestellt, kommen Sie so automatisch zu einer täglichen Extraportion Gemüse.

Mehr Salat

- Ein Salat ist für Sie keine vollwertige Mahlzeit, weil Sie davon nicht satt werden? Erhöhen Sie die Sättigungskapazität mit gesunden Eiweissen aus Bohnen oder Kichererbsen aus der Dose, Nüssen und Kernen, Thunfisch (Wasserkonserve), Hüttenkäse oder Mozzarella-Perlen.

- Frische Kräuter im Salat sorgen nicht nur für das «gewisse Etwas». Gerade dunkelgrüne Vertreter wie Petersilie, Basilikum oder Koriander versorgen uns mit wertvollem Eisen, Vitamin C und mit Folsäure. Ihnen schmeckt Salat immer noch zu fade? Indem Sie Gesundes, aber relativ Geschmackarmes würzen, können Sie es sich beliebter machen. Für Salat ist glutamathaltige Streuwürze also ausnahmsweise erlaubt. Studien haben gezeigt, dass Menschen ihre Vorlieben so gezielt steuern und verändern können.

- Getrocknet oder gefroren verlieren Kräuter an Geschmack und Optik. Pflanzen Sie auf dem Balkon oder Fenstersims eine Blumenkiste mit Salatkräutern an. Setzlinge sind nicht nötig. Mit der richtigen Erde gedeihen die meisten auch gut, wenn Sie direkt die Samen spriessen lassen. Probieren Sie für Ihren Salat auch mal andere Kräuter aus als immer nur Schnittlauch und Petersilie – wie wäre es mit Dill, Minze, Basilikum oder Koriander?

- Machen Sie es sich zur Gewohnheit, vor, zu oder nach jeder Mittagsmahlzeit einen Salat zu essen. Nicht anstelle des Gemüses, sondern zusätzlich. Bezüglich gesunder Inhaltsstoffe ergänzen sich frischer Salat und gekochtes Gemüse optimal. Sie essen mittags oft auswärts? Suchen Sie sich Restaurants mit abwechslungsreichem Salatbuffet aus und profitieren Sie von allen Vorzügen, die frische Salate bieten.

- Fixfertige Salatdressings aus der Flasche sind beliebt, sind sie doch praktisch und günstig. Diese Saucen enthalten jedoch meist viel mehr Fett, als für einen runden Geschmack notwendig wäre. Häufig verwenden die Hersteller auch billige, qualitativ minderwertige Zutaten. Am linienfreundlichsten ist die italienische Variante der Salatsauce mit nativem Olivenöl und Essig nach Belieben als Grundlage. Auch Senf, Knoblauch und Gewürze verleihen der Salatsauce Geschmack.

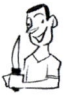 *Mit etwas Fantasie bekommt die Salatsauce eine individuelle Note: Zitronen- oder Orangensaft verfeinern Salate ebenso wie Joghurt, etwas Sauerrahm oder Magerquark. Für noch mehr Ab-*

wechslung bei den Dressings können verschiedene Gemüsebouillons, Chutneys sowie unterschiedliche Pfeffer- und Essigsorten sorgen.

■ Verlangen Sie im Restaurant Ihren gemischten Salat ohne Dressing und bitten Sie den Kellner stattdessen um Olivenöl, Essig, Salz und Pfeffer. Nur so können Sie die Menge, Zusammensetzung und Qualität Ihrer Salatsauce selber bestimmen. Heute sind selbst in Fast-Food-Restaurants Rohkost und gesunde Salate erhältlich. Achten Sie aber auf das Dressing. Informieren Sie sich im Restaurant über den Nährwert und die Zusammensetzung oder holen Sie sich diese Angaben im Internet.

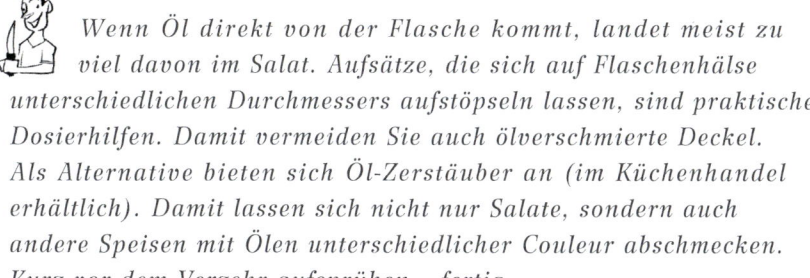

Wenn Öl direkt von der Flasche kommt, landet meist zu viel davon im Salat. Aufsätze, die sich auf Flaschenhälse unterschiedlichen Durchmessers aufstöpseln lassen, sind praktische Dosierhilfen. Damit vermeiden Sie auch ölverschmierte Deckel. Als Alternative bieten sich Öl-Zerstäuber an (im Küchenhandel erhältlich). Damit lassen sich nicht nur Salate, sondern auch andere Speisen mit Ölen unterschiedlicher Couleur abschmecken. Kurz vor dem Verzehr aufsprühen – fertig.

■ Fertigsalate wie Coleslaw-, Waldorf-, Sauerkraut-, Randen- oder Algensalat bieten eine gute Möglichkeit, sich mit Vitaminen zu versorgen, wenn gerade nichts Frisches verfügbar ist. Ein Kühlschrank am Arbeitsplatz erlaubt es, Vorräte für einige Tage anzulegen.
■ Blattsalat besteht überwiegend aus Wasser und enthält nur relativ wenig Nahrungsfasern. Es kann also gut sein, dass Menschen mit langsamer Verdauung unter Verstopfung leiden, obwohl sie viel Salat essen. Zusätzliche Lein- oder Flohsamen, Weizen- oder Haferkleie und Kürbiskerne und genug trinken schaffen Abhilfe.
■ In der Laienpresse verbreitet sich die Meinung, dass man auf Blatt- und gemischte Salate zum Abendessen verzichten soll, weil sie dann schwerer verdaulich seien. Für diese Annahme gibt es keine wissenschaftliche Evidenz. Geniessen Sie also dieses gesunde Stück Natur zu jeder Tageszeit.

Diese Früchte haben es faustdick hinter der Hülse
In vielen heimischen Küchen fristen Hülsenfrüchte ein Schattendasein. Eigentlich schade, denn Linsen, Bohnen und Kichererbsen schmecken und

haben auch optisch einiges zu bieten. Hülsenfrüchte erfreuen aber nicht nur Gaumen und Auge, sondern schmeicheln auch der Figur, weil sie einen hohen Anteil an Eiweissen und Pflanzenfasern haben. Besondere Inhaltsstoffe der Hülsenfrüchte verlangsamen zudem die Verdauung von Stärke. Dank dieser sogenannten Amylasehemmer gelangt Zucker, der aus der Stärke stammt, langsamer ins Blut. Als Resultat davon steigt der Blutzuckerspiegel nur langsam und leicht an. Dafür bleibt er über längere Zeit gleich. Das belastet den Kreislauf weniger und zögert den nächsten Hunger hinaus. Mit Ausnahme der Sojabohne enthalten Hülsenfrüchte nur wenig Fett und lassen sich auch fettarm zubereiten. Gesund sind sie aber alle. Mit folgenden Tipps kommen sogar Bohnenmuffel in den Genuss:

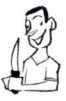 *Hülsenfrüchte sollten ausreichend eingeweicht und richtig gar gekocht werden. Am besten ohne Salz, Bouillon oder Essig. Kichererbsen und Bohnen lassen sich nach dem Einweichen im Dampfkochtopf besonders schnell und energiesparend kochen. Bereiten Sie eine grosse Menge zu, und frieren Sie einen Teil ein. So haben Sie Hülsenfrüchte rasch zur Hand.*

- Für Hülsenfrüchte-Anfänger gelingt der Einstieg am besten mit den orangen, geschälten Linsen. Mit einer Kochzeit von nur rund 15 Minuten können Sie diese ähnlich zubereiten wie Reis. Vor dem Kochen kurz spülen genügt.
- Linsen müssen im Gegensatz zu anderen Hülsenfrüchten nicht eingeweicht werden, da sie eine kurze Kochzeit haben. Bohnen und Kichererbsen aus der Dose sind eine schnelle Alternative für Eilige. Sie sind zudem oft besser verträglich als selbstgekochte, da sie gut durchgegart sind und ein Teil der blähungsfördernden Substanzen ausgelaugt werden. Im Detailhandel sind Linsen- und Bohneneintöpfe fixfertig zubereitet in Büchsen erhältlich. Nährwerte und Zusammensetzung sind oft von erstaunlich hoher Qualität – achten Sie auf die Herstellerangaben.
- Personen, denen das Verdauen von Hülsenfrüchten Probleme bereitet, können Gewürze und Kräuter wie Majoran, Basilikum, Thymian, Rosmarin, Bohnenkraut, Kümmel, Fenchel, Anis und Koriander helfen, indem sie die Bekömmlichkeit fördern. Wer häufig Hülsenfrüchte geniesst und die «Dosis» langsam steigert, wird mit der Zeit weniger von Blähungen geplagt.

■ Genussbereite abgepackte Linsensalate aus dem Regal sind ideal für den Business-Lunch. Legen Sie sich einen kleinen Vorrat im Kühlschrank an Ihrem Arbeitsort an. Sie mögen Kebab? Geniessen Sie ihn nächstes Mal mit Falafel anstatt mit Fleisch. Die frittierten Bällchen bestehen aus pürierten Kichererbsen oder Bohnen.

■ Ist Tofu etwas für Sie? Im Tofu stecken viele positive Eigenschaften von Hülsenfrüchten: hochwertiges Eiweiss, wenig, dafür gesunde Fette und hormonähnliche Substanzen, die möglicherweise das Risiko für manche Krebsarten, für Hirnschlag, Herzinfarkt und Osteoporose senken. Lieber naturbelassen? Edamame sind gedämpfte Sojabohnen. 100 Gramm decken 80 Prozent unseres täglichen Bedarfs an Folsäure und über einen Viertel unseres Bedarfs an Vitamin K.

■ Besser als Spinat & Co.: Studien haben gezeigt, dass der menschliche Körper Eisen aus Bohnen oder Linsen besonders gut aufnehmen kann. Hülsenfrüchte speichern grosse Mengen des Eisens in bestimmten Eiweissen, die von unseren Darmzellen deutlich besser verwertet werden können als das isolierte Eisenatom.

■ Hummus besteht aus pürierten Kichererbsen und Sesampaste. Wegen seines nussig-aromatischen Geschmacks eignet er sich hervorragend als Aufstrich oder Dip. Im Gegensatz zu Butter enthält Hummus kein Cholesterin und nur sehr wenig gesättigtes Fett. Viele Supermärkte bieten es fertig zubereitet und abgepackt an.

Bereiten Sie aus pürierten Kichererbsen, frischem Zitronensaft und Olivenöl einen schmackhaften Dip zu. Bereichern Sie ihn mit Kräutern wie Petersilie, Koriander oder Dill und würzen Sie ihn nach Belieben mit Chili, Kreuzkümmel & Co. Auch die roten Kidneybohnen eignen sich gut, um daraus ein Mus herzustellen. Ideal als Dip oder als Aufstrich. Das oft in der mexikanischen Küche verwendete Püree gibt es auch in der Büchse oder Dose zu kaufen.

Selbst zum Apéro gesellen sich Hülsenfrüchte wunderbar – zum Beispiel als fettarme aber eiweissreiche gebackene Kichererbsen. Diese gibt es fertig zu kaufen. Im Umluftbackofen bei 180 Grad gelingen sie in 30 Minuten aber auch aus Büchsen-/Glaskichererbsen gut. Vorher mit Olivenöl und Gewürzen mischen.

- Lupinen sind den meisten Menschen nicht bekannt. Die gelben, flachen Bohnen bieten die gleichen Vorteile wie andere Hülsenfrüchte. Eingelegt eignen sie sich ähnlich wie grüne Oliven als nahrhafter Snack oder zum Apéro.
- «Baked Beans», also «gebackene» Bohnen, sind ein ideales Frühstück. Sie sind bekömmlich, enthalten kaum Fett, machen aber trotzdem lange satt. Wenn Sie die Bohnen mit einem Ei kombinieren, können Sie die Wertigkeit der Eiweisse weiter erhöhen.

Schuppen- haben Huftieren etwas voraus

Fisch und Meeresfrüchten eilt der Ruf voraus, besonders gesund zu sein, weil in ihnen viel Eiweiss, aber wenig Kalorien stecken. Diese wertvolle Kombination bieten Hecht, Barsch, Dorsch, Seelachs, Schellfisch, Scholle, Kabeljau, Zander und alle Krustentiere. Aber selbst von Natur aus fettere Fische wie Lachs, Makrele oder Sardinen sind kaum eine Gefahr für die Figur. Im Gegensatz zu terrestrischen Wesen enthalten Fische besonders flüssiges Öl, das weniger ansetzt als die gesättigten Fette im roten Fleisch. Allerdings verpuffen die Vorteile selbst von schlankem Fisch, wenn er in einer schweren Panade oder mit üppiger Mayonnaise auf den Tisch kommt.

So bringen Sie mehr Fisch auf Ihren Speiseplan:
- Fisch eignet sich auch gut für das schnelle Mittagessen. Wer wenig Zeit hat, greift am besten zu Wraps oder Sandwiches mit Lachs oder Thunfisch oder zu Sushi.

Fisch, etwa Büchsenthunfisch (Wasserkonserve) oder Rauchlachs, passt sehr gut zu Salaten. Auch vorgekochte oder kurz in Olivenöl angebratene Crevetten werten einen gemischten Salat mit Eiweissen auf.

- Sie mögen keinen Fischgeruch? Pangasius und Seelachs (Kabeljau, Dorsch) haben praktisch keinen Eigengeschmack und lassen sich somit wunderbar in viele Gerichte integrieren.
- Hummer, Crevetten und Krebse schmecken vorzüglich. Dank ihres hohen Gehalts an Zink und wertvollem Eiweiss nützen sie auch der Gesundheit. Cocktailsauce oder Mayonnaise muss nicht sein, denn der

Geschmack der Meeresfrüchte kommt mit wenig Olivenöl und etwas Zitrone am besten zur Geltung. Wers mag, gibt noch Knoblauch und Kräuter dazu.

 Servieren Sie Crevetten oder Riesencrevetten zum Aperitif. Zitrone, Olivenöl, Knoblauch, Chili und Kräuter verleihen einen raffinierten Geschmack. Auch Mundhäppchen mit Sardinen machen sich gut.

Thunfisch aus der Dose eignet sich gut für das kalte Abendessen. 1–2 Dosen Thunfisch (Wasserkonserven) in eine Schüssel geben, dazu Olivenöl, Frühlingszwiebeln, Pfeffer und Salz und Kräuter nach Belieben.

■ Gönnen Sie sich zum Sonntagsbrunch Rauchlachs. Greifen Sie lieber zu Wild- als zu Zuchtlachs, da Wildlachs einen geringeren Fettanteil hat und damit auch potenziell weniger Schadstoffe speichern kann.

Fisch und Meeresfrüchte lassen sich sehr gut tieffrieren, weil Textur und Geschmack kaum darunter leiden. Meist sind diese Produkte frischer als die im Kühlregal oder im Offenverkauf, weil sie direkt nach dem Fang auf See tiefgekühlt werden. Lassen Sie Tiefkühlprodukte ganz auftauen. Spülen Sie Fisch und Meeresfrüchte wiederholt mit kaltem Wasser ab und legen Sie sie danach in Zitronensaft und etwas Salz ein.

Calamares-Ringe schmecken nicht nur frittiert wunderbar. Sie gelingen auch gut im Olivenöl gebraten oder mit einer Knoblauchsauce.

■ Sushi sättigt ideal, weil roher Fisch länger im Magen liegen bleibt als gekochter. Einen besonders hohen Fischanteil liefert Sashimi, also in mundgerechte Stücke geschnittenes Filet vom Thunfisch, Lachs oder von der Makrele.

Warum, statt immer nur Wurst und Kotelett, nicht mal Fisch & Co. auf den Grill? Etwa als Fischspiesschen, Lachs-, Thun-

*fisch-Tranche oder ganze Forelle? Auch Scampi, Hummer und
Bärenkrebse gelingen auf dem Grill wunderbar. Meeresprodukte
brauchen nur eine kurze Garzeit. Festbraten kann mit Olivenöl
und Alufolie bzw. Grillschalen verhindert werden.*

- Viele Rezepte für Poulet oder Fleisch funktionieren auch gut mit Fisch. Beispielsweise Currys, Nuggets, Lasagne oder Teigwarensaucen.
- Panierter und frittierter Fisch & Co. sind zwar nicht gerade die gesündeste Variante. Sie können Fisch- und Meeresfrüchtemuffeln aber helfen, ihren Konsum zu erhöhen und vielleicht auch die Präferenz zu verändern. Fischstäbchen, frittierte Calamares, Crispy Fried Shrimps und Fish and Chips sind also ausnahmsweise erlaubt.

Nahrungsfasern machen satt, ohne zu «ballasten»
Früher wurden Nahrungsfasern als Ballaststoffe bezeichnet. Das klingt schwer – zu Unrecht. Tatsächlich erweisen sich Nahrungsfasern beim Abnehmen als Helfer, denn sie stillen mit wenigen Kalorien den Hunger, halten länger satt und beugen Verstopfung vor. Zudem zeigen Studien, dass Pflanzenfasern speziell den Bauchumfang verringern und damit das Risiko für einen erhöhten Cholesterinspiegel und für Typ-2-Diabetes senken können.

Nahrungsfasern kommen nur in pflanzlichen Produkten vor. Manche Fasern können unsere Darmbakterien verwerten. Dieses Bakterienfood nennen Fachleute «Präbiotika». Sie halten unser Darm-Mikrobiom gesund und sorgen damit auch indirekt dafür, dass das Gewicht im grünen Bereich bleibt. Andere Fasern binden viel Wasser, was den Magen füllt und den Stuhl auflockert. Früher wurden Fasern kategorisiert in lösliche, die unsere Bakterien verwerten können, und nicht lösliche, die uns lediglich «gratis» satt machen. Doch die Einteilung in Fasern, die sich unter Laborbedingungen auflösen (lösliche) oder eben nicht (nicht lösliche), hat wenig Sinn, weil dies kaum etwas über ihre Eigenschaften in einem lebenden Organismus aussagt. Tatsächlich können unsere Darmbakterien die allermeisten Fasern verwerten. Auch die Eigenschaft, Wasser zu binden oder im Magen einen Schleim zu bilden und damit die Zuckeraufnahme zu bremsen, lässt sich im Labor bestimmen. Die meisten Fasern sorgen dafür, dass das Insulin langsamer ansteigt, womit sie das Risiko für eine Fettansammlung im Bauch und für Typ-2-Diabetes senken.

Mit ein paar Tricks kommen Sie ohne Ballast zum vollen Spektrum an gesunden Nahrungsfasern:

- Beim Verarbeiten gehen Fasern oft verloren. Greifen Sie also lieber zu wenig oder gar nicht verarbeiteten Produkten.
- Nicht jeder verträgt alle Fasern gleich gut. Wenn Bakterien ans Werk gehen, können Gase entstehen, die manchen Menschen Beschwerden machen. Testen Sie es für sich und erhöhen Sie die Fasermenge sachte, aber kontinuierlich, damit sich Ihre Verdauung daran gewöhnen kann. Verzichten Sie auf Produkte, die Ihnen dann immer noch Probleme machen.
- Nüsse liefern eine Menge Fasern, allen voran Mandeln. Lassen Sie die Haut unter der Schale dran und essen Sie sie mit.
- Backen Sie mit Vollkorn- anstatt mit Weissmehl. Das klappt auch bei süssem Gebäck.
- Geben Sie Vollkornteigwaren gegenüber ihren weissen Pendants den Vorzug. Auch Teigwaren, die Quinoa, (Ur-)Dinkel oder Buchweizen enthalten, liefern deutlich mehr Fasern als weisse Teigwaren.
- Immer nur Teigwaren, Kartoffeln und weisser Reis? Greifen Sie auch mal zu Beilagen-Alternativen wie Bulgur, Quinoa oder Amarant. Auch Buchweizen, Couscous, Hirse, Grünkern und Gerste sind faserreich.
- Samen und Kerne sind wahre Faserbomben. Lein- oder Flohsamen, Weizen- oder Haferkleie und Kürbiskerne machen sich prima auf dem Zmorgemüesli oder im Salat.
- Achten Sie beim Kauf von Fertigprodukten auf die Angaben des Herstellers zum Gehalt an Nahrungsfasern. Vergleichen Sie anhand der Nährwertangaben die Menge an enthaltenen Fasern pro 100 Gramm von Produkten.
- Ein Birchermüesli ist ein idealer Fasernlieferant. Bevorzugen Sie eine wenig verarbeitete Flockenmischung, z. B. ein Müesli mit Flocken aus dem ganzen Korn.
- Bei Flakes ist kein Verlass auf das Prädikat «Vollkorn»: Die Produkte sind oft stark verarbeitet, weshalb Menge und Qualität der Nahrungsfasern nicht das Niveau von un- oder wenig verarbeiteten Quellen haben. Viele Verpackungen solcher Flakes tragen auch stolz Weizenähren. Umso erstaunter ist der kritische Konsument, wenn er bei den Zutaten als Hauptinhaltsstoff billigen und faserarmen Reis findet. Die Herstellerangaben bringen es ans Licht.

- Porridge behält die besonders gesunden Eigenschaften von Hafer. Da das Getreide stärker verkleinert und aufgekocht ist, ist der Brei eine Option für Leute mit empfindlichem Magen, die Mühe haben, ein traditionelles Müesli zu verdauen. Hafer lässt sich auch anderweitig verarbeiten, beispielsweise zu Guetzli, Puffern oder Pfannkuchen – eine ideale Kombination aus Genuss und Gesundheit.

- Neben Getreide enthalten auch Hülsenfrüchte wie Bohnen, Linsen oder Kichererbsen viele Fasern. Bauen Sie diese in Ihre Ernährung ein, zum Beispiel in Form von Mus, Aufstrichen, Salaten, Suppen, Teigwarensaucen oder Beilagen.

- Setzen Sie konsequent auf Vollkorn- anstatt Weissbrot. Ein Anhaltspunkt für den Fasergehalt vermittelt die Farbe, wobei es auf den Teig des Brotes ankommt. Eine dunkle Kruste genügt nicht, denn darunter kann sich ein heller Teig verbergen. Genaueres erfahren Sie auf der Verpackung oder direkt vom Bäcker. Ein gutes Weizen-Vollkornbrot enthält mindestens fünf Gramm Nahrungsfasern pro 100 Gramm. Greifen Sie auch mal zu Roggen- oder Urdinkelbrot.

- Pflanzenfasern sorgen dafür, dass ein Brot aus dunklem, faserreichem Teig besser und länger sättigt als ein bleiches Pendant mit gleichem Kaloriengehalt. Vollkornbrot bewirkt auch einen sanfteren Anstieg des Speicherhormons Insulin und weist einen höheren Anteil an natürlichen Vitaminen und Mineralstoffen auf.

- Nahrungsfasern entfalten erst eine Viertelstunde nach dem Verzehr ihre volle Sättigungskraft. So lange braucht es, bis die unverdaulichen Pflanzenstoffe ganz aufgequollen sind.

- Herbstzeit ist Maronizeit. Diese Früchte sind ideale Faser-Snacks: Ausser dem Rösten sind sie nicht verarbeitet und machen dadurch mit relativ wenig Kalorien lange satt.

 Modifizieren Sie Ihre Rezepte: Manche Backwaren vertragen auch gut die Zugabe von Kleie oder Hafer.

- Achten Sie beim Auswärtsessen darauf, zu genügend Fasern zu kommen. Starten Sie mit einem gemischten Salat. Bei der Hauptspeise dürfen eine Vollkornbeilage und Gemüse wie Broccoli, Rüebli oder Spinat nicht fehlen. Runden Sie das Ganze mit Beeren oder einem gemischten Fruchtsalat als Dessert ab.

- Blattsalate enthalten relativ wenig Fasern, denn sie bestehen fast nur aus Wasser. Ergänzen Sie Blattsalate deshalb mit Rüebli, Sellerie, Fenchel und Cherrytomaten. Auch Nüsse, Samen und Kerne sind prima Faserlieferanten.
- Klassisches Fast Food enthält fast gar keine Nahrungsfasern. Essen Sie stattdessen gemischte Fertigsalate, Coleslaw (Krautsalat), Randen- oder Waldorfsalat oder fertige Linsen- oder Bulgursalate.
- Essen Sie Äpfel und Birnen mit dem Kerngehäuse. Damit kommen Sie zu einer Extraportion gesunder Nahrungsfasern.

Lieber zweimal überlegen

«Schlechte» oder «böse» Lebensmittel gibt es nicht. Ausschlaggebend ist das gesamte Ernährungsmuster: Je mehr Taillenschmeichler es enthält, desto mehr ansatzverdächtige Leckerbissen verträgt es. Wenn Sie flexibel bleiben, laufen Sie weniger Gefahr, sich zu stark einzuschränken, was wiederum einem gesunden Essverhalten und somit auch der Linie hilft. Die Devise lautet also: Finetuning anstatt Verbote!

Verzicht auf Paniertes und Frittiertes bietet viel Abnehmpotenzial

Wie ab Seite 50 beschrieben, ist der Konsum von frittierten Kartoffelprodukten von allen Lebensmitteln am stärksten mit einer Gewichtszunahme verbunden. Tatsächlich sind frittierte Lebensmittel echte Kalorienbomben, weil sie viel vom Frittierfett aufsaugen. Dazu kommen Kohlenhydrate, die ähnlich schnell ins Blut gelangen wie Zucker. Weniger paniertes und frittiertes Fast Food zu essen bietet also eine ausgezeichnete Gelegenheit, das eigene Gewicht nachhaltig in einen grüneren Bereich zu bringen. Hier liegt viel Potenzial brach – beim Zubereiten wie beim Auswärtsessen. Von einer Umstellung auf weniger verarbeitete Produkte profitiert nicht nur die Kalorienbilanz: Auch unsere Geschmacksknospen und unsere Darmbakterien haben etwas davon. So nutzen Sie Ihr volles Potenzial:

- Verglichen mit Fritten enthalten Pommes-Chips mehr als doppelt so viel Fett. Weil sie so dünn sind, aber eine grosse Oberfläche haben, werden sie komplett mit minderwertigem Frittierfett durchtränkt. Gefährlich macht sie zudem, dass sie meist als Snack zwischendurch verspeist werden, was viele Kalorien liefert, aber schlecht sättigt. Der Durst, den sie auslösen, wird oft mit Kalorien gestillt. Essen Sie also nur ausnahmsweise Chips.

■ Sie sind ein Kartoffelfan? Kartoffeln werden durch das Frittieren richtig ungesund. Oft werden in Fritteusen ungesättigte pflanzliche Öle verwendet, aus denen beim Erhitzen Transfette entstehen können. Die sind ungünstig, weil sie zu einer Zunahme von Bauchfett führen und damit das Risiko für Typ-2-Diabetes erhöhen können. Transfette stehen auch im Verdacht, gewisse Krebsarten zu verursachen. Versuchen Sie also Pommes, Kroketten & Co. durch Brat- oder noch besser Salz- oder geschwellte Kartoffeln zu ersetzen. Oder halbieren Sie ungeschälte, gewaschene Kartoffeln, bepinseln Sie die Oberfläche mit wenig Öl und würzen Sie sie mit etwas Salz, Kümmel oder Rosmarin. Auf einem Backblech bei 200° C rund 20 Minuten in den Ofen – fertig.

■ Sollen es doch mal Pommes sein? Dann lassen Sie schmale Vertreter links liegen. Greifen Sie stattdessen zu möglichst grossen und dicken Pommes oder zu Country Fries oder Wedges. Die haben ein besseres Oberflächen-Volumen-Verhältnis. Da das Fett nicht bis ins Innerste der Kartoffel dringt, kommen grosse Pommes im Verhältnis zur Masse mit weniger Fett aus.

Küchenpapier kann den heissen Kartoffelprodukten eine kleine Schlankheitskur verpassen: Darin eingewickelt, geben Pommes & Co. einen Teil ihres Fetts ans Papier ab. Am besten klappts, wenn die Speisen noch heiss sind: Aufs Küchenpapier legen und abtupfen. Wiederholen Sie diesen Schritt so lange, bis nur noch wenig Fett auf dem Papier zurückbleibt. Klappt auch mit Puffern, panierten Schnitzeln und gebratenem Speck.

■ Wenn Sie Paniertes essen, achten Sie darauf, dass die panierten Produkte nicht zu klein oder zu schmal sind. Bei Nuggets, kleinen Fischen wie Felchen, Calamares und Garnelen oder bei grossen, aber flachen Schnitzeln kommt auf wenig eiweissreichen Inhalt sehr viel ungesunde Panade. Idealerweise greifen Sie bei Paniertem also zu dickeren Schnitzeln oder zu grösseren Stücken vom Huhn oder Fisch. Hier kommt weniger Panade auf mehr Inhalt.

Paniertes aus dem Tiefkühler enthält bereits Öl und kann ohne weitere Fettzugabe in eine Bratpfanne mit nicht haftendem Belag. Oder aber direkt in den Ofen. Es wird darin nicht nur «schlanker», sondern auch knuspriger. Anders als bei Fritteuse und Bratpfanne hält sich beim Ofen zudem die Geruchsbelästigung in Grenzen.

Im Gegensatz zur normalen Panade besteht die Piccata-Ummantelung überwiegend aus Ei. Damit hat die Piccata mehr Eiweiss, aber weniger Kohlenhydrate, was weniger Dickmacherpotenzial birgt als die Panade. Mit Piccata lässt sich ein Schnitzel zubereiten, sie eignet sich aber auch gut für Poulet und Fisch.

Panade besteht aus Brot, das sich beim Braten und Frittieren mit Fett vollsaugt. Gerade bei Fisch oder Poulet enthält das «Drumherum» sogar mehr Kalorien als das «Innendrin». So geht der Kalorienvorteil dieser an sich schlanken Eiweisslieferanten schnell verloren. Greifen Sie also lieber zu unpanierten Varianten, wenn Sie die Wahl haben. Oder verwenden Sie Vollkornbrot für Ihre Panade, es bietet mehr Fasern. Gesündere Varianten lassen sich aber auch aus gemahlenen Nüssen wie Mandeln, Hasel- oder Erdnüssen oder aber aus Haferflocken oder Kokosraspeln zubereiten.

Stellen Sie gesunde Chips selber her. Schneiden Sie Gemüse wie Rüebli, Randen, Pastinaken oder Zucchini in dünne Scheiben, bepinseln Sie sie mit wenig Olivenöl und legen Sie sie auf ein mit Backpapier ausgelegtes Blech. Wenig salzen und in den auf 150 Grad Umluft vorgeheizten Backofen schieben. Lassen Sie die Chips so lange im Ofen, bis sie trocken und knusprig sind.

■ Kalorienreduzierte Chips sind keine echte Alternative, weil sie immer noch viel Fett enthalten. Zudem zeigen Studien, dass wir in vielen Fällen die Kalorienreduktion kompensieren, indem wir mehr von den entsprechenden Light-Produkten essen. Wenn Sie also Lust auf Pommes-Chips haben, greifen Sie lieber zu den normalen, essen davon aber weniger. So kommen Sie wenigstens zum vollen Genuss.

- Durch Fett, Kohlenhydrate, Salz, Würze und Geschmacksverstärker bewirken Pommes-Chips einen «Kann-nicht-mehr-stoppen»-Effekt: Der Snack endet meist mit dem letzten Chip in der Packung. Kaufen Sie deshalb nur kleine Packungsgrössen ein und beschränken Sie sich auf lediglich eine Portion. Verpackt bleiben die Chips auch lange knusprig.

Geniessen Sie Meeresfrüchte wie Riesengarnelen oder Calamares-Ringe lieber ohne Panade. So können Sie gleich auch das Frittieren umgehen. Am gesündesten werden sie, wenn sie mit Olivenöl kurz angebraten und mit Zitrone und frischen Kräutern gewürzt werden.

- Grüne Oliven, Lupinen oder Nüsse sind gute Alternativen zu Pommes-Chips. Sie enthalten deutlich weniger Kohlenhydrate, dafür mehr Fasern und bergen damit ein kleineres Risiko für eine Gewichtszunahme.

Als Snack oder Apéro-Bestandteil ist Popcorn gar nicht so übel. Es bietet im Verhältnis zu den Kalorien viel Volumen und enthält reichlich Fasern. Poppt es in der Pfanne, geht der erste Vorteil flöten – schliesslich braucht es dafür Fett. Bereits gepopptes Popcorn aus dem Supermarkt ist oft auch nicht viel besser. Eine Alternative ist fixfertig gewürztes und abgepacktes Popcorn für die Mikrowelle. Vorsicht: Zwischen den Produkten gibt es deutliche Unterschiede. Entscheiden Sie sich für dasjenige mit dem geringsten Gehalt an Fett und Salz.

- Auch in Fertigmüeslimischungen kann ungesundes Fett stecken. Damit es richtig knuspert, «frittieren» die Müesliproduzenten ihre Hafer- und Weizenflocken. Solche Fertigmischungen enthalten 20 Prozent Fett und mehr.

Weniger Fast Food

Wussten Sie, dass ein grosses Fast-Food-Menü mit einem Maxi-Hamburger, einer entsprechenden Portion Pommes, einem halben Liter Süssgetränk und einem Milchshake als Dessert annähernd 2000 Kalorien enthält? Das deckt bereits den täglichen Energiebedarf eines «Durchschnittsmenschen». Klassisches Fast Food mit Pommes, Burger und Nuggets ist stark verarbeitet, dicht an Kalorien und weich in der Konsistenz. Es enthält viel Salz und Geschmacksstoffe, dafür kaum Nahrungsfasern (Ballaststoffe). Diese Eigenschaften hebeln unsere Sättigung aus und machen, dass wir mehr Kalorien zu uns nehmen als nötig, um satt zu werden.

■ Klassische Fast-Food-Restaurants sind Schnee von gestern. Geniessen Sie gesünderes Fast Food beim Chinesen, Thailänder, Inder, Japaner oder Türken um die Ecke. Sushi ist wohl das ideale Fast Food: Wenig verarbeitet, fettarm, reich an hochwertigem Eiweiss und erst noch langanhaltend sättigend. Die gesündeste Variante ist Sashimi mit einer Misosuppe zur Vorspeise.

Ein wesentlicher Grund, warum Fast Food ungesund ist, ist die Zubereitungsart. Beim Frittieren und Panieren können schädliche Fette und andere chemische Verbindungen entstehen. Setzen Sie lieber auf gesund Gebratenes oder Grilliertes oder – noch besser – Gedämpftes.

■ Convenience-Produkte – «convenient» bedeutet bequem – können der Wunschfigur einen Strich durch die Rechnung machen. Denn manche Hersteller sparen an teuren, dafür gesunden Inhaltsstoffen und fügen ihren Fertiggerichten wie Pizza, Cannelloni & Co. reichlich billiges Fett, Salz und manchmal sogar Zucker bei. Die Inhaltsangaben entlarven so manche Kalorienbombe, denn Schnellgerichte unterscheiden sich ganz erheblich in ihrem Fett-, Salz- und Energiegehalt.

■ Hülsenfrüchte sind ideales Fast Food. Linsensalat, Edamame (gcdämpfte Sojabohnen), Lupinen, Kichererbsen und Hummus schmecken gut und sättigen nachhaltig. Dabei liegen sie nicht schwer auf dem Magen und den Hüften.

■ Sie brauchen Energie, um leistungsfähig zu sein? Couscous ist ein gesünderer Stärkelieferant als Pommes & Co. und hält erst noch länger satt. Fertiggerichte mit Couscous gibt es in verschiedenen Varianten, mit oder ohne Poulet.

■ Die Poulet-Nuggets der meisten Fast-Food-Restaurants bestehen in der Regel nicht aus dem reinen Muskelfleisch, sondern aus einer minderwertigen Mischung verschiedener Bestandteile des Hühnchens. Solche Nuggets erscheinen innen schwammig. Hochwertige Nuggets bestehen aus faserigem Fleisch.

- Fragen Sie in Fast-Food-Restaurants, ob es eine kalorienreduzierte Option gibt oder Alternativen zu Pommes. Bestellen Sie Ihren Burger auch mal ohne Brötchen und geniessen Sie ihn mit Messer und Gabel. Trinken Sie am besten Wasser zu Ihrem Fast-Food-Gericht. Ein Fruchtsaft oder Smoothie macht es nicht wirklich schlanker, weil diese Fruchtgetränke etwa gleich viele Kalorien enthalten wie ein Süssgetränk.
- Geniessen Sie wenn immer möglich Ihre Fast-Food-Mahlzeit mit Besteck. Wer mit den Händen isst, isst schneller und riskiert mehr zu essen, als er braucht, um satt zu werden. Für Schnellesser sind Essstäbchen noch besser als Messer und Gabel. Sie zwingen vor allem Ungeübte dazu, langsamer zu essen.
- Veganes Fast Food muss nicht automatisch gesund sein. Vegane Fertigprodukte sind oft stark verarbeitet und enthalten viel Fett und Salz. Achten Sie deshalb auch bei Fleischlosem darauf, dass es möglichst naturbelassen ist und frisch und schonend zubereitet wurde.

Bei Sandwiches hat das, was sich zwischen den Brotscheiben befindet, meist den höchsten Kaloriengehalt. Besonders Salami, Mortadella und andere Wurstsorten haben es mit 40 Prozent Fett in sich. Schneiden Sie die üblichen vier bis fünf Scheiben dünner. Das spart Kalorien, schmeckt aber genauso gut. Schmale Tranchen gibts mit einem scharfen Messer, einem speziellen Wunsch an den Metzger oder einem prüfenden Blick auf Abgepacktes.

So setzt sich ein gesundes Sandwich zusammen: nicht zu dick geschnittene Scheiben Vollkornbrot, das möglichst dunkel sein sollte. Dazwischen gehören Senf, Meerrettich oder Magerquark als fettarmer Belag. Als ideale Eiweisslieferanten eignen sich Bündnerfleisch, Roastbeef und Truthahn- oder Pouletbrust. Für Vegetarier bieten Eier, Hüttenkäse oder Erzeugnisse aus Pilzen (Quorn), Getreide oder Hülsenfrüchten eine Alternative.

Ein Birchermus gehört grundsätzlich zum gesunden Fast Food. Ein optimales Müesli besteht aus simplen Getreideflocken – idealerweise mit einem hohen Anteil an Hafer und Dinkel – und geraspelten oder in Stücke geschnittenen Saisonfrüchten. Auch Nüsse passen gut.

Dazu kommt fettreduzierte Milch, Naturejoghurt, Magerquark, Skyr, Kefir, Buttermilch oder Molke.

■ Gehen Sie nicht mit Heisshunger in ein Fast-Food-Restaurant. Essen Sie vorher einen Apfel oder eine Handvoll Nüsse und trinken Sie dazu ein Glas Wasser. Das nimmt linienfreundlich den ersten Hunger und verhindert, dass Sie sich mit minderwertiger Nahrung überessen.

■ Gerade in der kalten Jahreszeit ist eine Suppe das ideale Fast Food. Sie besteht hauptsächlich aus Flüssigkeit und sättigt deshalb im Verhältnis zu den enthaltenen Kalorien optimal. Soll sie etwas länger satt halten, sind Linsen, Gerste oder Kartoffeln eine gute Zutat.

■ Das beste Fast Food bereiten Sie selber zu. Kochen Sie zu Hause stets ein bisschen mehr und nehmen Sie den Rest am nächsten Tag mit zur Arbeit. Wer selber kocht, kann über die Zutaten und die Zubereitungsart entscheiden.

Fleisch, Vogel, Fisch: Was kommt auf den Tisch?

Muskelfleisch von Tieren ist eiweissreich, was es grundsätzlich attraktiv macht für Abnehmwillige. Allerdings spielt es eine grosse Rolle, von welchem Wesen das Fleisch stammt. Fisch und Geflügel sind linienfreundlicher als Schwein, Rind & Co. Bei Huftieren kommt es zusätzlich darauf an, um welches Stück es sich handelt. Hochwertige, also fettarme und eiweissreiche Fleischstücke liegen beim Tier entlang der Wirbelsäule: Entrecôte, Nierstück, Rücken oder Filet. Auch Braten und Ragout können fettarm sein. Produkte, die aus Fleisch hergestellt werden, sind oft fett und stark gesalzen. Das macht sie eher zu ungeeigneten Kandidaten für eine erfolgreiche Gewichtskontrolle. Greifen Sie deshalb zu wenig verarbeiteten Fleischprodukten. Seltener rotes Fleisch also, dafür mit mehr Genuss. So gehts:

■ Salami, gehacktes Fleisch, Rohschinken und Schweinshaxe gehören zu den fetthaltigen Vertretern. Greifen Sie lieber zu Alternativen wie Trockenfleisch vom Rind, Schinken vom Schwein oder Huhn, Rinderfilet oder Lammnierstück.

■ Achten Sie bei Wurstwaren auf den Fettanteil. Dieser kann bis zu 40 Prozent betragen. Es gibt aber auch Produkte, die nur 20 oder 15 Prozent Fett enthalten und genauso gut schmecken. Achten Sie auf die Nährwertangaben auf der Produktverpackung.

■ In vielen Ländern enthalten Lamm- und Rindfleisch weniger Fett als Schweinefleisch. Das gilt auch für daraus hergestellte Produkte. Da sich Antibiotika und andere eventuelle Schadstoffe aus der Mast vor allem im Fett und viel weniger im Muskelfleisch speichern, lohnt es sich, auf fettarme Vertreter zu setzen.

Beim roten Fleisch gibt es grosse Unterschiede, was die Zusammensetzung anbelangt. Edles Fleisch wie Filet oder Entrecôte ist reich an Eiweiss und arm an Fett. Dummerweise verändert sich dieses Verhältnis oft beim Anbraten, wenn Bratfett das gute Stück durchdringt und feist macht. Das muss nicht sein. Kurzes Anbraten verhindert, dass sich das Fleisch mit Fett vollsaugt. Danach noch mindestens eine Stunde im Backofen niedergaren – das heisst bei rund 80 Grad. Dadurch behält das Fleisch seine linienfreundliche Zusammensetzung und wird erst noch aussen knusprig und innen saftig und zart.

Bei Grossmutter empfing stets eine gehörige Portion brutzelnden Schmalzes die rohe Speise in der Pfanne. Heute bieten sich für Fleisch und Geflügel Stahlpfannen mit spiegelglatter Chrombeschichtung an. Diese werden richtig heiss, was dem Gargut zu einem knusprigen Äusseren verhilft. Dafür braucht es nur ganz wenig Fett. Dank dem hochwertigen Pfannenboden brennt nichts an. Fleischrückstände am Belag lassen sich leicht mit Bouillon oder Wein lösen. Das ergibt eine köstliche Sauce, die mit einem Minimum an Fett ein Maximum an Geschmack liefert.

Ideal zum Anbraten: Olivenöl (wenig!). Sie mögen auf den buttrigen Geschmack nicht verzichten? Benutzen Sie flüssige Bratbutter, die lässt sich besser dosieren.

■ Fleisch von Geflügel geniesst den Ruf, fettarm und damit gesund zu sein. Zu Recht: Was die Fettpolster jener Menschen nährt, die Brathähnchen, Flügelchen und Schenkel lieben, befindet sich nicht im Fleisch des Federviehs, sondern liegt direkt unter dessen Haut. Nur hautlos werden Huhn und Truthahn deshalb zum federleichten Mahl. Die wertvollsten Fleischstücke beim Geflügel stammen übrigens aus dem Brustmuskel. In ihm steckt das meiste Eiweiss und das wenigste Fett.

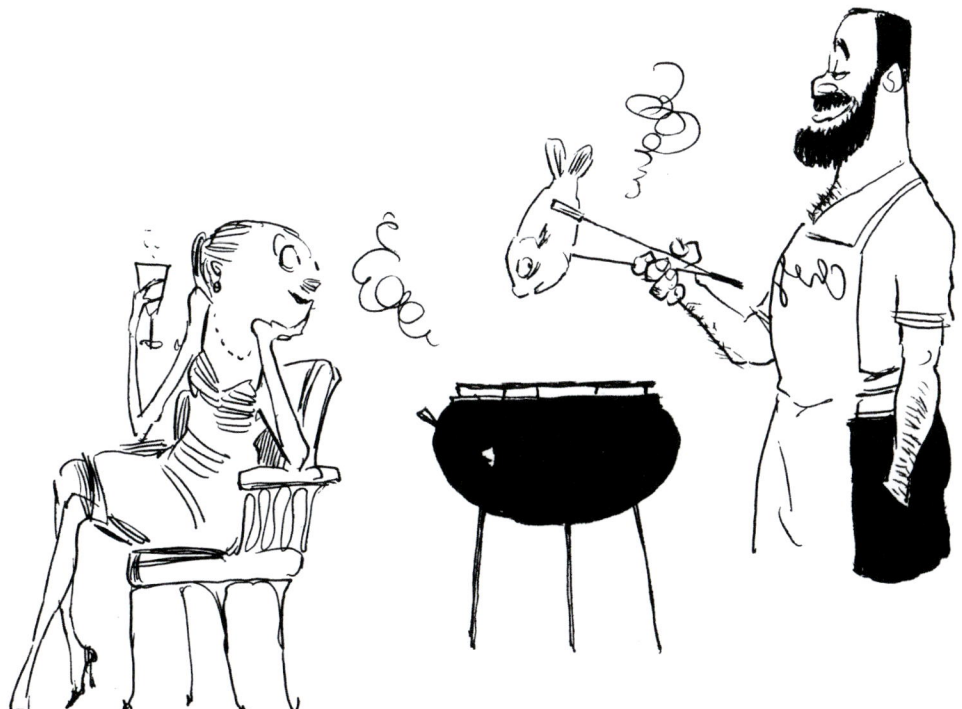

Grillieren gilt als kalorienarme Form der Zubereitung. Leider verliert das gesellige Brutzeln diesen Bonus, wenn fettes Fleisch und Wurst auf dem heissen Rost landen. Um die Vorteile des Grillierens voll auszuschöpfen, braucht es schlankes Grillgut wie Kaninchen und magere Stücke vom Lamm sowie Poulet- oder Truthahnbrust. Zudem alles, was aus Gewässern kommt: Fisch, Scampi & Co. haben eine kurze Garzeit. Gegen allzu trockene Exemplare helfen Alu-Grillschalen oder -folie und etwas Olivenöl.

Auch im Römertopf lässt sich ein schlankes Gericht zaubern. Die Zubereitung gelingt schonend und ohne Fett, das Fleisch bleibt saftig und schmackhaft.

- Schneiden Sie jeweils den Fettrand weg, denn dieser enthält deutlich mehr Kalorien als Muskelfleisch. Gut mariniertes Fleisch schmeckt auch ohne Fettrand, zumal beim Braten auch genug vom Fettgeschmack ins Fleisch übergeht.
- Vertrauen Sie Fleisch-Light-Produkten nicht blind, denn diese können immer noch viele Kalorien enthalten. So kann fettreduzierte Wurst pro 100 Gramm immer noch 25 Gramm Fett und mehr enthalten. Die Nährwertangabe verrät es.
- Vegetarische oder vegane Fertigprodukte sind oft nicht wirklich gesünder als die Fleischpendants. Greifen Sie lieber zu traditionellen, wenig verarbeiteten Produkten wie Hummus oder Tofu.
- Bei abgepacktem Fleisch gehört der Blick auf die Inhaltsangabe: Schlank sind Bündnerfleisch, Bresaola, Roastbeef, Geflügel- oder Kochschinken. Wurstwaren enthalten zehnmal mehr Fett.
- Qualität statt Quantität: lieber nur am Wochenende Fleisch aus Bioproduktion vom lokalen Metzger als täglich minderwertige abgepackte Massenware.
- Ob Fleischkonsum schadet oder nicht, hängt stark davon ab, wie sich die restliche Ernährung zusammensetzt. Wer auch viel unverarbeitete pflanzliche Produkte isst, dem schaden Fleisch und Fleischprodukte weniger als jenen Menschen, die sich fast nur von Fleisch und Fertigprodukten ernähren.
- Hackfleisch und daraus hergestellte Produkte bestehen normalerweise aus eher minderwertigem Fleisch mit viel Fett. Zudem verdirbt Fleisch sehr schnell, nachdem es gehackt wurde. Lassen Sie stattdessen beim Metzger mageres Siedfleisch, Schnitzel, Huft oder Braten frisch hacken und bereiten Sie es frisch zu.

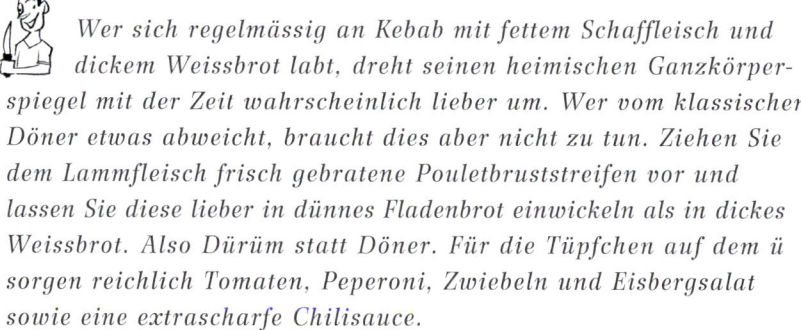 *Wer sich regelmässig an Kebab mit fettem Schafffleisch und dickem Weissbrot labt, dreht seinen heimischen Ganzkörperspiegel mit der Zeit wahrscheinlich lieber um. Wer vom klassischen Döner etwas abweicht, braucht dies aber nicht zu tun. Ziehen Sie dem Lammfleisch frisch gebratene Pouletbruststreifen vor und lassen Sie diese lieber in dünnes Fladenbrot einwickeln als in dickes Weissbrot. Also Dürüm statt Döner. Für die Tüpfchen auf dem ü sorgen reichlich Tomaten, Peperoni, Zwiebeln und Eisbergsalat sowie eine extrascharfe Chilisauce.*

■ Mit ihrem Fett machen Saucen und Panaden die linienfreundlichen Eigenschaften vieler Speisen zunichte. Bei vielen Fisch-, Geflügel- und Fleischgerichten stecken die meisten Kalorien in der Sauce. Schöpfen Sie sich die Sauce wenn möglich separat auf den Teller. So fällt das Dosieren leichter. Auch Sauce auf dem Teller zu lassen ist nicht verboten, vor allem dann nicht, wenn das Essen ohne sie besser schmeckt.

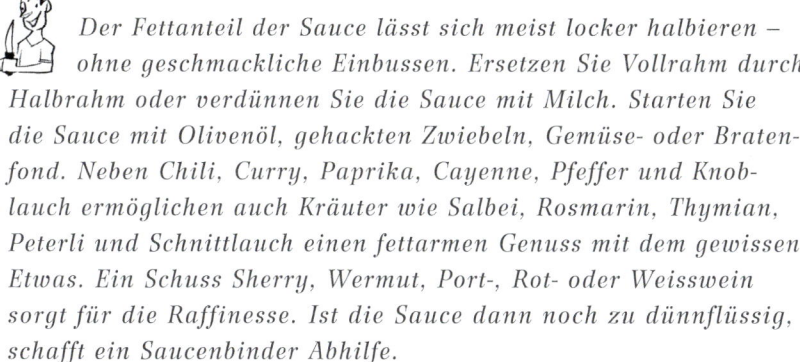

Der Fettanteil der Sauce lässt sich meist locker halbieren – ohne geschmackliche Einbussen. Ersetzen Sie Vollrahm durch Halbrahm oder verdünnen Sie die Sauce mit Milch. Starten Sie die Sauce mit Olivenöl, gehackten Zwiebeln, Gemüse- oder Bratenfond. Neben Chili, Curry, Paprika, Cayenne, Pfeffer und Knoblauch ermöglichen auch Kräuter wie Salbei, Rosmarin, Thymian, Peterli und Schnittlauch einen fettarmen Genuss mit dem gewissen Etwas. Ein Schuss Sherry, Wermut, Port-, Rot- oder Weisswein sorgt für die Raffinesse. Ist die Sauce dann noch zu dünnflüssig, schafft ein Saucenbinder Abhilfe.

■ Essen Sie im Restaurant und der Kantine auch mal vegetarisch. Wenn Fleisch, dann nur ein edles Stück. Wählen Sie nur ausnahmsweise verarbeitetes Fleisch und Paniertes. Wildfleisch ist fettärmer und hochwertiger in der Zusammensetzung als Fleisch von Zuchttieren. Bitten Sie Koch oder Kellner um weniger Sauce.

■ Öffnen Sie fürs Abendessen lieber eine Büchse Thunfisch oder eine andere ungesalzene Fischkonserve, als zu einem verarbeiteten Fleischprodukt zu greifen.

■ Man muss nicht zwingend Fleisch essen, um einem Eisenmangel vorzubeugen. Eine möglichst vielseitige Ernährung mit dunkelgrünem Gemüse und Blattsalaten sowie mit Getreideprodukten, Hülsenfrüchten und Nüssen versorgt Sie ebenso gut.

■ Wer sich gut mit Eiweissen versorgen will, kann dies auch mit Eiern und Milchprodukten tun. Durch die Kombination mit Kartoffeln, Hülsenfrüchten oder Getreideprodukten erreichen solche Gerichte gar eine höhere Wertigkeit als Fleisch.

Dolce Vita gelingt auch mit weniger Süsse

Für viele bedeutet etwas Süsses eine Wohltat für die Seele. Oft bildet es auch einen gelungenen Abschluss einer Mahlzeit. Süsses darf und soll deshalb einen Platz im Speiseplan behalten. Der Grund, warum Süsses ansetzt, ist eine unheilige Kombination. Denn viele Süssigkeiten sind auch Fettigkeiten: In Rahmglace, Torten, Waffeln und Schokolade, aber auch in Gebäck aus Blätter- und Mürbeteig versteckt sich viel Fett. Wer regelmässig Süsses isst oder trinkt, gewöhnt sich auch an eine gewisse Süsse. Es etabliert sich eine Art «Messlatte», die die «süssen» Menschen dazu treibt, bei Lebensmitteln immer wieder den gleichen Grad an Süsse zu erwarten und zu suchen. Dadurch kann eine gewisse Abhängigkeit von süssem Geschmack entstehen. Ein Blick auf die Zutatenliste und auf die Nährwertangaben von Lebensmitteln bringt Aufschluss. Dabei lassen sich Zucker nicht immer so leicht erkennen, verstecken sie sich doch manchmal hinter komplizierten Namen (siehe dazu die Tabelle auf Seite 132). Weitere Tipps, wie Sie mit weniger Süsse gleich gut geniessen können:

■ Essen Sie Süsses lieber nach einer Hauptmahlzeit. Zwischendurch genossen, kann es nach einem raschen Anstieg einen ebenso schnellen Abfall des Blutzuckerspiegels bewirken. Dies hat einen starken Hungerimpuls zur Folge, der wiederum den Drang nach Süssem wecken kann.

■ Zucker bewirkt, dass wir das, was wir essen, schneller und besser speichern. Wenn Fettiges und Süssigkeiten zusammen genossen werden, sorgt der hohe Spiegel des Speicherhormons Insulin dafür, dass alles Fett in unseren Reserven landet. Beim Genuss von Bratwurst oder Erdnüssen alleine ist dies weniger der Fall, da das Insulin dann nur leicht ansteigt.

■ Setzen Sie auf Produkte, die anstelle von Zucker mehr von der Pflanze enthalten, wie Ketchup mit einem grösseren Tomatenanteil, Konfitüre mit einem höheren Gehalt an Früchten oder Schokolade mit einem höheren Kakaoanteil.

■ Zugesetzter Zucker steckt auch dort, wo man ihn nicht erwarten würde, z.B. in Pasta- und Grillsaucen, Salatdressings, Konserven, Essig und in Gemüsesäften. Vergleichen Sie die Angaben zum Zuckergehalt des Herstellers auf der jeweiligen Produktverpackung. Achten Sie dabei vor allem auf die Anzahl Gramm pro 100 Gramm, die innerhalb der Kohlenhydrate als «davon Zucker» bezeichnet werden.

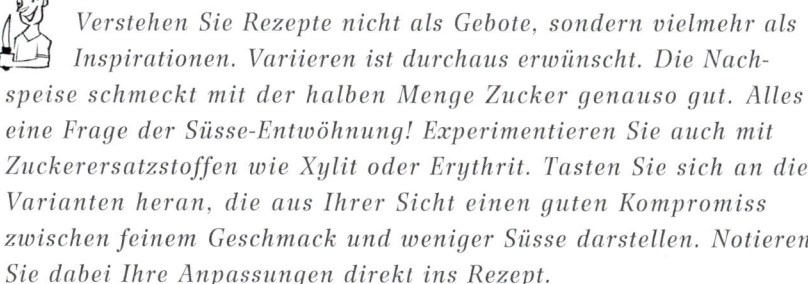

Verstehen Sie Rezepte nicht als Gebote, sondern vielmehr als Inspirationen. Variieren ist durchaus erwünscht. Die Nachspeise schmeckt mit der halben Menge Zucker genauso gut. Alles eine Frage der Süsse-Entwöhnung! Experimentieren Sie auch mit Zuckerersatzstoffen wie Xylit oder Erythrit. Tasten Sie sich an die Varianten heran, die aus Ihrer Sicht einen guten Kompromiss zwischen feinem Geschmack und weniger Süsse darstellen. Notieren Sie dabei Ihre Anpassungen direkt ins Rezept.

- Passen Sie beim Einkaufen auf vermeintlich zuckerfreie Blender auf, z. B. auf Produkte, die praktisch gleich aussehen wie kalorienfreie Varianten, jedoch noch Kalorien enthalten, etwa aromatisierte Mineralwasser, die mit Fruchtzucker gesüsst wurden. Schauen Sie auf die Nährwertangaben.
- Für den Kauf eines Produkts sollte nicht die trendige Verpackung, sondern der Inhalt den Ausschlag geben. Darüber gibt die Zusammensetzung Auskunft. Hier sind die wichtigsten Inhaltsstoffe der Menge nach aufgelistet. Wenn also Glukosesirup, Kristall-, Trauben- oder Fruchtzucker auf den ersten drei Rängen stehen, sollten Sie nach einer Alternative suchen.

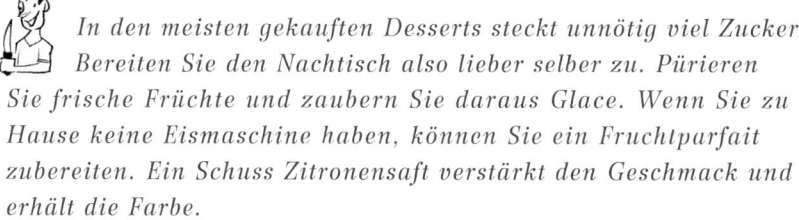

In den meisten gekauften Desserts steckt unnötig viel Zucker. Bereiten Sie den Nachtisch also lieber selber zu. Pürieren Sie frische Früchte und zaubern Sie daraus Glace. Wenn Sie zu Hause keine Eismaschine haben, können Sie ein Fruchtparfait zubereiten. Ein Schuss Zitronensaft verstärkt den Geschmack und erhält die Farbe.

- Achten Sie bei Marmeladen und Konfitüren auf den Fruchtgehalt. Hersteller sparen oft bei den Früchten, stattdessen kommt viel billiger Zucker ins Glas. Das geht auch anders: Manche Marmeladen haben einen Fruchtanteil von mehr als 60 Prozent. Das bedeutet mehr Qualität und Geschmack bei weniger zugesetztem Zucker. Gegen Süssstoffe in Konfitüren ist grundsätzlich nichts einzuwenden.
- Joghurt, Quarkzubereitungen und ähnliche Milchprodukte erfreuen sich grosser Beliebtheit. Leider enthalten fixfertige Varianten meist zu viel Zucker. Dem können Sie entgegenwirken, indem Sie zu einer wenig

verarbeiteten Version greifen, die Sie mit frischen Früchten ergänzen. Wenig verarbeitet heisst: Naturejoghurt oder -quark ohne Zuckerzusatz.

- Die meisten Menschen ziehen süsse Produkte weniger gesüssten vor. Deshalb fügen die Hersteller ihren Lebensmitteln oft reichlich Zucker bei. Joghurts bilden da keine Ausnahme. Nicht selten enthält ein Becher Joghurt sieben Würfelzucker oder mehr. Selbst Light-Joghurts sind zwar häufig fettreduziert, enthalten aber immer noch zu viel Zucker.

- Auch wenn sie vorgeben, gesund zu sein: Viele Fertigmüesli, die für ihren Zusatznutzen angepriesen werden, enthalten zugesetzten Zucker in Form von Honig, Ahornsirup, Fruchtsaftkonzentrat, Rohrohrzucker oder anderen «natürlicheren» Kalorienbomben. Greifen Sie lieber zu weniger verarbeiteten Müeslimischungen: Weniger ist hier mehr.

- Milch besteht natürlicherweise zu rund 5 Prozent aus Zucker. Wenn Sie weitgehend darauf verzichten wollen, konsumieren Sie lieber aus Milch hergestellte Produkte. Im Verlaufe der Produktion bauen Bakterien den Milchzucker ab, weshalb Weich-, Halbhart- und Hartkäse nur noch sehr wenig Zucker enthalten.

- Greifen Sie im Supermarkt bei Süssem lieber zur Normalgrösse und zu Einzelportionen statt zu Grosspackungen. Zu Hause hilft Portionieren: einfach eine Ration Pralinés oder Guetzli auf einen Untersatzteller geben, die Originalpackung wieder verschliessen und in den Schrank zurückstellen. Nehmen Sie auch immer nur jeweils ein Stückchen Schokolade aus dem Schrank, und legen Sie den Rest der Tafel gleich wieder zurück.

- Bezeichnungen wie «sugarfree» oder «zahnschonend» können irreführend sein. Sie bedeuten nämlich nur, dass kein Kristallzucker in dem Produkt steckt. Der Hersteller darf aber trotzdem Zuckeralkohole wie Xylit, Sorbit oder Mannit zufügen, die immer noch 60 Prozent der Kalorien von Zucker enthalten. Achten Sie deshalb bei solchen Produkten auf die Kohlenhydrat- und Kalorienangabe.

- Süss schmeckende Light-Produkte sind oft nicht kalorienfrei, sondern nur (leicht) kalorienreduziert. Nur die Süssungsmittel Aspartam und Cyclamat sind kalorienfrei, während Zuckerersatzstoffe wie Xylit, Sorbit, Maltit oder Mannit immer noch kalorienreich sind. Erythrit enthält hingegen laut Hersteller keine Kalorien. Nur die Angabe «0 kcal» auf der Verpackung bedeutet, dass das Lebensmittel keine Kalorien enthält.

■ Seien Sie kritisch gegenüber den Versprechungen der Hersteller. Gesund, bio, light, vegan, gluten- und laktosefrei – all das heisst nicht automatisch zuckerarm. Oft lohnt es sich, auf andere Kriterien zu achten. Neben Angaben zu Nährwert und Zusammensetzung geben auch Verarbeitungsgrad, Saisonalität, Frische, Herkunft und «Traditionalität» Hinweise darauf, ob ein Lebensmittel mit wenig Zucker auskommt und damit gesünder ist.

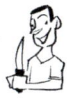 *Sie sind sich zuckergesüsste Getränke gewohnt? Dann schmeckt Ihnen Wasser vielleicht zu fad. Leitungswasser lässt sich «interessanter» machen, indem man es mit Kohlensäure versetzt und in den Kühlschrank stellt. Gerade an heissen Sommertagen machen sich auch Eiswürfel gut. Ein Schuss frischer Zitronen-, Limetten- oder Ingwersaft oder Minzblätter sorgen für mehr Geschmack.*

■ Achten Sie auch bei Schokolade auf den Zuckergehalt. Ein hoher Kakao- und Nussanteil bedeutet meist einen geringeren Zuckergehalt. Wählen Sie also lieber eine dunkle Nussschokolade als eine Milch- oder weisse Schokolade.

■ Wussten Sie, dass auch Sportgetränke und Kraftriegel viel Zucker enthalten? Damit schränken sie den positiven Effekt von körperlicher Aktivität auf das Gewicht ein, da sie den Abbau von Fett- und Kohlenhydratreserven im Körper während oder nach der Bewegung vermindern.

■ Honig, Rohrohrzucker, Birnendicksaft, Ahornsirup und Melasse haftet zwar der Touch des vermeintlich Gesunden an. Sie bestehen aber fast nur aus Frucht- oder Traubenzucker und bieten deshalb keine Vorteile. Im Gegensatz zu gewöhnlichem Haushaltszucker enthalten sie zwar Vitamine, Mineral- und einige weitere gesunde Stoffe. Diese müssen aber mit einer sehr grossen Energieeinnahme «erkauft» werden. Selbst eine Tasse Tee oder Kaffee enthält im Verhältnis zur enthaltenen Energie viel mehr Antioxidantien.

■ Traubenzucker klingt gesund. Tatsächlich ist es aber der «schnellste» Zucker, den es gibt – mit dem stärksten Einfluss auf das Speicherhormon Insulin. Fruchtzucker ist übrigens ebenfalls nicht gesund, auch wenn dieser keinen direkten Einfluss auf das Insulin hat. Zu viel Fruchtzucker kann die Leber verfetten und Blutfettwerte verschlechtern.

- Viele Flakes, Pops und Crispies bestehen überwiegend aus Zucker. Neben dem zugesetzten Zucker, der als solcher ausgewiesen ist, enthalten die Flocken Stärkezucker, meist aus Mais oder Reis.

- Wenn Sie Lust nach Süssem verspüren, genügt es manchmal, ein Glas Wasser zu trinken und/oder einige Minuten zu warten. Sensoren im Körper merken, wenn der Blutzuckerspiegel sinkt, und erhöhen das Hormon Glukagon. Dieses mobilisiert die Zuckerreserven in der Leber und in den Muskeln und sorgt dafür, dass der Blutzuckerspiegel ganz von alleine wieder steigt. Der Drang nach Süssem verschwindet, und der Griff zu Zuckerhaltigem erübrigt sich.

- Zucker versteckt sich hinter vielen exotisch klingenden Namen. Viele enden auf -ose, -it, -in, -sirup oder -saft (Glukose, Saccharose, Raffinose, Dextrose, Maltose, Sorbit, Xylit, Maltit, Maltodextrin, Ahorn-, Karamell-, Stärke-, Mais-, Malz-, Reissirup, Birnen-/Apfeldicksaft). Auch Honig, Fruchtsaftkonzentrat, Gerstenmalzextrakt, Rohrohrzucker, Melasse und Molasse unterscheiden sich kaum von «gewöhnlichem» Zucker (siehe auch Seite 132).

- Probieren Sie den kalten Entzug, indem Sie eine Woche lang möglichst komplett auf Süsses verzichten. Rechnen Sie mit Zucker-Entzugserscheinungen. Danach ist die Wahrscheinlichkeit aber gross, dass Sie sich besser fühlen. Zuckerkonsum kann für Müdigkeit, Gefühls- und hormonelle Schwankungen, Schlafstörungen, Verdauungsprobleme und ein schlechtes Hautbild verantwortlich sein.

- Das Süssungsmittel Stevia hat nichts Natürliches an sich, weil es einen aufwendigen Prozess durchlaufen muss, bis es für den Konsumenten geniessbar ist. Da es dann immer noch bitter schmeckt, enthalten Steviaprodukte fast immer noch zugesetzten Zucker.

- Befreien Sie Ihr Zuhause von Zuckerhaltigem. Entrümpeln Sie Ihre Vorratsschränke, indem Sie Produkte mit hohem Zuckergehalt entsorgen oder spenden. Verzichten Sie danach auf Multipackungen und Aktionen und kaufen Sie nicht «auf Halde».

- Sie möchten oder können nicht ganz auf Süsses verzichten? Gönnen Sie sich ein- bis zweimal in der Woche bewusst etwas Süsses. Am besten bestimmen Sie fixe Tage in der Woche, z. B. Mittwoch und Samstag. Geniessen Sie dann ohne Gewissensbisse.

- Es klingt paradox, aber Bewegung kann bei Süsse-Heisshunger tatsächlich helfen. Sport mobilisiert nämlich die Zuckerreserven des Körpers.

Danach ist der Blutzuckerspiegel meist höher als vorher, weil der Körper länger Zucker bereitstellt, als er ihn für die Bewegung benötigt.

- Sie nehmen den Kaffee mit Milch und Zucker? Verzichten Sie ab heute auf den Zucker. Zu Beginn wird Ihnen etwas fehlen. Das Gefühl wird aber nachlassen, und «mit Milch, ohne Zucker» wird zu Ihrer neuen Gewohnheit werden. Die Milch enthält von Natur aus Milchzucker, weshalb der Kaffee dann immer noch süss schmeckt.

- Packt Sie abends vor dem Schlafengehen die Lust nach Süssem? Putzen Sie gleich nach dem Abendessen die Zähne, damit die Versuchung erst gar nicht aufkommt. Am besten wirkt eine Zahnpaste mit starkem und nachhaltigem Mentholgeschmack. Dieser verändert den Geschmack von Guetzli und Pralinés unangenehm.

- Der weibliche Zyklus unterliegt hormonellen Schwankungen, die sich in Form einer Stimmungsachterbahn äussern können. Um diese zu glätten, ist Sport die bessere Alternative als Schokolade. Er wirkt nachhaltiger, macht eine gute Figur, dafür kein schlechtes Gewissen.

- Unsere Darmbakterien können die Lust nach Süssem mit beeinflussen. Sorgen Sie für eine gesunde Darmflora, die keinen Süssedrang in Ihnen weckt, indem Sie regelmässig Früchte, Gemüse und wenig verarbeitete Vollkornprodukte, dafür nur selten Fleisch und Wurstwaren sowie Fertigprodukte essen.

- Kaugummikauen kann die Lust auf Süsses dämpfen. Die Kaumuskeln sind beschäftigt, was die Versuchung zusätzlich mindert.

- Fahren Sie mit dem Fahrrad zur Arbeit und zurück nach Hause. Das baut nachweislich Jobstress ab und verhindert so Kompensationsnaschen. Suchen Sie sich eine angenehme und sichere Strecke aus.

- Verbannen Sie Schokolade, Gummibärchen und andere Süssigkeiten aus Ihren Schubladen am Arbeitsplatz. Auch Süssgetränke auf dem Arbeitstisch machen keine gute Figur. Besser sind eine Wasserflasche im Sichtfeld und eine Mischung aus ungesalzenen und nicht gerösteten Nüssen als Notvorrat für eine Zwischenmahlzeit.

Ersticken Sie den Heisshunger nach Süssem mit sättigenden Hauptmahlzeiten. Ideal ist ein selbst zubereitetes Birchermus zum Frühstück. Auch Eiweisse aus magerem Schinken, Bohnen, Eiern und Milchprodukten zum Zmorge machen anhaltend satt. Das Mittagessen sollte Eiweisse liefern, die Kohlenhydratbeilage reich an Nahrungsfasern (Ballaststoffen) sein.

Weniger Süssgetränke

Es gibt viele Gründe, sie links liegen zu lassen: Süssgetränke und Energy-drinks liefern nur kurzfristig Energie. Der Zuckerspiegel im Blut steigt steil an, fällt aber ebenso schnell wieder ab. Das sorgt für ein Leistungstief und Heisshunger. Wer auf Süssgetränke verzichtet, verbessert seine Blutfett- und Harnsäurewerte. Auch das Stoffwechselhormon Insulin wird entlastet. Mit einem Verzicht senken Sie Ihr Risiko für Herz-Kreislauf-Krankheiten, Typ-2-Diabetes und Gicht. Fruchtsäfte sind kein guter Ersatz für Süssgetränke: Manche wie Apfel- und Birnensaft oder Fruchtnektare enthalten sogar mehr Zucker als zuckergesüsste Getränke. Smoothies enthalten ähnlich viele Kalorien, zusätzlich allerdings Vitamine und Mineralstoffe. Wer aufs Gewicht achten will, sollte sich bei Smoothies trotzdem zurückhalten.

- Mit Stevia gesüsste Getränke enthalten in der Regel immer noch reichlich normalen Zucker und liefern deshalb nicht viel weniger Kalorien als normale Süssgetränke. Stevia hat auch nichts Natürliches mehr an sich, weil es einen chemisch aufwendigen Prozess durchlaufen muss, bis es für den Konsumenten geniessbar wird.

- Süssstoffe wie Cyclamat oder Aspartam enthalten – im Gegensatz zu Zuckeraustauschstoffen wie Xylit oder Sorbit – keine Kalorien. Zum Abnehmen taugen sie dennoch nur bedingt (siehe Kasten, Seite 103).

- Alkoholhaltige Mixgetränke enthalten oft sehr viel Zucker. Zucker und Alkohol gemeinsam belasten die Leber doppelt, da diese die Kalorien in Fett umwandelt und speichert. Verzichten Sie auf Mixgetränke und ziehen Sie trockenen Wein bzw. Sekt süsseren Varianten vor. Weiss- bzw. Weizenbier enthält deutlich mehr Zucker als normales Bier.

- Selbst wenn ein Süssgetränk keine Kalorien enthält, ist ein ungesüsstes Getränk wie Wasser oder ungesüsster Tee die deutlich bessere Option. Denn obwohl die Süsse «künstlich» ist, so führt sie dennoch dazu, dass wir Süsse auch bei anderen Lebensmitteln unbewusst suchen. Der Geschmack des Getränks hindert uns daran, uns von übermässiger Süsse zu «entwöhnen».

- Greifen Sie lieber zu einer frischen Saisonfrucht als zu einem Süssgetränk, wenn Sie zwischendurch einen Energieschub brauchen. Diese versorgt Sie nicht nur nachhaltiger mit Energie, sondern auch noch mit gesunden Nährstoffen und Nahrungsfasern. Auch das Koffein aus einem ungesüssten Kaffee kann für einen Energieschub sorgen.

Weitere Stoffe, die ins Gewicht fallen

Das Salz in der Suppe: Neben den eigentlichen Nährstoffen gibt es weitere Stoffe, die unser Körpergewicht beeinflussen. Obwohl wir diese nicht für den Aufbau oder Betrieb des Körpers brauchen, kann ein bewusster Umgang mit ihnen helfen, das Gewicht im Lot zu halten.

Auch was keine Kalorien enthält, kann über Wespentaille oder Bärenwampe entscheiden. Salz beispielsweise regt den Appetit an und fördert den Konsum. Wasser hingegen ist nicht nur in trinkbarer Form sinnvoll, sondern auch in Essbarem.

Genussmittel Alkohol

Alkohol enthält viele Kalorien: Sein Energiegehalt liegt mit etwa 7 Kalorien pro Gramm zwischen dem von Fett und Zucker. Eine Flasche Rotwein enthält fast 600 Kilokalorien. Das ist etwa so viel, wie in 80 Gramm Butter oder 37 (bei 4 Gramm Gewicht) resp. 50 Stück (à 3 Gramm) Würfelzucker stecken. Eine Reduktion des Alkoholkonsums ist also eine sinnvolle Massnahme, um das Gewicht zu kontrollieren. Der menschliche Körper baut Alkohol bevorzugt ab – also vor den Eiweissen, Kohlenhydraten und Fetten. In Gegenwart von Alkohol werden diese Stoffe somit gespeichert. Zudem hindern Bier, Wein und Spirituosen den Organismus daran, bereits vorhandenes Fett zu verbrennen. Alkohol bremst aber nicht nur die Fettverwertung, sondern wird auch selber in Fett umgewandelt.

Wenn Alkohol vor oder während einer Mahlzeit getrunken wird, führt dies dazu, dass wir mehr essen. Die Gründe dafür liegen wahrscheinlich darin, dass Alkohol das Belohnungszentrum im Gehirn aktiviert, den Blutzucker senkt und dadurch hungriger macht. Ob Alkoholkonsum generell dick macht, ist aber umstritten. Gerade bei Frauen ist ein tägliches Gläschen Rotwein zum Essen mit einem geringeren Übergewichtsrisiko verbunden als gar kein Konsum. Hingegen stellt ein grösserer Konsum, vor allem in Form von «Zechen», klar ein Risiko dar. Ob nun das tägliche Gläschen Wein tatsächlich gesund ist und mehr nützt als schadet, ist nicht sicher bewiesen. Studien, die das nahelegen, haben zahlreiche und erhebliche Schwächen, weshalb diese Annahme zunehmend ins Wanken gerät. Selbst wenn ein moderater Konsum das Risiko für Diabetes und Herzinfarkt senkt, erhöht er doch andere Risiken wie Krebs oder Unfall.

So können Sie Ihren Alkoholkonsum mässigen:

- Wer mehr als 2–3 Getränke pro Tag trinkt, riskiert, am nächsten Tag weniger leistungsfähig zu sein. Alkohol vermindert über die Schlafqualität direkt oder indirekt die Konzentrationsfähigkeit und macht schlapp. Verzichten Sie also unter der Woche am besten ganz auf Alkohol.
- Sie neigen dazu, Flaschen nach dem Öffnen zu leeren? Besorgen Sie sich kleinere Einheiten: Bier in 33-cl-Flaschen anstatt in 0,5-L- oder grösseren Flaschen; Wein oder Prosecco in 0,25- oder 0,5-L- (wenn Sie zu zweit sind) anstatt in 0,75-L-Flaschen.

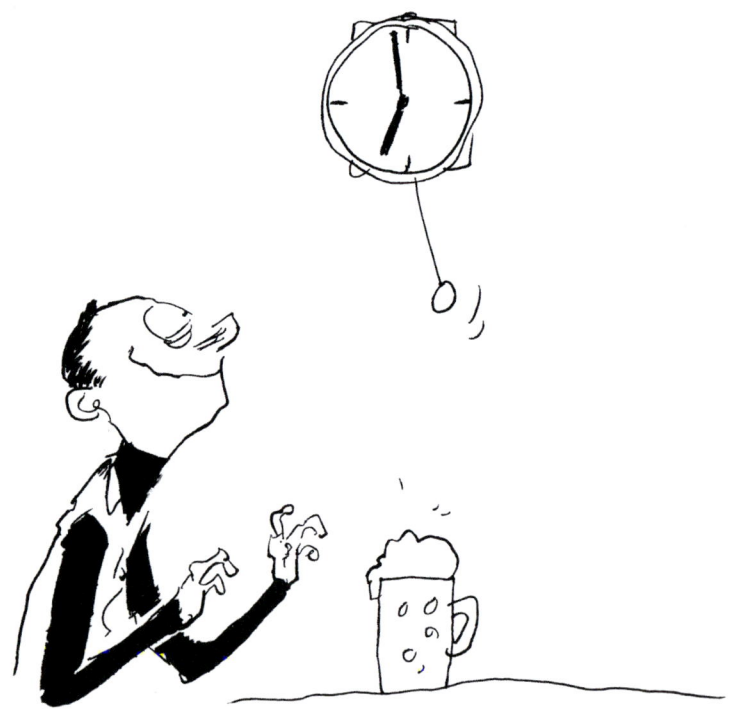

- Achten Sie bei Bier auf den jeweiligen Alkoholgehalt. Wenn Sie alkoholfreies Bier nicht mögen, greifen Sie am besten zu einem Bier mit 3 Prozent oder weniger Alkohol. Auch ein Panaché (Radler) enthält nur rund die Hälfte vom Alkohol eines normalen Biers.

- Verdünnen Sie Weisswein zu einer Schorle. Verwenden Sie dazu am besten kohlensäurehaltiges Mineralwasser. Auch Eiswürfel passen gut ins Getränk, weil sie es beim Schmelzen zusätzlich verdünnen und dadurch die Alkoholkonzentration verringern.

- Setzen Sie sich eine fixe Mengengrenze, ab welcher Sie nicht mehr trinken. Kommunizieren Sie diese auch Ihrer Partnerin, Ihrem Partner, damit sie bzw. er Sie dabei unterstützen kann, die Grenze einzuhalten.

- Lernen Sie, Nein zu sagen. Lassen Sie sich bei sozialen Anlässen nicht unter Druck setzen. Es ist völlig in Ordnung, nichts Alkoholisches zu trinken. Fällt Ihnen das schwer, können Sie auch mit einem Glas anstossen, nur daran nippen und den Rest stehen lassen.

- Nutzen Sie den Umstand, dass Sie noch Auto fahren müssen, und trinken Sie gar keinen Alkohol. Gerade bei Apéros oder anderen Anlässen entfällt damit die Rechtfertigung für den Verzicht. Vielen fällt es auch leichter, gar nichts als nur ein wenig zu trinken.

- Trinken Sie Alkohol lieber nicht auf nüchternen Magen. Alkohol senkt den Zuckerspiegel im Blut. Dies erzeugt Hunger und Appetit mit der Folge, dass Sie bei der darauf folgenden Mahlzeit mehr essen, als Ihnen lieb sein kann.

- Verringern Sie bei der Zubereitung von Cocktails und alkoholischen Mischgetränken den Alkoholanteil. Wenn Sie das systematisch tun, gewöhnen Sie sich an den niedrigeren Alkoholgehalt und nehmen dies nicht mehr wahr.

- Trinken Sie nicht täglich Alkohol. Die Leber produziert dann Enzyme, die den Alkohol schneller abbauen. Dadurch riskieren Sie, dass Sie den Alkoholkonsum steigern, um denselben Effekt zu erzielen. Mit alkoholfreien Tagen können Sie das «Lebertraining» verringern.

- Trinken Sie vor und während des Konsums von alkoholischen Getränken genügend Wasser. Dies hält Sie davon ab, zu viel Alkohol zu konsumieren, und gleicht den übermässigen, durch den Alkohol bedingten Wasserverlust des Körpers aus.

- Versuchen Sie eine Woche lang ganz auf Alkohol zu verzichten. Dies hilft Ihnen zu erkennen, ob Ihr Konsum Ihre Schlafqualität oder Ihre

Leistungsfähigkeit beeinträchtigt. Der Versuch zeigt Ihnen auch, wie leicht es Ihnen fällt, keinen Alkohol zu trinken.

- Trinken Sie ausserhalb von Mahlzeiten nur ausnahmsweise alkoholische Getränke. Studien zeigen, dass Alkohol der Leber und möglicherweise auch anderen Organen mehr schadet, wenn er ausschliesslich konsumiert wird.
- Legen Sie eine alkoholfreie Zeitspanne fest. Beispielsweise indem Sie konsequent bis 19 Uhr auf Alkohol verzichten. Versuchen Sie dies auch am Wochenende einzuhalten. Diese Spanne hilft der Leber auch, das durch den Alkohol erzeugte Fett wieder abzubauen. Das bewahrt die Leberzellen vor dem Untergang.
- In vielen alkoholhaltigen Getränken gesellen sich zu den Alkoholkalorien solche aus Zucker. Alkoholische Mischgetränke, süsse (Schaum-) Weine, aber auch Weizen- und andere Biere enthalten viel davon. Der Hersteller muss diesen Gehalt nicht auf dem Produkt ausweisen. Erkundigen Sie sich im Internet über den Kaloriengehalt alkoholischer Getränke.
- Behalten Sie den Alkoholkonsum auch während Ihres Urlaubs und an Feiertagen im Auge. Schalten Sie während Festtagen alkoholfreie Tage dazwischen. Verzichten Sie auch auf All-inclusive-Urlaub und ziehen

---

DER BIERBAUCH TRÄGT SEINEN NAMEN ZU (UN)RECHT

Ein Mann wie ein Baum. Nur sind es bei den Herren nicht Jahres-, sondern Rettungsringe, die den Umfang vergrössern. Ist ja kein Wunder, wenn der Bauch täglich mit zwei, drei Bierchen begossen wird, oder? Viele Männer neigen nun mal zum Biertrinken – und auch dazu, überschüssige Pfunde am Bauch anzusetzen. Aber stimmt die Schlussfolgerung «Bier gleich Bauch» wirklich?

Tatsächlich enthält der Gerstensaft reichlich Kalorien. Die verbrennt der Körper aber bevorzugt. Wer nur Alkohol trinkt, speichert davon kaum etwas. Deshalb bringen alkoholische Getränke alleine kein Bäuchlein zum Spriessen, obwohl Alkohol die Fettbildung fördert und die Fettverbrennung bremst. Es kommt vielmehr darauf an, was Mann dazu isst. Alkoholische Getränke fördern nicht nur den Appetit, sie verleiten auch dazu, mehr und anders zu essen. Bier und Wein fördern dann die Apfelfigur, wenn sie im Verbund mit einem üppigen, fettigen Mahl genossen werden. Somit müsste der Bierbauch vielmehr Pommes-Wurst-Bier-Bauch heissen – und mancher Schwimmring entsprechend Wein-an-Rahmsauce-Wulst. ■

Sie Halbpension vor. Durch den Alkoholkonsum können sich über zwei Wochen schnell zwei bis drei Kilos extra ansammeln.

■ Verzichten Sie auf einen «Digestivo» oder «Verreisser» nach dem Essen. Hochprozentiger Alkohol liefert nur eine Menge Kalorien, hilft aber nicht beim Verdauen. Studien zeigen, dass Käse oder Fleisch den Magen in Gegenwart von Alkohol nicht schneller passiert. Ein schwarzer Kaffee ist da schon wirksamer – ganz ohne Alkohol und Kalorien.

Wasser sättigt gratis

Wer auf den Wassergehalt von Lebensmitteln achtet und darauf, genügend zu trinken, der hat beim Abnehmen entscheidende Vorteile. Wasser «kostet» keine Kalorien. Zudem mischt es sich schlecht mit Fett. Wo viel Wasser drinsteckt, findet sich somit wenig Fett – und umgekehrt. Der Wassergehalt von Essbarem bildet demnach einen guten Anhaltspunkt bezüglich Kaloriengehalt und einen Richtwert für abnehmfreundliche Nahrungsmittel.

Machen Sie sich also auf die Suche nach wasserreichen Kalorienzwergen. Die Wünschelrute schlägt besonders bei manchen Früchten und Gemüsen aus. Selbst gewisse Milchprodukte bringen sie zum Zucken. Benutzen Sie Wasser auch zum Verdünnen von süssen oder alkoholischen Getränken und entschärfen Sie diese so kalorienmässig. Pures Wasser vor einer Mahlzeit genossen, kann die dabei aufgenommene Kalorienmenge senken und somit zu einem gesunden Körpergewicht beitragen. Ideal ist Wasser, wie es aus dem Hahnen kommt. Mit Kohlensäure versetzt könnte es einen Teil seiner Vorteile verlieren. Schliesslich erhöht Blöterliwasser im Tierversuch das Hungerhormon Ghrelin.

So kommen Sie mit mehr Wasser zu weniger Kalorien:

■ Trinken Sie auch zwischen den Mahlzeiten genug Wasser. Ein ausgeglichener Flüssigkeitshaushalt unterstützt die Durchblutung wichtiger Organe und hält die Verdauung auf Trab. Schwindelgefühle und Verstopfung können Zeichen für einen Flüssigkeitsmangel sein.

■ Hunger und Durst sind für den Körper lebenswichtige Signale. Manche empfinden Hunger, obwohl ihnen eigentlich Flüssigkeit fehlt. Sie essen dann, selbst wenn ihr Körper gar keine Energie benötigt. Um dies zu verhindern, sollten Sie über den Tag verteilt viel und regelmässig trinken – am besten, noch bevor Durst (oder Hunger) aufkommt.

- Sie sind viel unterwegs? Dann sorgt eine Wasserflasche im Auto oder in der Hand-, Laptop- oder Sporttasche oder im Rucksack für genügend Flüssigkeit. Ist sie leer, können Sie sie an öffentlichen Brunnen oder in Toiletten auffüllen.

- Gewöhnen Sie sich Rituale an. Trinken Sie nach Tätigkeiten, die Sie täglich mehrmals wiederholen, jeweils ein Glas Wasser: nach einem Telefonat, nach dem Überprüfen der E-Mails, nach dem Zähneputzen.

- Trinken Sie genug? Einen guten Hinweis liefert die Farbe des Urins. Ist sie tagsüber meistens hell, stimmt die Flüssigkeitszufuhr. Dunkler Urin weist auf eine ungenügende Trinkmenge hin. Das Durstgefühl lässt mit den Jahren nach. Deshalb sollten sich ältere Menschen nicht mehr nur darauf verlassen, sondern auch unabhängig davon Wasser trinken.

- Leiden Sie manchmal an Kopfschmerzen? Schuld daran könnte eine unzureichende Flüssigkeitszufuhr sein. Diese zieht Blutdruckschwankungen nach sich, die oft Ursache von Schwindel und Kopfschmerzen sind. Chronische Verstopfung kann ebenfalls eine Folge von ungenügender Trinkmenge sein. Ist die Zufuhr zu gering, ist der Körper gezwungen, das Wasser dem Stuhl zu entziehen.

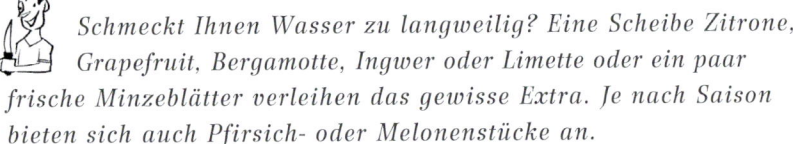 *Schmeckt Ihnen Wasser zu langweilig? Eine Scheibe Zitrone, Grapefruit, Bergamotte, Ingwer oder Limette oder ein paar frische Minzeblätter verleihen das gewisse Extra. Je nach Saison bieten sich auch Pfirsich- oder Melonenstücke an.*

Für Teeliebhaber ist es einfach, dem Wasser mehr Geschmack zu verleihen. Sie geniessen ungesüssten Früchte- oder Kräutertee, je nach Jahreszeit heiss oder eisgekühlt. Sie können Tees auch kalt ansetzen und eineinhalb Stunden (bei Zimmertemperatur) oder zwei Stunden (im Kühlschrank) ziehen lassen.

- Dass Kaffee den Körper nennenswert entwässern soll, ist ein alter Hut. Allerdings liefert er bei den meisten nur wenig Flüssigkeit. Trinken Sie deshalb zu jedem Espresso ein Glas Hahnenwasser.

- Während Sie schlafen, stockt die Wasserzufuhr. Trinken Sie deshalb am Morgen gleich nach dem Aufstehen ein Glas Wasser, um den Tag zu starten. Machen Sie dies zum Ritual. Trinken Sie auch vor dem Essen ein Glas Wasser. Studien zeigen, dass die nachfolgende Mahlzeit länger satt hält und Sie so über den Tag gerechnet weniger Kalorien zu sich nehmen.

■ Auch das Essen versorgt uns mit Wasser. Konsumieren Sie seltener verarbeitete Produkte, weil bei der Verarbeitung meist Wasser verloren geht. Ideal sind frische Früchte und Gemüse.

■ Alkohol entwässert den Körper, weil er ein Hormon bremst, das den Nieren befiehlt, mehr Wasser im Körper zurückzubehalten. Trinken Sie also zu jedem Glas Alkohol ein Glas Wasser. Idealerweise können Sie damit auch die Alkoholtrinkmenge senken.

■ Ernennen Sie Wasser zu Ihrem Lieblingsgetränk. Ersetzen Sie Limonade oder Sportgetränke ganz durch Wasser. Das klingt zwar radikal – es ist aber der einfachste Weg, um ganz auf Wasser umzusteigen.

■ Geniessen Sie vor dem Mittagessen jeweils eine klare Suppe oder einen Salat. Beide bestehen fast nur aus Wasser und tragen damit zu einer positiven Flüssigkeitsbilanz bei.

■ Bei körperlicher Aktivität gilt die Faustregel: einen halben bis einen Liter Flüssigkeit pro Stunde Bewegung trinken. Sie sind oft in den Bergen unterwegs? Vergessen Sie nicht, mehr zu trinken, auch wenn Sie nicht schwitzen. Weil die Luft in der Höhe trockener ist, verliert unser Körper über die Atemluft mehr Flüssigkeit. Durch die tieferen Temperaturen verstärkt sich dieser Effekt im Winter zusätzlich.

■ Wenn es heiss ist, kühlt sich der Körper durch Schwitzen ab. Ausschlaggebender für die Schwitzmenge ist aber die Luftfeuchtigkeit: Ist sie hoch, entsteht weniger Verdunstungskühle und der Körper muss stärker schwitzen. Trinken Sie also bei schwülheissem Wetter entsprechend mehr.

■ Manchen Menschen gelingt es, mehr zu trinken, wenn sie einen Strohhalm verwenden. Weiterer Vorteil für die Damen der Schöpfung: Strohhalmtrinken schont Lippenstift.

Wasserbomben sind Kalorienzwerge

Obst und Gemüse sind nicht nur gesund, sondern auch grundsätzlich kalorienarm. Die Kaloriendichte – die Menge an Kalorien pro Gramm oder Kilo – ist allerdings nicht bei allen Früchten und Gemüsen gleich. Sie hängt im Wesentlichen vom Wassergehalt ab, denn wo viel Wasser ist, gibt es weniger Platz für Kalorienhaltiges. Bei den Früchten sind Melonen, Äpfel und Orangen, Beeren und Steinobst die Wasserbomben. Bananen, Rosinen und Datteln enthalten weniger Wasser und entsprechend mehr Kalorien. Beim Gemüse zählen Tomaten und Sellerie, Gurken und Spargeln zu den wasserreichen Vertretern. Erbsen und Rüebli enthalten weniger Wasser. Die Formel «viel Wasser = wenig Fett» lässt sich auch auf Käse übertragen. Hüttenkäse und magere Frischkäsesorten enthalten viel Wasser und damit deutlich weniger Fett als Hartkäse. Auch Flüssiges lässt sich kalorienmässig mit Wasser entschärfen. Verdünnen Sie Fruchtsaft oder Weisswein zu einer süffigen Schorle.

ENERGIEDICHTE AUSGESUCHTER LEBENSMITTEL

Lebensmittel	Energiedichte (Kalorien pro 100 g)	Lebensmittel	Energiedichte (Kalorien pro 100 g)
Wasser	0	Rüebli	40
Lattich	10	Aprikose	45
Tomate	10	Orange	50
Pilz	10	Apfel	60
Spargel	15	Hüttenkäse	60
Sellerie	15	Traube	70
Erdbeere	20	Erbse	80
Broccoli	30	Banane	90
Grapefruit	30	Dattel	250
Gemüsesuppe	30	Rosine	300
Wassermelone	35	Hartkäse	400

Weniger Salz heisst weniger Kalorien

Salz enthält keine Kalorien. Trotzdem kann es unser Körpergewicht beeinflussen. Es trägt den Geschmack und macht Durst, der dann oft mit kalorienhaltigen Getränken gestillt wird. Hersteller setzen Salz ein, um Konsumenten zufriedenzustellen und den Konsum anzukurbeln. Denn Salz regt den Appetit an. Wer beim Salz spart, nimmt also meist auch weniger Kalorien zu sich. Bei manchen Leuten erhöht eine salzreiche Ernährung auch das Risiko für Herz-Kreislauf-Krankheiten. Beim Salz aufzupassen lohnt sich also doppelt. So gehts mit weniger:

- Essen Sie Fisch, Schnitzel und Geflügel lieber nicht paniert. Neben Fett und raffinierten Kohlenhydraten kommt durch die Panade auch noch viel Salz in die Speise.
- Reduzieren Sie den Salzgehalt Ihres Essens kontinuierlich über einen längeren Zeitraum. Dadurch gewöhnen Sie sich an eine niedrigere Salzigkeit und «eichen» Ihre Salzempfindlichkeit neu. Salzen Sie nicht nach. Verbannen Sie den Streuer vom Esstisch. Ebenso Flüssigwürze, Sojasauce, Ketchup und dergleichen. Übrigens bestehen auch Bouillon und Hefeextrakt hauptsächlich aus Salz.
- Snacks enthalten sehr viel Salz. Halten Sie sich bei Knabbereien wie gesalzenen Nüssen, Chips und Popcorn zurück. Stellen Sie Popcorn zu Hause selber her, damit Sie dessen Salzgehalt bestimmen können.
- Salz entzieht Wasser und erschwert das Gedeihen von Keimen. Es wird deshalb auch zum Konservieren verwendet. Greifen Sie lieber zu konservierten Produkten, die ohne Salz auskommen, z. B. zu Tiefgefrorenem. Der Inhalt von Büchsenkonserven wird vor dem Verpacken erhitzt. Er bleibt deshalb auch ohne Salzzusatz lange haltbar. Achten Sie bei den Konserven auf einen möglichst tiefen Salzgehalt.
- Achten Sie auf den Salzgehalt von Lebensmitteln. Die Inhaltsangabe auf der Produktverpackung verrät ihn. Vergleichen Sie am besten innerhalb einer Produktgruppe wie Brote, Käse oder Oliven.

Manche an sich gesunden Lebensmittel werden in einer Salzlake konserviert. Legen Sie Oliven, Kapern, Lupinen & Co. in Leitungswasser ein. Wechseln Sie das Wasser wiederholt. Da das Wasser weniger konzentriert ist als die Olive, entzieht es dieser das Salz.

- Fertiggerichte enthalten oft viel Salz, selbst tiefgefrorene. Vergleichen Sie also den Salzgehalt der Produkte. Noch besser: Kochen Sie lieber selber, dann haben Sie die Salzmenge im Griff.

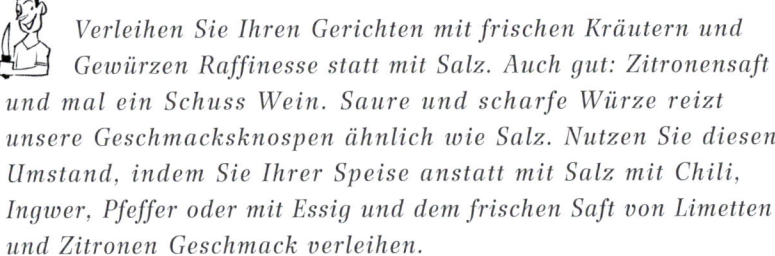

Verleihen Sie Ihren Gerichten mit frischen Kräutern und Gewürzen Raffinesse statt mit Salz. Auch gut: Zitronensaft und mal ein Schuss Wein. Saure und scharfe Würze reizt unsere Geschmacksknospen ähnlich wie Salz. Nutzen Sie diesen Umstand, indem Sie Ihrer Speise anstatt mit Salz mit Chili, Ingwer, Pfeffer oder mit Essig und dem frischen Saft von Limetten und Zitronen Geschmack verleihen.

- Bei Snacks bewirkt Salz ein «Kann-nicht-mehr-aufhören»-Phänomen. Es regt die Produktion von Speichel an. Der Speichelfluss weckt Appetit, der selbst wiederum die Produktion von Speichel stimuliert. Weniger Salz bedeutet also auch eine weniger unkontrollierte Kalorieneinnahme, was hilft, das Gewicht im Lot zu halten.

BITTERES VERBLEIBT LÄNGER IM MAGEN ALS SALZIGES, SÜSSES ODER FETTIGES

In der Natur hält ein bitterer Geschmack vom Verzehr ab. Zu Recht, denn vieles, was giftig ist, schmeckt stark bitter. Um uns zu schützen, lässt unser Magen Bitteres länger liegen, mit der Option, den Inhalt an den Sender zurückzuschicken, anstatt ihn Richtung Darm weiterzuleiten.

Den meisten Kindern schmeckt Bitteres nicht. Viele Erwachsene finden den Geschmack dagegen reizvoll und nehmen ihn mit dem Alter auch weniger wahr. Im Gegensatz zu Speisen mit süssem und salzigem Geschmack fördert Bitteres unseren Appetit nicht. Das und die längere Verweildauer im Magen führen dazu, dass wir früher satt werden und folglich weniger essen. Nutzen Sie diesen Umstand, wenn Sie bitteren Geschmack mögen, indem Sie gezielt entsprechende Lebensmittel essen oder trinken und sie für die Zubereitung verwenden. Bitter sind zum Beispiel Grapefruit, Limette, Salate wie Chicorée, Chabis oder Radicchio und auch Artischocke. Auch Kaffee, manche Teesorten und schwarze Schokolade schmecken bitter; dito Gemüse wie Zucchetti, Spinat, Spargeln und Rosen- oder Blumenkohl und Broccoli, selbst wenn deren Bitterstoffe für uns kaum wahrnehmbar sind. Weiterer Vorteil: Im Gegensatz zu Salz und Zucker sind die Bitterstoffe äusserst gesund – in der richtigen Dosis, versteht sich.

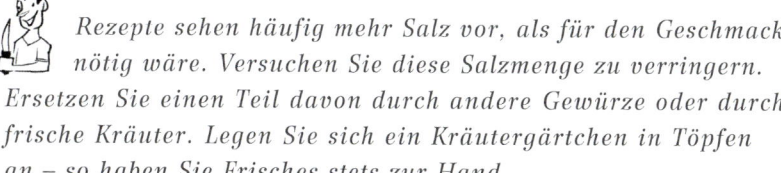 *Rezepte sehen häufig mehr Salz vor, als für den Geschmack nötig wäre. Versuchen Sie diese Salzmenge zu verringern. Ersetzen Sie einen Teil davon durch andere Gewürze oder durch frische Kräuter. Legen Sie sich ein Kräutergärtchen in Töpfen an – so haben Sie Frisches stets zur Hand.*

- Himalaja- und Meersalz, Fleur de Sel oder andere Spezialsalze sind nicht gesünder als normales Kochsalz. Die wenigen speziellen Inhaltsstoffe spielen ernährungsphysiologisch keine Rolle, da sie nicht essenziell sind und die Zufuhr viel zu gering ist. Achten Sie deshalb auch bei solchen Spezialsalzen auf die Menge.

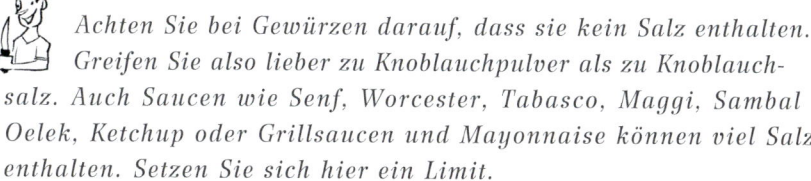 *Achten Sie bei Gewürzen darauf, dass sie kein Salz enthalten. Greifen Sie also lieber zu Knoblauchpulver als zu Knoblauchsalz. Auch Saucen wie Senf, Worcester, Tabasco, Maggi, Sambal Oelek, Ketchup oder Grillsaucen und Mayonnaise können viel Salz enthalten. Setzen Sie sich hier ein Limit.*

- Sie möchten nicht auf nachträgliches Würzen verzichten? Dann ersetzen Sie den Salzstreuer durch eine Pfeffermühle. Im Gegensatz zu Salz hat Pfeffer gesundheitsfördernde Eigenschaften und wirkt sich positiv auf die Verdauung aus.

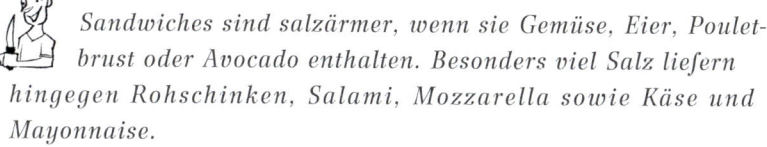 *Sandwiches sind salzärmer, wenn sie Gemüse, Eier, Pouletbrust oder Avocado enthalten. Besonders viel Salz liefern hingegen Rohschinken, Salami, Mozzarella sowie Käse und Mayonnaise.*

- Fertig mariniertes Fleisch oder Geflügel ist häufig sehr salzig. Das liegt auch daran, dass die Marinade nicht nur aussen angebracht wird. Damit Rind, Schwein und Geflügel zarter werden, wird die Marinade in das Fleisch hineingespritzt.

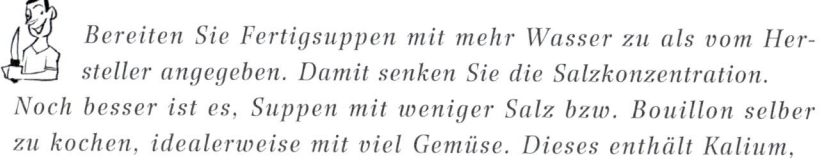 *Bereiten Sie Fertigsuppen mit mehr Wasser zu als vom Hersteller angegeben. Damit senken Sie die Salzkonzentration. Noch besser ist es, Suppen mit weniger Salz bzw. Bouillon selber zu kochen, idealerweise mit viel Gemüse. Dieses enthält Kalium,*

*das die blutdruckerhöhenden Eigenschaften von Salz teilweise
kompensiert.*

---

*Kochen Sie Teigwaren, Kartoffeln, Reis und andere Stärkebeilagen
mit weniger Salz. Verringern Sie die Salzmenge graduell über
einen längeren Zeitraum, dann werden Sie die Veränderung kaum
spüren.*

- Eine Salzreduktion muss nicht mit weniger Geschmack einhergehen. Studien zeigen, dass eine Verringerung des Salzgehaltes um bis zu 30 Prozent von den Probanden nicht wahrgenommen wird. Selbst eine grössere Reduktion fällt nicht auf, wenn mit salzfreien Alternativen wie Kräutern, Gewürzen oder Fruchtsäften gewürzt wird.
- Wenn wir schwitzen, müssen wir nicht extra Salz zu uns nehmen. Unser Körper verfügt über genug Reserven, und mit der herkömmlichen Nahrung können wir den Bedarf mehr als decken. Wasser trinken genügt.
- In entwickelten Ländern stammen 80 Prozent des Salzes, das wir einnehmen, von verarbeiteten Produkten, die wir im Laden einkaufen. Wer weniger davon konsumiert, verringert automatisch seine Salzzufuhr.

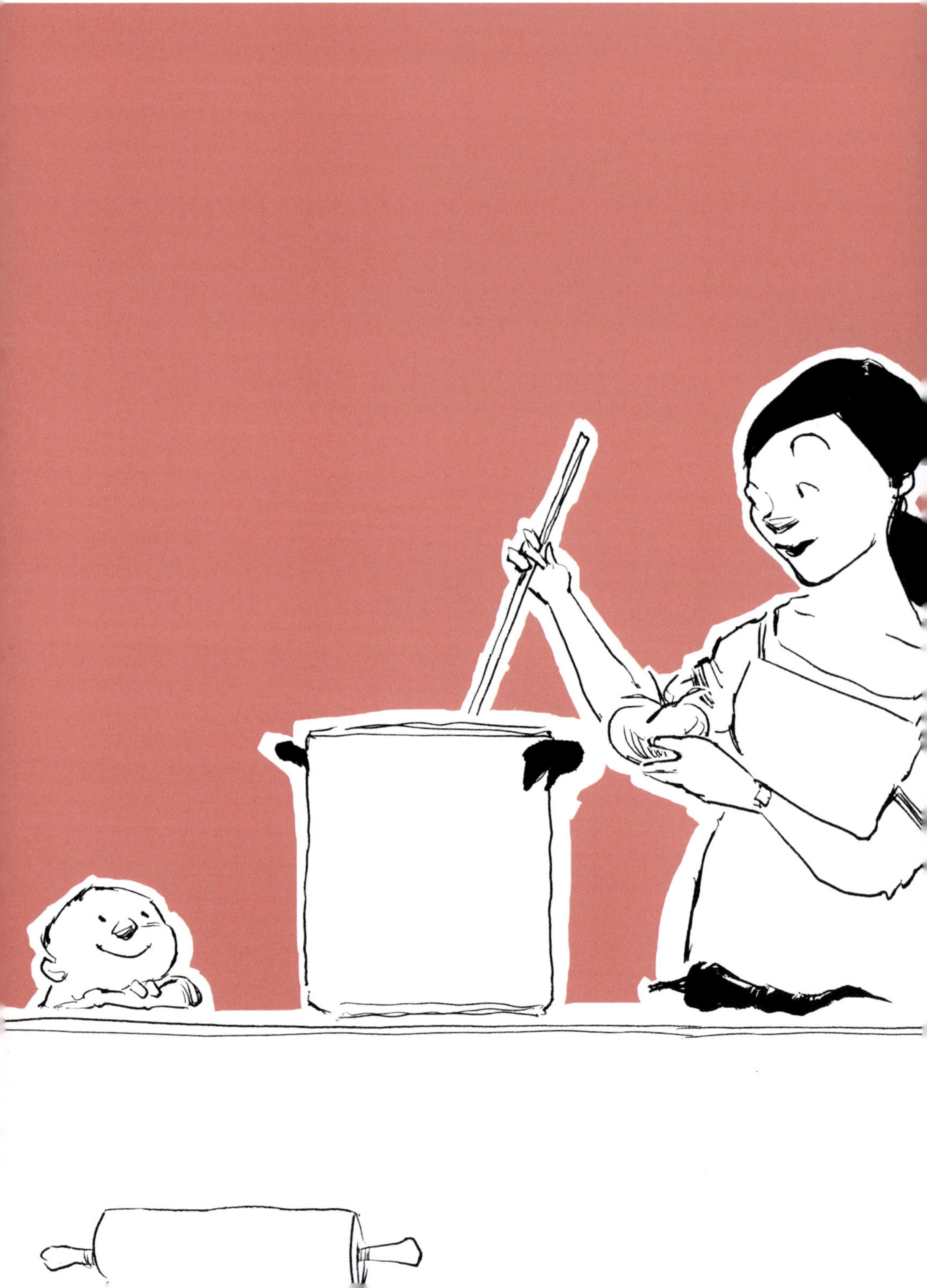

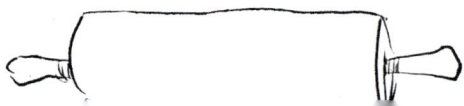

Nährstoffe: Woraus besteht meine Nahrung?

Wenn Sie wissen, was in Lebensmitteln drinsteckt und wie sich das aufs Körpergewicht auswirkt, bringt Ihnen dies beim Abnehmen entscheidende Vorteile: Sie können vergleichen und eine schlankere Wahl treffen. Und wer dazu noch auf die mediterrane Ernährungsweise setzt, muss nicht auf Genuss verzichten.

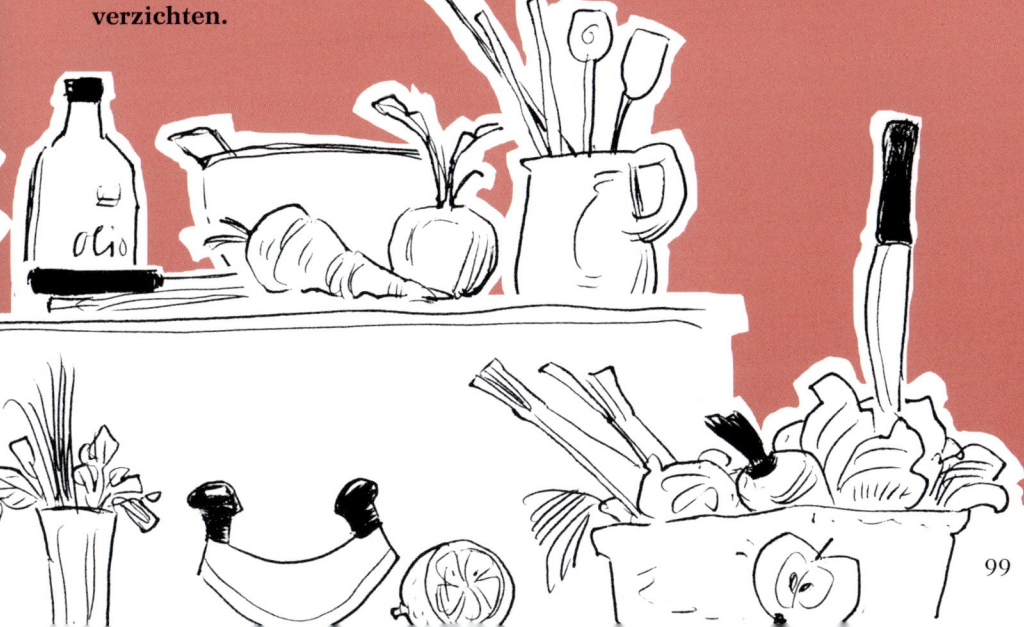

Stoffe, die uns nähren

Low Carb, Low Fat, High Protein: Nährstoffgruppen pauschal zu diffamieren oder in den Himmel zu loben ist zu einfach für die komplexen Prozesse, die beim Verzehr in unserem Körper stattfinden. Qualität findet sich in allen drei Hauptnährstoffgruppen: Kohlenhydraten, Eiweissen und – genau: Fett.

Die Nahrung, die wir zu uns nehmen, besteht zum grössten Teil aus den Nährstoffen Kohlenhydrate, Fett und Eiweiss. Kohlenhydrate heissen so, weil sie aus Kohlen-, Sauer- und Wasserstoffatomen bestehen. Chemiker benutzen auch ganz einfach den Überbegriff Zucker und verstehen darunter alle Zuckerarten, also nicht nur Haushaltszucker.

Kohlenhydrate sind hauptsächlich Betriebsstoffe. Mit der Energie, die in ihnen steckt, treiben wir unsere Muskeln und unsere grauen Zellen im Gehirn an. Wir können Zucker auch in der Leber und in den Muskeln speichern. Diese Speicherform nennen die Fachleute Glykogen. Der Vorrat reicht aber nur für etwa eine Nacht. Geht er zur Neige, greift unser Körper auf die Fettreserven zurück, in denen viel mehr Energie gespeichert ist. Fett ist also ebenfalls ein Betriebsstoff. Unser Körper nutzt Fett auch, um Gehirn und Nerven oder Bestandteile von anderen Körperzellen aufzubauen. Fett ist somit auch ein Baustoff und ein idealer Energiespeicher.

Eiweisse (Proteine) sind mehr Bau- als Betriebsstoffe. Muskeln, Organe, viele Enzyme und Hormone bestehen daraus. Der Körper hat dafür keinen eigentlichen Speicher. In Notlagen zapft er Muskelmasse an, um daraus Zucker für den Betrieb herzustellen, aber eigentlich sollen Muskeln uns in Bewegung halten und sind daher zu wertvoll, um für den Betrieb abgebaut zu werden. Da Eiweisse also in erster Linie für den Aufbau und Erhalt des Organismus geeignet sind, können wir sie nicht so effizient für den Betrieb nutzen wie Kohlenhydrate oder Fette. Anders als Fette und Zucker enthalten Eiweisse zudem Stickstoff, der vom Körper aufwendig neutralisiert und ausgeschieden werden muss, damit keine giftigen Verbindungen wie Ammoniak entstehen.

Manche Getränke liefern Energie auch in Form von Alkohol. Diese leeren Kalorien kann der Körper sofort verbrennen oder in Form von Fett in der Leber oder im Fettgewebe speichern. Die meisten Lebensmittel enthalten zudem Wasser, viele pflanzliche sind reich an Nahrungsfasern, andere wiederum sind ganz schön gesalzen. Auch wenn diese Stoffe nicht nähren, weil sie keine oder nur wenige Kalorien enthalten, beeinflussen sie unser Körpergewicht indirekt.

NUR VERBOTE SIND VERBOTEN. *Manche Lebensmittel eignen sich besser zum Abnehmen als andere, zum Beispiel weil sie mehr aus Bau- und weniger aus Nährstoffen bestehen. Vernachlässigen Sie aber den Genussfaktor nicht, denn selbstauferlegte Verbote sind selten nachhaltig.*

Wie die drei Hauptnährstoffe zusammenhängen

Fett, Kohlenhydrate und Eiweisse werden nicht unabhängig voneinander verstoffwechselt: Unter bestimmten Bedingungen kann der menschliche Organismus Eiweiss und Kohlenhydrate in Fett umwandeln. Fett ist aller-

EINBAHNSTRASSE FÜR FETT

Unser Körper kann die drei Hauptnährstoffe nicht beliebig ineinander umwandeln. So kann Fett praktisch nicht in einen anderen Nährstoff umgebaut werden. Aus Eiweiss kann hingegen Zucker oder Fett entstehen.

dings Endstation: Es kann nur noch verbrannt werden (siehe Grafik Seite 101). Unser Körper kann Fett kaum dazu nutzen, Zucker und Eiweisse herzustellen. Hier liegt genau der Haken bei radikalen Diäten: Wer sich einer solchen unterzieht, verliert in erster Linie Muskeln, Zuckervorräte und Wasser, aber nur wenig Fett. Wer Gewicht vor allem in Form von Speckpolstern und nicht Muskeln verlieren will, sollte auf ausgewogene, qualitativ hochwertige Ernährung und regelmässige Bewegung setzen.

 ZUCKER SCHALTET UNS IN DEN SPEICHERMODUS.
Gummibärchen mit Erdnüssen, Bratwurst mit Cola: Wenn Fettiges und Süssigkeiten zusammen genossen werden, sorgt der hohe Insulinspiegel dafür, dass alles Fett im Speicher landet. Beim Genuss von Bratwurst oder Erdnüssen alleine ist dies weniger der Fall, da das Insulin dann nur leicht ansteigt (siehe Abbildung Seite 108).

Universaltreibstoff Kohlenhydrate

Kohlenhydrate – in Form von Zucker oder Stärke – sind der Universaltreibstoff. Praktisch alle unsere Organe können ihn gut und rasch verwerten. Kohlenhydrate komplett vom Speiseplan zu verbannen ist daher keine gute Idee. Wer nachhaltig abnehmen will, sollte aber auf die richtigen setzen.

Etwa die Hälfte der Kalorien, die wir zu uns nehmen, besteht aus Kohlenhydraten. Kohlenhydrate enthalten nicht nur Kalorien, sie beeinflussen auch die Funktionsweise unseres Körpers: Sie setzen die Produktion von Hormonen in Gang, die den Stoffwechsel auf «Speichern» umstellen und verhindern, dass wir Reserven abbauen. Manche mehr, andere weniger. Über Kohlenhydrate Bescheid zu wissen ist wichtig für ein gesundes Körpergewicht. Komplett auf sie zu verzichten ist aber der falsche Weg. Denn das ist ungesund und auf Dauer auch nicht durchzuhalten.

Zucker: Form und Tempo entscheiden

Zucker ist nicht gleich Zucker. So sättigen die sogenannten komplexen, langsamen Kohlenhydrate aus Vollkorngetreide, Vollreis und Linsen besser als die schnellen aus Getränken und Süssigkeiten. Die verschiedenen Zucker unterscheiden sich aber noch durch weitere Eigenschaften, die sie mehr oder weniger geeignet dafür machen, das Gewicht im Lot zu halten. Sie können alleine – als einzelnes Molekül – vorkommen, als Paar oder im Verbund mit vielen gleichartigen Molekülen. Das Wissen darüber hilft, auf die richtigen Kohlenhydrate zu setzen. Eine Übersicht über die verschiedenen Zuckerarten finden Sie unter **www.beobachter.ch/download.**

Gute und schlechte Eigenschaften von Kohlenhydraten

Es gibt keine Nahrungsmittel oder Nährstoffe, die beim Abnehmen grundsätzlich gut oder schlecht sind. Deshalb ist es auch falsch, gewisse Lebensmittel dauerhaft zu meiden, vor allem dann, wenn eine Vorliebe dafür besteht. Langfristigen Erfolg haben Abnehmwillige hingegen, wenn sie auf die Vor- und Nachteile der drei Hauptnährstoffgruppen achten und sich die positiven Aspekte zunutze machen. So können auch Kohlenhydrate zu einem gesunden Körpergewicht beitragen. Top sind «langsame», nähr- und faserreiche Vertreter, Flop sind «schnelle», leere. Nutzen Sie die Vorteile der «guten» Kohlenhydrate zu Ihren Gunsten.

SÜSSSTOFFE: NAHRUNG FÜR GERÜCHTE

Süssstoffe enthalten – im Gegensatz zu Zuckeraustauschstoffen – zwar keine Kalorien, sie sollen aber angeblich indirekt dick machen, indem sie den Insulinspiegel erhöhen und hungrig machen. Wie steht es damit? Obwohl Cyclamat und Aspartam keine Kalorien enthalten, nehmen Personen, die von zucker- auf künstlich gesüsste Getränke umstellen, gar nicht oder im Schnitt höchstens ein Kilo ab. Den Vorwurf, künstliche Süssstoffe könnten Krebs verursachen, konnten Wissenschaftler widerlegen. Studien lassen aber vermuten, dass Süssstoffe unseren Darmbakterien nicht so gut bekommen und dass unsere Darmflora damit wichtige Sattmachereigenschaften verliert. Ein weiterer Nachteil von Süssstoffen: Sie verhindern, dass wir uns von der Süsse «entwöhnen» können. Als tägliche Flüssigkeitslieferanten sind kalorienfreie Süssgetränke also ebenso ungeeignet wie zuckerhaltige Limonaden. ■

Vorteile

- Natürliche, zuckerreiche Kohlenhydrate wie Früchte enthalten Vitamine und andere wertvolle Stoffe.
- Manche Kohlenhydrate wie Hafer enthalten spezielle Stoffe, die dafür sorgen, dass der enthaltene Zucker verzögert und langsam im Blut erscheint.
- Viele feste Kohlenhydratquellen enthalten reichlich Wasser, was sie voluminös macht. Dadurch füllen sie den Magen gut und machen kalorienfreundlich satt.
- Stärkereiche Produkte wie Hülsenfrüchte, Quinoa, Vollreis oder Vollkornbrot enthalten zudem Nahrungsfasern, die diesen Effekt noch verstärken.
- In Form von Nahrungsfasern wie Pektin oder Betaglukane sind Kohlenhydrate gesund, weil sie Blutzucker- und Fettwerte günstig beeinflussen.
- Insbesondere Glukose und Stärke können von allen Organen verwertet werden. Sie liefern unter allen Bedingungen optimal Energie, vor allem beim Sport.
- Kohlenhydrate versorgen das Gehirn optimal mit Glukose. Das hilft bei der Konzentration.
- Bei vielen Menschen hebt Zucker die Stimmung und lindert Gereiztheit.
- Kohlenhydrate eignen sich gut als Beilage, vor allem wenn sie viele Fasern enthalten.

Nachteile

- Kohlenhydrate kommen oft in flüssiger Form vor, etwa in Süssgetränken oder Fruchtsäften, was eine rasche Kalorieneinnahme begünstigt. Vor allem in Süssgetränken sind Zucker zudem «leere» Kalorien, also ohne Vitamine, Mineral- und andere wertvolle Stoffe.
- Kohlenhydrate sättigen in flüssiger Form schlecht, weil die Kauarbeit entfällt und die Kalorien rasch durch den Magen flutschen, ohne diesen nachhaltig zu dehnen.
- Kohlenhydrate erhöhen das Insulin und setzen den Körper so in den Speichermodus. Insulin verhindert, dass wir Reserven abbauen können. Sportlergetränke können den positiven Effekt von körperlicher Aktivität auf das Gewicht einschränken, indem sie den Abbau von Fett- und Kohlenhydratreserven im Körper während oder nach der Bewegung vermindern.

- Schnelle Zucker können Heisshunger hervorrufen, weil der Blutzucker-spiegel nach einem schnellen Anstieg meist auch schnell wieder sinkt.
- Kohlenhydrate können den Appetit anregen, weil Süsse die «Lust auf mehr» wecken kann.
- Bei Einnahme grösserer Mengen werden Zucker von der Leber in unge-sunde Fette umgewandelt. Das ist vor allem bei Fruchtzucker, der in Süssgetränken, Fruchtsäften und Honig steckt, der Fall.
- Kohlenhydrate können Cholesterin- und andere Blutwerte verschlech-tern und damit das Risiko für Herzinfarkt und Hirnschlag erhöhen.
- Kohlenhydrate sind billig und werden deshalb oft in unnötig grosser Menge in Produkte gepackt. Sie werden häufig auch anstelle von teure-ren Ingredienzien wie Früchten verwendet und dienen in vielen Produk-ten als billige Konservierungsstoffe.
- Als «Bekömmlichmacher» stecken Zucker oft in salzigen Lebensmitteln, wo man sie nicht erwarten würde, z. B. in Konserven, Saucen, Essig oder Gemüsesäften.

Manche Zucker drücken ganz schön auf die Tube

Auch für Zucker gibt es Tachometer: Der Glykämische Index (GI) be-schreibt, wie schnell Kohlenhydrate aus Speisen oder Getränken als Zu-cker im Blut auftauchen. Ein rascher Anstieg des Blutzuckers ruft das Hormon Insulin auf den Plan. Es senkt nicht nur den Blutzucker, sondern sorgt auch dafür, dass die eingenommenen Nährstoffe im Muskel- und

ABFALL DES BLUTZUCKERS HEIZT DEN HUNGER AN

Der Zuckergehalt des Blutes bestimmt wesentlich das Hungerempfinden. Besonders ein schneller Abfall des Blutzuckerspiegels kann das Bedürfnis wecken, zu essen. Ein solcher Absturz folgt oft auf einen raschen Anstieg, wie er nach dem Genuss von sehr süssen Speisen und Getränken auftritt. Deshalb können zuckerreiche Leckereien und Limonaden tüchtig Kohldampf verursachen, obwohl sie dem Körper doch selbst schon viel Energie zuführen. Fazit: Wenn schon eine Süssigkeit, dann wenig und nicht zwischendurch, sondern nach einer Hauptmahlzeit. ■

Fettgewebe gespeichert werden. Dabei bunkert Insulin nicht nur Zucker, sondern auch Fett. Und: Insulin verhindert, während es im Blut zirkuliert, dass angelegte Vorräte sich wieder leeren. Beispielsweise dann, wenn man zwischendurch zuckergesüsste Getränke geniesst. Kohlenhydrat- und Fettspeicher bleiben dann unangetastet.

Nahrungsmittel mit niedrigem GI bewirken einen langsamen Insulinanstieg und versetzen den Körper weniger in einen Speicherzustand als Esswaren mit hohem GI. Einen niedrigen GI haben faserreiche Lebensmittel wie Hülsenfrüchte, Vollkorn-Getreideprodukte oder einige Früchte und Gemüse. Weil nach ihrem Genuss der Blutzucker langsam steigt und sinkt, machen sie besser satt und halten länger fit.

Eine Tabelle mit Nahrungsmitteln und ihrem GI finden Sie im Internet unter **www.beobachter.ch/download.**

JEDER REAGIERT ANDERS AUF KOHLENHYDRATE. *Der GI gibt an, wie die meisten Menschen auf ein Lebensmittel reagieren. Neuerdings wissen wir, dass es diesbezüglich grosse Unterschiede gibt. Die gehen so weit, dass manche Menschen auf Vollkornprodukte mit niedrigem GI mit einem stärkeren Blutzuckeranstieg reagieren als auf Weissbrot mit einem sehr hohen GI. Um das herauszufinden, ist eine 24-Stunden-Blutzuckermessung mit einer Sonde und gleichzeitigem Erfassen der Ernährung nötig. Der GI einzelner Lebensmittel bleibt zudem theoretisch, weil wir meist eine Mahlzeit aus verschiedenen Produkten zu uns nehmen, aus der sich ein kombinierter Wert ergibt. Besser als zu sehr auf die GI-Werte zu fokussieren ist es also, auf einen niedrigen Verarbeitungsgrad und einen hohen Wassergehalt zu achten.*

TRAUBENZUCKER GIBT VOLLGAS. *Traubenzucker (Glukose) gelangt sehr rasch in den Blutkreislauf, sozusagen mit der Maximalgeschwindigkeit. Deshalb hat er den Referenzwert 100 (höchster GI-Wert) zugeteilt bekommen. Obwohl es der Name suggeriert, hat Traubenzucker nichts Gesundes an sich. Fruchtzucker übrigens auch nicht, auch wenn dieser kaum auf die Tube drückt.*

Zucker können nicht nur schnell sein, sondern auch massig

Der GI hat einen Haken: Er gibt nur das Tempo des Zuckers an, nicht aber, wie viel davon in Bewegung gesetzt wird. Das ist wichtig. Schliesslich macht ein Lastwagen, der mit 50 km/h an Ihnen vorbeirauscht, mehr Wind als ein Velo mit gleicher Geschwindigkeit. Deshalb haben Wissenschaftler die sogenannte Glykämische Last (GL) definiert. Sie beschreibt nicht nur, wie schnell der Zucker aus einem Lebensmittel in unser Blut gelangt, sondern auch, wie dicht die Kohlenhydrate in Ess- oder Trinkwaren gepackt sind. Das hängt in erster Linie vom Wassergehalt ab: Wasserreiche Lebensmittel haben eine niedrigere GL als wasserarme, selbst wenn sie einen hohen GI haben. Ein Beispiel: Brot enthält wenig Wasser, während Gemüse fast nur daraus besteht. Weissbrot und gekochte Rüebli haben einen ähnlich hohen GI; Rüebli enthalten jedoch deutlich weniger Zucker. Es braucht etwa 700 Gramm gekochte Rüebli, um die gleiche GL zu erreichen wie mit 100 Gramm Weissbrot.

Kohlenhydrate mit einem hohen GI und gleichzeitig einer hohen GL sind für die Gewichtskontrolle ungünstig. Wenn der GI tief ist, spielt die Last eine weniger wichtige Rolle, weil die Kohlenhydrate langsam aufgenommen werden und damit anhaltend sättigen. Unproblematisch sind auch Lebensmittel mit hohem GI, aber niedriger GL. Im Rahmen einer Mahlzeit können Sie bei dieser Kombination also kräftig zugreifen. Lebensmittel mit diesen Eigenschaften enthalten wertvolle Nährstoffe und machen mit wenigen Kalorien gut satt. Im Internet finden Sie unter **www.beobachter.ch/download** zwei Tabellen: eine mit Lebensmitteln mit niedrigem GI und eine mit Lebensmitteln, die einen hohen GI, aber eine niedrige GL haben.

Mehr Bewegung erlaubt mehr Kohlenhydrate

Der Körper nutzt Zucker aus Kartoffeln, Reis, Brot, Teigwaren, Mais und Bohnen hauptsächlich als Brennstoff für Gehirn, Muskeln und weitere Organe. Wer viel Sport treibt oder einen Beruf ausübt, der den Körper anstrengt, braucht folglich besonders viele Kohlenhydrate. Für Menschen,

INSULIN: WIE ES FUNKTIONIERT UND UNSER KÖRPERGEWICHT BEEINFLUSST

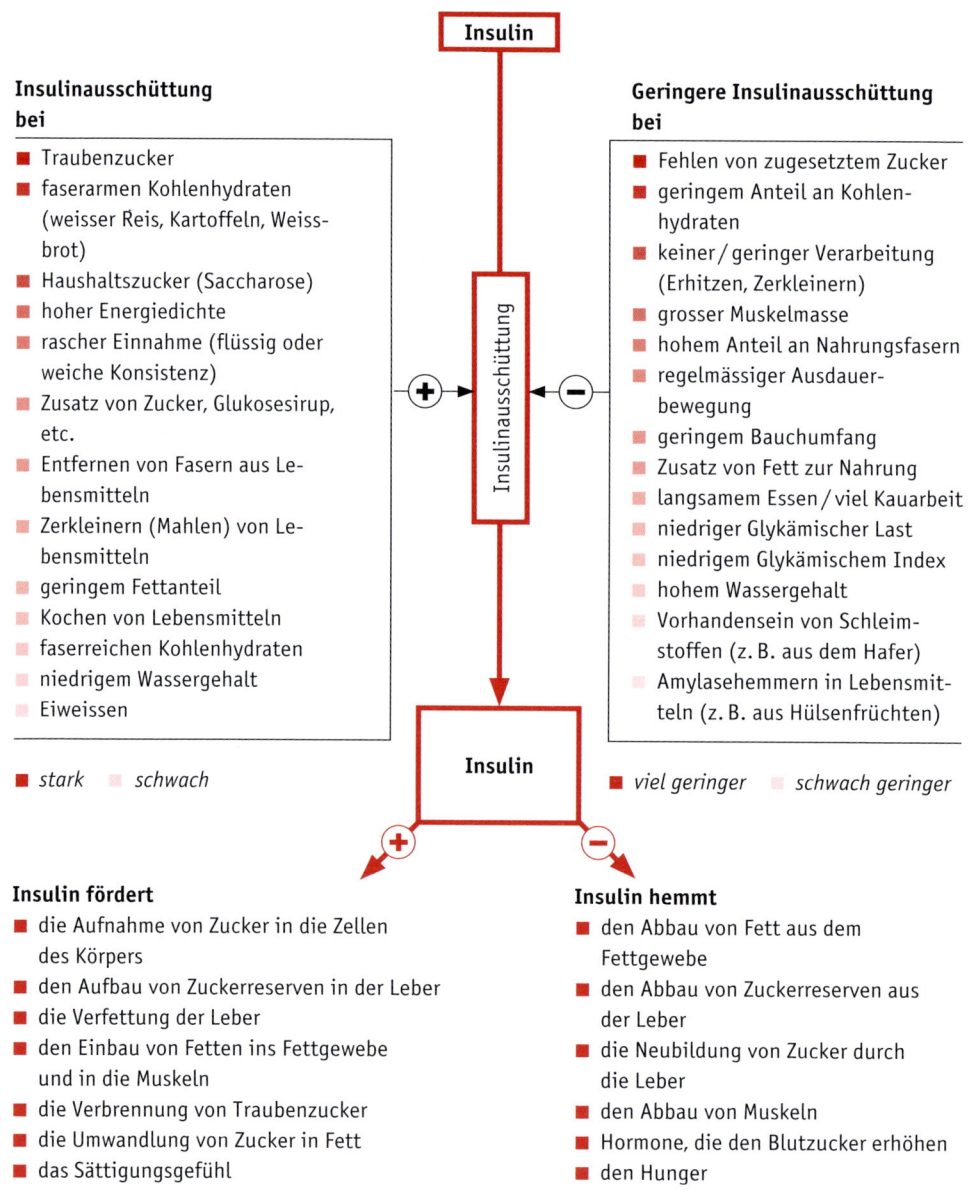

Insulin

Insulinausschüttung bei

- Traubenzucker
- faserarmen Kohlenhydraten (weisser Reis, Kartoffeln, Weissbrot)
- Haushaltszucker (Saccharose)
- hoher Energiedichte
- rascher Einnahme (flüssig oder weiche Konsistenz)
- Zusatz von Zucker, Glukosesirup, etc.
- Entfernen von Fasern aus Lebensmitteln
- Zerkleinern (Mahlen) von Lebensmitteln
- geringem Fettanteil
- Kochen von Lebensmitteln
- faserreichen Kohlenhydraten
- niedrigem Wassergehalt
- Eiweissen

(+) Insulinausschüttung (−)

Geringere Insulinausschüttung bei

- Fehlen von zugesetztem Zucker
- geringem Anteil an Kohlenhydraten
- keiner / geringer Verarbeitung (Erhitzen, Zerkleinern)
- grosser Muskelmasse
- hohem Anteil an Nahrungsfasern
- regelmässiger Ausdauerbewegung
- geringem Bauchumfang
- Zusatz von Fett zur Nahrung
- langsamem Essen / viel Kauarbeit
- niedriger Glykämischer Last
- niedrigem Glykämischem Index
- hohem Wassergehalt
- Vorhandensein von Schleimstoffen (z. B. aus dem Hafer)
- Amylasehemmern in Lebensmitteln (z. B. aus Hülsenfrüchten)

■ *stark* ■ *schwach*

Insulin

■ *viel geringer* ■ *schwach geringer*

(+)   **(−)**

Insulin fördert
- die Aufnahme von Zucker in die Zellen des Körpers
- den Aufbau von Zuckerreserven in der Leber
- die Verfettung der Leber
- den Einbau von Fetten ins Fettgewebe und in die Muskeln
- die Verbrennung von Traubenzucker
- die Umwandlung von Zucker in Fett
- das Sättigungsgefühl

Insulin hemmt
- den Abbau von Fett aus dem Fettgewebe
- den Abbau von Zuckerreserven aus der Leber
- die Neubildung von Zucker durch die Leber
- den Abbau von Muskeln
- Hormone, die den Blutzucker erhöhen
- den Hunger

die wenig Sport treiben und auch sonst körperlich kaum aktiv sind, reicht es, wenn sie ihren Energietank morgens und mittags mit Kohlenhydraten füllen. Abends ist das überflüssig, weil der Körper nachts ja ruht.

Allzu kohlenhydratreiche Abendessen verhindern, dass der Körper Fett verbrennt. Denn der Fettabbau setzt erst ein, wenn die Zuckerspeicher leer sind. Abendessen mit viel Kohlenhydraten erschweren das Abnehmen somit. Dies gilt besonders für Personen, die zwar abspecken wollen, sich aber wenig bewegen. Wer also gemütlich abnehmen will, für den bilden abends Suppen, Gemüse und fettarme Eiweisse aus Hüttenkäse, Quark oder Trockenfleisch sinnvolle Alternativen zum «Abendbrot».

Energiespeicher Fett

Nirgends ist die Energie dichter gepackt als in Fett. Ein Gramm enthält rund neun Kalorien und damit mehr als doppelt so viel wie die gleiche Menge Zucker oder Eiweiss. Trotzdem hat Fett auch seine guten Seiten. Nutzen Sie sie!

Fett eignet sich ideal als Energiespeicher. Denn unser Speicherfett ähnelt stark dem Fett, das wir zu uns nehmen. Deshalb bunkert der menschliche Organismus es lieber, als es zu verbrennen. Denn er kann Fett nicht so einfach und auch nicht in allen Organen verbrennen wie den Universalbrennstoff Zucker. Und leider lässt sich Fett auch kaum in Zucker umwandeln und kann diesen deshalb nicht ersetzen (siehe Grafik Seite 101).

Fett sollte rund einen Drittel des täglichen Energiebedarfs decken. Konkret bedeutet das einen Tagesbedarf von etwa einem Gramm Fett pro Kilogramm Körpergewicht – also 70 Gramm Fett für einen 70 Kilo schweren Menschen.

Fett ist nicht gleich Fett

Bei den Fetten gibt es deutliche Unterschiede, was die Qualität anbelangt. Grundsätzlich empfiehlt es sich, hochwertige pflanzliche Fette und Öle den tierischen vorzuziehen.

Öle und Fette enthalten alle etwa die gleiche Kalorienmenge, egal ob sie von Pflanzen oder Tieren stammen. Trotzdem wirken die verschiedenen Fettsäuren offenbar unterschiedlich auf den Körper. So haben Forscher herausgefunden, dass Menschen ihren Taillenumfang verringern können, wenn sie anstelle von Butter und anderen tierischen Fetten pflanzliche Öle wie beispielsweise Olivenöl essen. Das liegt wahrscheinlich an den ungesättigten Fettsäuren, die in vielen pflanzlichen Produkten stecken. Im Gegensatz zu gesättigten tierischen Fetten optimieren sie die Wirkung von Insulin – ein klares Zeichen für einen gesünderen Stoffwechsel. Olivenöl & Co. bieten noch einen weiteren Vorteil: Personen, die ihre Speisen mit Olivenöl zubereiten, verbrennen nach der Mahlzeit mehr von diesen Fetten als solche, die vorwiegend Rahm als Fettquelle nutzen. Fazit: Wenn Fett, dann lieber hochwertiges aus Pflanzen.

Obwohl Fettigkeiten Kalorienbomben sind, muss Fett beim Abnehmen nicht grundsätzlich von Nachteil sein. Im Gegenteil – bezüglich einiger Eigenschaften kann Fett sogar glänzen. Ein Podestplatz gebührt dem Olivenöl, aber auch ungesalzene Nüsse schaffen es aufs Treppchen. Für das viel gehypte Kokosfett gibt es hingegen keine gesicherten Beweise, dass es zur Gewichtskontrolle taugt. Da die darin enthaltenen Fettsäuren gesättigt sind, fehlen auch die gesundheitlichen Vorteile. Kokosfett gehört in die gleiche Kategorie wie Palmfett und ist deshalb für den täglichen Gebrauch nicht zu empfehlen.

Eine Übersicht über verschiedene Fette und Öle und ihre Eigenschaften finden Sie unter **www.beobachter.ch/download.**

Gute und schlechte Eigenschaften von Fett
Auch beim Fett ist nicht alles Gold, was glänzt. Wer auf hochwertige, pflanzliche Öle und Fettquellen setzt und bei tierischen und versteckten Fetten aufpasst, ist auf dem richtigen Weg.

Vorteile
- Fettes bleibt länger im Magen. Deshalb verbessern Fette die Sättigungseigenschaften von stärkereichen Mahlzeiten.

- Fett verringert den GI von kohlenhydratreichen Nahrungsmitteln, wenn es zusammen mit diesen genossen wird.
- Viele fettreiche Produkte wie Käse oder Nüsse sind auch reich an Eiweiss. Diese «kompensieren» die Dickmachereigenschaften von Fett.
- Fett im Rahmen einer kohlenhydrathaltigen Mahlzeit bremst den Insulinanstieg und versetzt so den Körper weniger in den Speichermodus. Alleine genossen, lässt Fett den Insulinspiegel unbeeinflusst.
- Bei Fettem kann man die Menge gut reduzieren, ohne beim Genuss grosse Abstriche machen zu müssen. Das geht zum Beispiel beim Brotaufstrich.
- Fett unterstützt die Aufnahme fettlöslicher Vitamine.
- Wer gesunde, also ungesättigte Fette als Ersatz für Kohlenhydrate isst – beispielsweise Oliven statt die gleiche Kalorienmenge in Form von Grissini –, verbessert seine Blutfettwerte.
- Gewisse pflanzliche Öle wie Olivenöl enthalten Stoffe, die sättigen und verhindern, dass der Blutzucker stark ansteigt. Solche Öle erhöhen auch die durch Essen ausgelöste Thermogenese (Thermos: Wärme, Genese: Bildung), weil sie Stoffe enthalten, die die Wärmeproduktion des Körpers ankurbeln. Die Thermogenese «verheizt» also Kalorien.

Nachteile
- In keinem anderen Nährstoff sind die Kalorien dichter gepackt.
- Fette enthalten keine Nahrungsfasern und sind wenig voluminös. Deshalb sättigen sie im Verhältnis zu den enthaltenen Kalorien schlecht.
- Fette sind Schmierstoffe und Geschmacksträger und machen oft Lust auf mehr.
- Vor allem minderwertige Fette sind billig und häufig in verarbeiteten Produkten wie Frittiertem und Paniertem zu finden.
- Fette verstecken sich oft in Esswaren, in denen man sie nicht erwartet.
- Unser Körper kann Fette besonders einfach speichern, weil ihre Form derjenigen unserer Fettpolster ähnlich ist.
- Die Verbrennung von Fett läuft im Gegensatz zu der von Kohlenhydraten nur mithilfe von Sauerstoff. Wer sich bei körperlichen Aktivitäten sehr verausgabt und sich nicht im Sauerstoffbereich bewegt, verbrennt daher anteilmässig weniger Fett.
- Im Gegensatz zu den Kohlenhydraten ist Fett kein Universaltreibstoff: Das Hirn zum Beispiel läuft nicht mit Fett.

- Bei den meisten Fetten verwertet der Körper einen grossen Anteil der darin enthaltenen Kalorien für den Betrieb oder für die Vergrösserung des Speichers. Wenig davon wird im Rahmen der Thermogenese vom Körper in Wärme umgewandelt.
- Fett und Wasser vertragen sich schlecht. Fettreiche Lebensmittel sind oft wasserarm. Wasser sättigt aber sozusagen gratis, also ohne dass Kalorien dabei sind.

Kalorien sparen sich leichter bei den Fetten

Fette gehören zu einer gesunden Ernährung. Manche Nahrungsmittel verleiten einen aber dazu, unnötig viel davon zu essen. Denn die Fette verstecken sich häufig, sind also nicht direkt sichtbar – zum Beispiel in Wurst- und Backwaren oder in Käse und anderen Milchprodukten. Zudem enthält Fett etwa doppelt so viele Kalorien wie komplexe Kohlenhydrate, sieht aber mengenmässig nach viel weniger aus. Tatsächlich haben kohlenhydratreiche Menüs ein wesentlich grösseres Volumen als fettreiche, die gleich viele Kalorien enthalten. Damit sättigen kohlenhydratreiche Menüs nicht nur stärker. Sie geben auch optisch mehr her und machen die Augen, den Gaumen und das Hirn besser satt. Das Gefühl des Verzichtens stellt sich also bei kohlenhydratreichen Speisen weniger ein. Oder anders ausgedrückt: Um satt zu werden, braucht es mehr Fettkalorien als Kohlenhydratkalorien. Beim Fett lassen sich also gut Kalorien sparen.

Fette verstecken sich gern
Das meiste Fett, das wir zu uns nehmen, stammt nicht aus offensichtlichen Quellen wie etwa Öl oder Butter. Es versteckt sich besonders gerne in diesen Produkten:
- Käse (auch Frisch- und Light-Käse, Mozzarella)
- anderen Milchprodukten (Getränke, Rahm, Eis)
- Wurst (auch Geflügel- und vegetarische Wurst)
- Fleisch (vor allem in weniger hochwertigen Stücken)
- fettem Fisch (Aal, Hering, Lachs, Makrele)
- Backwaren (besonders Blätter- und Mürbeteig)
- Süssigkeiten (Torten, Waffeln, Schokolade)

- Frittiertem und Paniertem (Kartoffeln, Gebäck, Fisch)
- Snacks (Chips, Flips, Cracker, Käsestangen)
- gewissen Müesli (Knusper-, Schokomüesli)
- vielen Saucen und Dips (Mayonnaise, Guacamole)
- manchen Fertiggerichten (Pizza, Lasagne, Suppen)

Ein kurzer Blick auf die Inhaltsangabe auf der Produktverpackung zeigt, ob Speisen harmlos sind – oder er enttarnt diese als Fett- und Kalorienbomben. Lebensmittel, in denen viele versteckte Fette lauern, enthalten 20, 30 oder gar mehr Gramm Fett pro 100 Gramm.

Grosse Unterschiede beim Fettgehalt

Innerhalb einer Gruppe unterscheiden sich die einzelnen Lebensmittel im Fettgehalt teilweise deutlich voneinander. Im Vergleich dazu sind die geschmacklichen Unterschiede weniger bedeutend. Wer auf den Fettgehalt von Nahrungsmitteln achtet und auf fettärmere Vertreter setzt, kann also Kalorien sparen, ohne grosse kulinarische Abstriche machen zu müssen. Unter **www.beobachter.ch/download** finden Sie eine Übersicht über die Fettriesen und Fettzwerge.

Baustoff Eiweiss

Anders als bei Zucker und Fett benötigt unser Körper Eiweiss nicht in erster Linie dazu, um Muskeln oder Gehirn mit Energie zu versorgen oder um Reserven anzulegen. Eiweissreiche Lebensmittel können also beim Abnehmen und Gewichthalten helfen. Abnehmwillige sollten aber dennoch nicht blind auf Eiweiss setzen.

Eiweisse sind die Bausteine des Körpers. Dieser kann – wenn ihm andere Betriebsstoffe fehlen – aus ihnen zwar Energie gewinnen, doch eigentlich haben sie eine andere Bestimmung. Ihr Anteil am täglichen Energiebedarf sollte rund 15 Prozent betragen. Dies entspricht etwas weniger als einem Gramm pro Kilogramm Körpergewicht.

In vielen Nahrungsmitteln wie Käse oder Wurst kommt Eiweiss in Verbindung mit Fett vor. «Schlanke» Eiweisse finden sich dagegen in manchem Trockenfleisch, in Geflügelschinken, Hülsenfrüchten (ausser Soja), im Eiklar oder in mageren Milchprodukten wie Quark und Hüttenkäse.

Zu gut zum Verheizen

Eiweisse stellen die wertvollste Nährstoffgruppe dar. Weil sie eher Bau- als Betriebsstoffe sind, verbrennt sie der Körper nicht so effizient und vollständig wie Kohlenhydrate und Fette. Ein Teil der darin enthaltenen Kalorien geht mit dem Urin in Form von Harnstoff verloren, weil der Körper die in Eiweissen enthaltene Energie nicht vollständig nutzen kann. Selbst von den Eiweisskalorien, die der Körper verbrennen kann, bleiben einige auf der Strecke: Mindestens 15 Prozent der Kalorien verpuffen in Form von Wärme – und das ist wesentlich mehr als bei Zucker oder Fett. Zudem sättigen eiweissreiche Speisen recht gut.

Eiweisse bestehen wiederum aus kleineren Baustoffen, den Aminosäuren. Daraus ergibt sich eine gewaltige Fülle an unterschiedlichen Eiweissen, die sich nicht wie Kohlenhydrate oder Fette einteilen lassen.

Gute und schlechte Eigenschaften von Eiweiss

Eiweiss weiss Abnehmwilligen zu helfen. Da aber in manchem Fertigprodukt, das viel Eiweiss enthält, auch Zucker und Fett stecken, ist hier ein kritisches Auge gefragt. Eine Übersicht bietet die folgende Liste mit Vor- und Nachteilen.

Vorteile
- Ein Teil der Energie aus Eiweissen geht in Form von Wärme und mit dem Urin «verloren». Der Anteil der Energie, den unser Körper aus Eiweissen für den Betrieb oder zum Speichern nutzen kann, ist also geringer als bei Kohlenhydraten oder Fetten.
- Der Stickstoff aus den Eiweissen muss mit dem Harnstoff über den Urin ausgeschieden werden. Wer eiweissreich isst, muss öfter aufs Klo, trinkt deshalb mehr und isst weniger. Abnehmfreundlich sind aber nur ungesüsste und zuckerfreie Getränke.

- Eiweissreiche Mahlzeiten sättigen im Verhältnis zu den enthaltenen Kalorien besser als Fett und Kohlenhydrate.
- Eiweisse erhöhen den Insulinspiegel deutlich weniger stark als Kohlenhydrate und versetzen den Körper so weniger in den Speichermodus.
- Der Körper hat keinen eigentlichen Speicher für Eiweisse. Unsere Muskeln dienen der Bewegung, und der Körper zapft sie nur in Notsituationen an.
- Wer eiweissreich isst, kann sich von Süssem und Fettem entwöhnen. Anders als für diese haben wir für Eiweisse keine angeborene Vorliebe.
- Manche Bestandteile (Aminosäuren) von Eiweissen können zwar in Zucker und über diese auch in Fett umgewandelt werden. Dieser Vorgang ist aber aufwendig und mit hohen Energieverlusten verbunden.

Nachteile

- Eiweissreiche Lebensmittel sind relativ arm an Fasern und Wasser und können deshalb zu Verstopfung führen. Tierische Eiweissquellen enthalten gar keine Ballaststoffe.
- Eiweisse sind oft in fetten, kalorienreichen Lebensmitteln wie Würsten oder Käse enthalten. Wer zu Vertretern greift, bei denen der Eiweissanteil grösser ist als der von Fett, kann diesen Nachteil aber teilweise kompensieren.
- Wenn die Eiweisse überwiegend von rotem Fleisch oder von daraus produzierten Lebensmitteln stammen, kann dies das Risiko für manche Krebsarten und für Hirnschlag erhöhen.
- Bei hohem Eiweisskonsum ist die Leber gefordert, muss sie doch den darin enthaltenen Stickstoff in ein ungefährliches Molekül (Harnstoff) einbauen.
- Die «Reste» der Eiweisse zu entsorgen, macht den Nieren Arbeit. Bei älteren Menschen oder bei solchen mit Nierenproblemen kann eiweissreiches Essen zu einer Überlastung des Organs führen. Bleibt zu viel Stickstoff im Körper, kann es gefährlich werden.
- Wer oft und viel tierische eiweissreiche Lebensmittel isst, riskiert erhöhte Harnsäurewerte, was zu Gicht führen kann.
- Unser Körper kann Eiweisse in Fette und Kohlenhydrate umwandeln (siehe Grafik Seite 101). Damit können Eiweissbestandteile – im Gegensatz zu Fetten – den Insulinspiegel ansteigen lassen.
- Wenn Reserven angezapft werden, kann der «Eiweissspeicher» Muskel auch nachteilig sein. Im Gegensatz zu Fettpolstern und Glykogen ist

es nämlich möglich, dass sich Muskeln, deren Hauptfunktion ja Bewegung ist, nicht mehr bis zu ihrer ursprünglichen Grösse aufbauen lassen.

■ Nahrungsmittel, die viel Eiweiss enthalten, sind tendenziell teurer als solche, die überwiegend aus Fett oder Zucker bestehen. Sie belasten auch die Umwelt mehr.

Von Proteinen profitieren

In vielen Lebensmitteln kommen Eiweisse in Verbindung mit Fetten vor. Bevorzugen Sie Vertreter mit einem besonders hohen Eiweissanteil, beispielsweise Trockenfleisch und Geflügelschinken, Fisch, Hülsenfrüchte, Eiklar oder magere Milchprodukte wie Magerquark, Skyr und Hüttenkäse. In manchen Lebensmitteln wie Nüssen stecken gesunde Fette, die nur wenig Potenzial haben, anzusetzen. Kalorienarme Eiweissbomben enthalten nur rund 5 Kalorien pro Gramm Eiweiss. Einen Vergleich von solchen Lebensmitteln finden Sie unter **www.beobachter.ch/download.**

So kommen Sie zu Ihrer Extraportion Eiweiss

Mit einigen Tricks können Sie den Eiweissanteil Ihres Speiseplans erhöhen. Achten Sie aber darauf, dass Ihre Ernährung ausgewogen und gesund bleibt und dass Ihre Kalorienbilanz sich nicht verschlechtert:

■ Schauen Sie beim Einkauf auf die Angaben zum Eiweissanteil auf der Produktverpackung. Bei unverpackten Produkten informieren Tabellen in Büchern oder im Internet über den Eiweissgehalt.

■ Besonders bei fettreichen Produkten lohnt es sich, zu Vertretern zu greifen, die auch viel Eiweiss enthalten. Hochwertiger Hartkäse enthält beispielsweise ebenso viel Eiweiss wie Fett.

■ Setzen Sie auf eiweissreiche Stärkebeilagen wie Linsen, Kichererbsen und Bohnen, Amarant und Quinoa.

■ Kaufen Sie Brot, das mit Kernen und Nüssen versetzt wird. Diese sorgen für einen höheren Anteil an Eiweiss. Auch der Anteil bei Schokolade oder Müesli erhöht sich, wenn Nüsse darin stecken.

■ Verwenden Sie nicht immer nur Mehl aus Weizen. Experimentieren Sie mit Alternativen, die mehr Eiweiss enthalten, wie Mehl aus Buchweizen, Amarant, Quinoa, Hirse, Mandeln, Dinkel oder Soja.

WAS MACHT NUN WIRKLICH DICK: FETT, ZUCKER ODER ALKOHOL?

Was ist es denn nun, das zu Buche schlägt? Ist es das Fett, der Zucker oder etwa Alkohol? Über die richtige Antwort liegen sich die Ernährungsexperten seit Jahren in den Haaren, und die Sündenböcke unter den Nährstoffen und Nahrungsmitteln lösen sich regelmässig ab. Fest steht: Wer sich ausschliesslich von Fett oder Zucker oder Alkohol ernährt, wird nicht dick. Das liegt daran, dass unser Körper auf alle Hauptnährstoffe angewiesen ist, wenn er richtig funktionieren soll, und dazu gehört eben auch, Fettgewebe aufzubauen. Deshalb nehmen Menschen ab, die nichts ausser Fleisch und Eier oder Reis und Nudeln essen. Auch wer sich ausschliesslich von Alkohol ernährt, wird nicht dick. Es gibt also keinen besonderen Übeltäter unter den Nährstoffen, den man hervorheben könnte. Eine einseitige Ernährung ist aber trotzdem kein taugliches Konzept, weil sie auf die Dauer krank macht. Bei einer ausgewogenen Ernährung entscheiden Qualität, Menge und Essmuster über das Gewicht. ■

- Bestreichen Sie Ihre Brotschnitte auch mal mit was anderem als Butter und Margarine. Im Gegensatz zu diesen liefert beispielsweise Quark nicht nur Fett, sondern auch viel Eiweiss. Vegane Alternativen sind Hummus und (Erd-)Nussbutter.
- Milchprodukte enthalten von Natur aus viel und hochwertiges Eiweiss. Achten Sie aber auf den Zucker- und Fettgehalt. Milch enthält zudem auch viel natürlichen Milchzucker.
- Ein Drei-Minuten-Ei zum Zmorge verbessert die tägliche Eiweissbilanz.
- Ihnen schmeckt rotes Fleisch, also solches von Rind, Kalb, Schwein, Lamm? Essen Sie lieber hochwertiges, teureres Fleisch, das wenig Fett enthält – dafür seltener, z. B. nur einmal in der Woche.
- Fisch und Meeresfrüchte strotzen vor Eiweiss. Sie stehen drauf? Bauen Sie sie in Ihren Menüplan ein, indem Sie Ihren gemischten Salat mit vorgekochten Crevetten oder Thunfisch aus der Dose anreichern. Achten Sie auch hier auf Nachhaltigkeit.

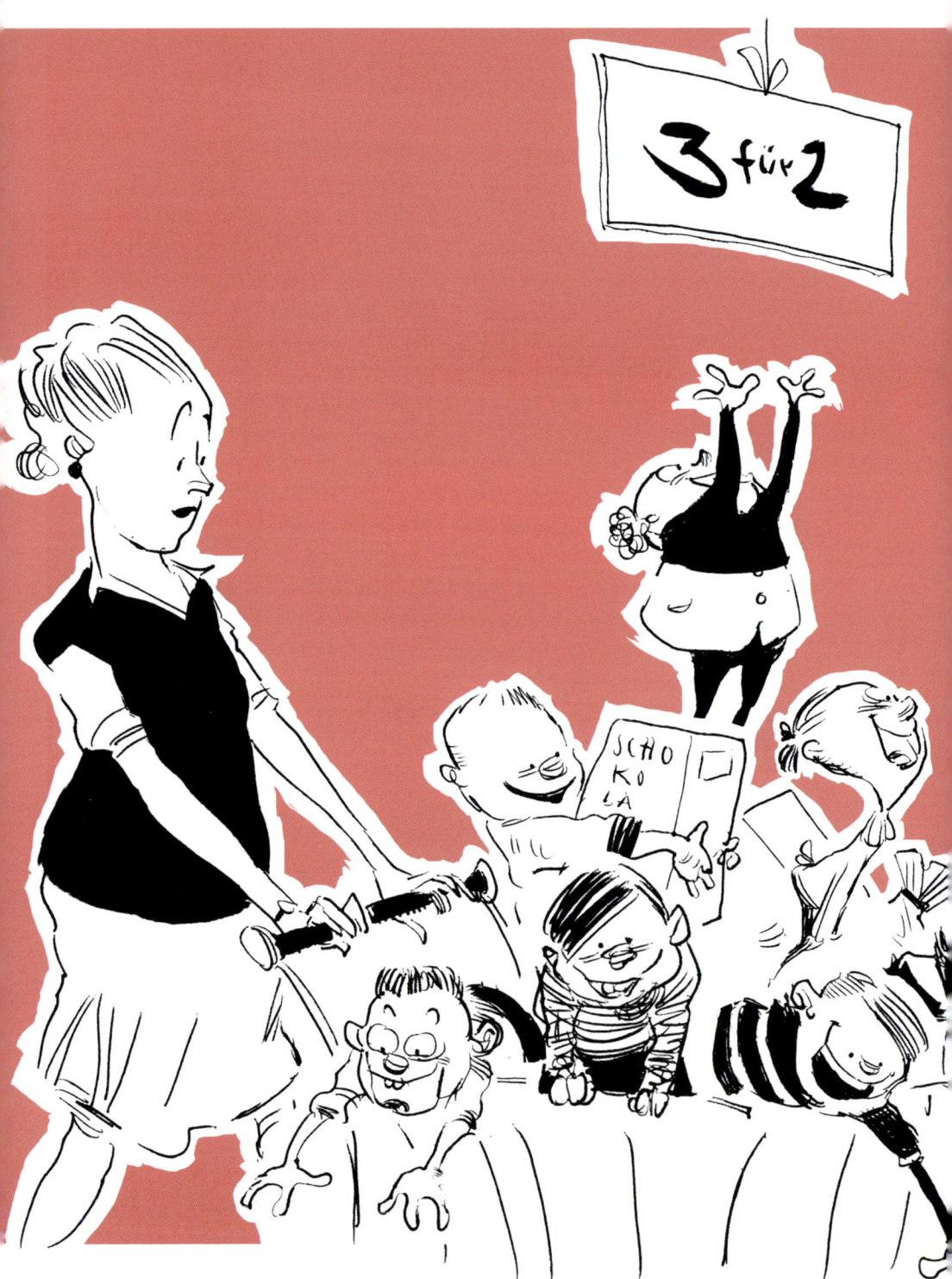

Einkaufen: Wie und wo greife ich zu?

Im Supermarkt lauern Versuchungen an jeder Ecke. Zwischen wirklich abnehmfreundlichen Produkten und vermeintlich schlanken Blendern zu unterscheiden ist manchmal schwierig. Verlassen Sie sich nicht nur auf Ihren Bauch. Lassen Sie Ihren Kopf mitentscheiden.

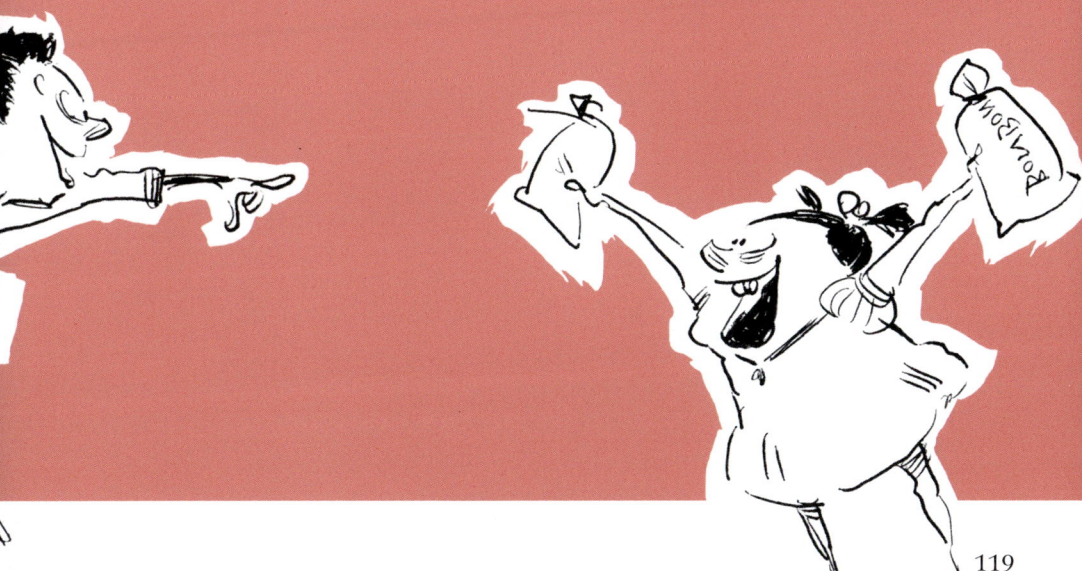

Das richtige Produkt ist die halbe Miete

Lebensmittel sind nicht immer das, was sie zu sein scheinen. Wirklich Verlass ist nur aufs Kleingedruckte auf der Produktverpackung. Unter der Kalorienlupe entpuppt sich so manches Light-Lämmchen als Kalorienwolf im Schafspelz.

Wer richtig einkauft, stellt wichtige Weichen für ein gesundes Körpergewicht. Die Frage ist nur: Was ist richtig? Aus der Sicht der Produzenten ist das eigene Produkt das richtige. Klar, Nahrungsmittelkonzerne müssen Gewinne schreiben. Deshalb hat der Verkauf von Produkten erste Priorität – und nicht die Gesundheit der Konsumenten. Das Attribut «gesund» ist heute aber ein zunehmend beliebtes Verkaufsargument. Deshalb preisen die Hersteller ihre Pausenriegel, Müesli- und Energiegetränke in den höchsten Tönen.

Hatten Sie auch schon den Eindruck, dass die schrille und modische Verpackung über den wahren Wert eines neu lancierten Produkts hinwegtäuschen soll? Ein Blick auf die Inhaltsangaben entlarvt viele vermeintliche Wellness-Lebensmittel als Mogelpackungen: Neben Extramilch(pulver) liefert mancher Riegel auch grosse Mengen an Fett; «gesund naschen» heisst in Wahrheit Zucker tanken. Kein Wunder – Fettes und Süsses schmeckt und lässt sich erst noch billig herstellen.

Ziehen Sie dem Kalorienwolf den Schafspelz über die Ohren

Beim Gestalten und Bewerben ihrer Produkte sind Herstellern weite Grenzen gesteckt. Und viele von ihnen gehen bis ans Limit oder darüber hinaus. So sind fettreduzierte Produkte oft reich an Zucker und umgekehrt. Seien Sie also Versprechungen der Hersteller gegenüber kritisch. Gesund, bio, light, funktional, Vollkorn, vegetarisch – all das heisst nicht automatisch kalorienarm und abnehmfreundlich. Manchmal ist es deshalb besser, auf andere Kriterien zu achten, die nicht in grossen Lettern auf der Verpackung stehen. Neben Angaben zur Zusammensetzung und zum Inhalt können auch Verarbeitungsgrad, Saisonalität, Frische, Herkunft und «Traditionalität» Hinweise darauf geben, ob ein Lebensmittel eine gute Figur macht.

Wählen Sie Produkte nach Ihren Kriterien

Eher zugreifen bei Produkten, ...

... die es schon lange im Sortiment gibt, also bei solchen, die schon unsere Grosseltern kauften.

... die sich in Aussehen, Inhalt und Grösse über die Zeit hinweg nur wenig oder gar nicht verändern.

... die nicht speziell beworben werden (müssen).

... die ohne Spezialattribute wie «gesund» oder «leicht» auskommen.

... die schlicht und unauffällig verpackt sind.

... die nur wenige und bekanntee Zutaten enthalten (siehe Zutatenliste).

... die wenig oder gar nicht verarbeitet wurden.

... die nicht so gut erreichbar platziert sind, also eher unten im Regal liegen.

Aufpassen bei Produkten, ...

... die angeblich Spezialeigenschaften aufweisen.

... die intensiv und wiederholt beworben werden.

... die besonders attraktiv, farbig oder immer wieder anders verpackt sind.

... deren Zutatenliste lang ist.

... die angereichert sind oder angeben, zuckerreduziert zu sein, zum Beispiel mit Vitaminen, Spurenelementen oder besonderen Fetten.

... die auf Augenhöhe und somit griffgünstig im Regal stehen.

... die in ständig grösser werdenden Verpackungen oder Packungsbündeln angeboten werden.

... deren Gesundheitsversprechungen im Widerspruch stehen mit dem hohen Verarbeitungsgrad.

Früchte und Gemüse laufen jedem Powersnack den Rang ab

Plagt Sie der kleine Hunger zwischendurch? Kein Problem, suggeriert die Werbung, schliesslich bieten sich unzählige Kraftriegel, Frühstückswaffeln, Pausenschnitten, Powersnacks und Energydrinks an, das Bedürfnis zu befriedigen. Nicht zu vergessen die kraftspendenden Würstchen und munter machenden Minikäse. Sie alle schmecken, denn dafür wurden sie geschaffen. Was allerdings den Kaloriengehalt anbelangt, hätten moderne Snacks besser in eine Zeit gepasst, in der der Mensch sein Überleben noch mit harter körperlicher Arbeit sichern musste. Die Snacks sind von gestern, auch wenn sie uns Nahrung von morgen vorgaukeln. Dagegen kommen heute Vitamine, Mineral- und Ballaststoffe zu kurz. Eine ganze Menge davon – aber wenig Kalorien – enthalten Früchte und Gemüse. Damit werden sie den Bedürfnissen der sess(el)haften Menschen viel eher gerecht als der vermeintlich letzte Schrei aus dem Labor der Lebensmitteldesigner – denn sie sind Hightech aus der Natur.

MIT HAHNENBURGER ZUM EXTRAURLAUB. *Gesundheit muss nicht immer nur kosten. Im Gegenteil: Gesundheitsförderliches Verhalten kann sich in der Haushaltskasse positiv bemerkbar machen. Hahnenwasser zum Beispiel kostet fast nichts. Haben Sie schon einmal ausgerechnet, wie viel Geld Sie sparen könnten, wenn Sie anstelle von Süssgetränken, Säften und Alkoholischem nur noch «Hahnenburger» trinken würden? Bei manchen dürfte das schon fast für einen Urlaub reichen. Weiteres Sparpotenzial bietet saisonales Einkaufen. In der Saison sind Früchte und Gemüse nicht nur schmackhafter, nährstoffreicher, weniger mit Schadstoffen belastet und ökologischer, sondern auch deutlich günstiger. Besorgen Sie sich am besten einen Saisonkalender.*

«Light» verleitet: Lassen Sie sich nicht hinters Licht führen

Manche Light-Produkte sind schwere Blender. Sie suggerieren das scheinbar Unmögliche: essen und trinken, ohne dass man zunimmt. Meist bleibt es beim Versprechen. Laut Gesetzgebung müssen Light-Produkte mindestens 30 Prozent weniger Energie und/oder Fett und/oder Kohlenhydrate enthalten. Doch selbst wenn Light-Produkte fettreduziert sind, ist Vorsicht angcsagt. Pro 100 Gramm enthält fettreduzierte Mayonnaise immer noch mehr als 30 Gramm Fett, Light-Käse noch 25 Gramm Fett und «leichte» Wurst «nur» noch 26 Gramm Fett. Zum Glück verraten die Inhaltsangaben auf der Verpackung den wahren Sachverhalt. In einigen fettreduzierten Produkten sorgt statt Fett viel Zucker für den nötigen Geschmack. Also Obacht bei Light-Joghurts und Light-Getränken auf Milchbasis.

Light-Varianten verleiten auch leicht zum Mehressen. «Schmeckt zwar nicht so wie das Original, dafür darf es etwas mehr sein», denkt sich manch einer. «Schliesslich machen Light-Produkte ja nicht dick.» Das geht leider oft in die Hüfte: Gemäss Studien taugen Light-Produkte auf lange Sicht kaum zur Gewichtskontrolle. Der Körper lässt sich nicht so einfach überlisten. Er «merkt», wenn mit einem Produkt weniger Kalorien, z. B. in Form von Fett, ankommen, und holt sich diese anderswo, etwa indem er uns dazu verleitet, mehr Kohlenhydrate zu essen. Es gibt aber Light-Produkte, die man sinnvoll und gezielt einsetzen kann.

Nehmen Sie Light-Produkte nicht auf die leichte Schulter
Light-Produkte, die eine Überlegung wert sind:
- Kalorienfreie Light-Getränke als Ersatz für zuckergesüsste, wenns unbedingt süss sein soll. Wasser ist aber die deutlich bessere Alternative.
- Die Verwendung von Süssstoffen, etwa Cyclamat oder Aspartam, anstelle von Haushaltszucker. Auch Erythrit ist eine kalorienfreie Alternative zu Zucker. Es ist von der Anwendung und vom Geschmack her nahe am Haushaltszucker und hat eine ähnliche Struktur wie Xylit. Noch besser: grundsätzlich weniger süssen.
- Mässig fettreduzierte Produkte wie Halbrahm oder teilentrahmte Milch, die immer noch 1,5 Gramm Fett enthält. Allerdings gilt es hier darauf zu achten, dass die Kalorien nicht anderswo – z. B. bei den Kohlenhydraten – kompensiert werden.
- Produkte, die einen nicht dazu verleiten, mehr zu essen, weil sie weniger befriedigen als das Original.
- Produkte, die anstelle von Zucker mehr von der Pflanze enthalten, etwa Ketchup mit grösserem Tomatenanteil, Konfitüre oder Joghurts mit einem höheren Gehalt an Früchten, Frühstücksflocken ohne zugesetzten Zucker oder kakaoreiche Schokolade.
- Lebensmittel, die das Verlangen nach einem bestimmten Geschmack dämpfen können, z. B. Light-Schokoladenflan anstatt richtiger Schokolade.

LEICHTE PRODUKTE, DIE DIE BEZEICHNUNG «LIGHT» NICHT NÖTIG HABEN

Manche Lebensmittel, die eine günstige Zusammensetzung haben, können beim Abnehmen helfen – obwohl oder vielleicht gerade weil sie nicht unter der Bezeichnung «light» laufen. Beispiele für Leichtes:

- Hahnenwasser
- Hüttenkäse, Magerquark
- Tomatenmark aus der Tube
- Ajvar (Peperonimus)
- Fertigsauerkraut
- Essiggurken, Silberzwiebeln
- Randen
- Maroni
- Bündnerfleisch, Bresaola
- Thunfisch (Wasserkonserve)
- Bohnen-/Linsenkonserven; Kichererbsen, Tomaten und Pilze in Konserven
- Kräuter-/Steviapflanzen für den Balkon
- Spezialprodukte für Kinder:
  - mundgerechte Gemüse- oder Früchtesnacks
  - Reis-/Getreidewaffeln oder Riegel
  - Pasta mit einem hohen Gemüseanteil
  - Apfel-/Birnenmus ohne Zuckerzusatz
- Konfi mit besonders hohem Fruchtanteil
- Rote Grütze

Finger weg von schweren Blendern:

- Produkte, die zwar kaum Fett, dafür aber reichlich Zucker enthalten, oder Low-Carb-Produkte, die wegen des vielen Fetts insgesamt mehr Kalorien enthalten als das normale Pendant.
- Lebensmittel, die nur geringfügig kalorienreduziert wurden, aber den Anschein erwecken, dass sie deutlich «erleichtert» sind, zum Beispiel Käse, der 25 anstatt 35 Gramm Fett pro 100 Gramm enthält, oder Margarine mit 70 anstatt 90 Prozent Fett.
- Produkte, die praktisch gleich aussehen wie kalorienfreie Varianten, jedoch noch Kalorien enthalten, etwa aromatisierte Mineralwasser, die mit Fruchtzucker gesüsst wurden.
- Produkte, die mit Xylit oder Sorbit vorgaukeln, kalorienfrei zu sein. Im Gegensatz zu Aspartam oder Cyclamat enthalten diese Zuckeralkohole immer noch recht viele Kalorien.

- Nahrungsmittel oder Zusätze, die stark verarbeitet wurden, z. B. Stevia (siehe Seite 127).
- Stark fettreduzierte Produkte wie Magermilch oder fast fettfreier Käse, die kaum noch schmecken.
- Light-Produkte, die immer noch kalorienreich sind und den Konsum ankurbeln, weil sie Geschmacksverstärker wie Salz oder Glutamat enthalten, also etwa fettreduzierte Chips oder Pommes.

Nicht nur die Bezeichnung «Light» verführt leicht

Bezeichnungen, die den Zuckergehalt betreffen, sollten Sie besonders kritisch hinterfragen. So gibt es Produkte, die die Aufschrift «sugarfree» tragen, gemäss Deklaration aber zu 85 Prozent aus Kohlenhydraten bestehen. Das geht rechtlich, weil mit «Sugar» nur Haushaltszucker gemeint ist, nicht aber die chemisch zur gleichen Gruppe gehörenden Zuckeralkohole (Zuckeraustauschstoffe) wie Mannit. Solche Produkte tragen auch oft das «Zahnmännchen». Weiter sollten Konsumenten genau hinschauen, wenn Produkte mit diesen Bezeichnungen beworben werden:

- ohne Zuckerzusatz
- Apfel- oder Traubensaftkonzentrat
- ungesüsst
- weniger süss
- ohne Kristallzucker
- ohne Süssungsmittel
- zuckerreduziert, zuckerfrei oder «sugarfree»
- natürliche Süsse, natursüss
- mit Stevia gesüsst
- plus Vitamine, reich an Vitaminen
- neue Rezeptur

Solche Produkte sind meist Blender, enthalten sie doch oft grosse Mengen an natürlicherweise vorhandenem (nicht zugeführtem) Zucker oder Zucker aus «natürlichen» Quellen wie Honig oder Ahornsirup. Die Bezeichnung «weniger süss» kann sich auch nur auf den Geschmack beziehen, nicht aber auf die enthaltene Zuckermenge. Steviaprodukte etwa enthalten fast immer auch Zucker, weil das Steviaglykosid alleine keine angenehme Süsse vermittelt.

ZUCKER, SÜSSE, KALORIEN: WAS HERSTELLER VERSPRECHEN UND WAS SIE HALTEN MÜSSEN

Was auf der Verpackung steht ...	... bedeutet nicht ...
Zuckerfrei / «sugarfree»	**... ohne Kohlenhydrate.** Das Produkt kann sogar fast ganz aus Kohlenhydraten (z. B. Zuckeralkoholen) bestehen, solange es kein Haushaltszucker (= Saccharose) ist. Zuckerfrei bedeutet lediglich «ohne Haushaltszucker», weshalb das Produkt immer noch sehr energiereich sein kann.
mit (natürlicher) Fruchtsüsse	**... ohne Zucker oder zuckerhaltige Zutaten.** Die Zuckeralternative muss auch nicht unbedingt natürlicher oder weniger verarbeitet sein als Zucker.
Süsse aus Trauben	**... dass dies gesünder ist** oder sonst einen Vorteil hätte gegenüber Zucker.
Süsse nur aus Früchten / natursüss	**... ungesüsst oder ohne Zucker.** Die Süsse stammt aus Fruchtkonzentraten, Saftkonzentraten oder aus Zucker, der aus Früchten gewonnen wurde. Dieser unterscheidet sich kaum von Rüben- oder Rohrzucker (also Haushaltszucker).
zuckerreduziert	**... kalorienreduziert.** Die Kalorien aus dem Haushaltszucker können gänzlich durch z. B. Glukosesirup (mit dem gleichen Kaloriengehalt) ersetzt werden.
weniger süss / Süsse	**... weniger Zucker.** Haushaltszucker kann z. B. durch Glukose ersetzt werden, die gleich viele Kalorien enthält, aber weniger süss schmeckt.
für Kinder geeignet / genau richtig für Kindergarten und Schule	**... besonders wenig Zucker.** Haushaltszucker kann durch ähnliche Kohlenhydrate oder durch Zuckeralkohole ersetzt werden.
ohne Zuckerzusatz	**... ohne süssende Zutaten oder ohne Kalorien oder kalorienreduziert.** Es heisst nur, dass kein Haushaltszucker zugeführt wurde.
weniger Zucker	**... weniger Zucker oder Kalorien** als in Produkten anderer Hersteller.
mit Traubenzucker	**... gesünderer Zucker.** Im Gegenteil: Traubenzucker (Glukose) gelangt besonders schnell ins Blut (GI=100) und lässt das Insulin nach oben schiessen. Zudem braucht es mehr davon, um die gleiche Süsse wie mit Haushaltszucker zu erreichen.

Was auf der Verpackung steht ...	... bedeutet nicht ...
mit Fruktose / Fruchtzucker gesüsst	**... besonders gesund oder für Diabetiker besonders geeignet.** Im Gegenteil: Fruktose ist lipogen, d. h. sie wird von der Leber besonders gerne in Fett umgewandelt, was zur Folge haben kann, dass das Insulin weniger gut funktioniert.
mit Stevia gesüsst	**... dass es natürlich(er) wäre, weil die Steviapflanze verwendet wurde.** Im Gegenteil: Erlaubt ist nur der Zusatz des Süssstoffes Steviolglykosid, der ausschliesslich in chemisch aufwendigen Verfahren gewonnen werden kann.
mit Apfeldicksaft gesüsst	**... gesünder oder bedeutend reicher an wertvollen Nährstoffen aus dem Apfel.** Apfeldicksaft besteht überwiegend aus Saccharose, also Haushaltszucker.
ohne Zusatz von Süssungsmittel	**... ohne Zucker oder andere Kohlenhydrate.** Es bedeutet nur «ohne Süssstoffe» oder «ohne Zuckeraustauschstoffe».

FÜR VEGANE UND VEGETARISCHE PRODUKTE GILT KEINE EXTRAWURST. *Auch in vegetarischen Produkten steckt oft mehr Fett als erwartet. Sie enthalten zwar nur pflanzliches Fett, manchmal aber reichlich davon: Ein Fettanteil von 20 und mehr Prozent ist keine Seltenheit. Besonders reich an Fett sind Fertigprodukte wie Brotaufstriche, aber auch Fleischersatz wie Terrinen, Bratlinge, Nuggets, Cordon bleu sowie Wurst- und Pasteten-Imitate. Die Moral von der Geschicht: Lesen Sie auch bei Vegetarischem die Inhaltsangabe auf der Verpackung, bevor Sie sich zum Kauf entscheiden. Genau so wie bei Fleischlichem.*

Es kommt darauf an, was (wirklich) drinsteckt

Vielen Produkten sieht man die Kalorien nicht auf Anhieb an. Eine trendige Verpackung und markige Sprüche lenken gekonnt davon ab. Ein Blick auf die Inhaltsangaben auf der Produktverpackung schafft Klarheit: Hier sind alle Ingredienzien der abnehmenden Menge nach aufgelistet. Der

NÄHRWERTANGABEN VERSTEHEN

Verpackungsangaben		Erklärung
Nährwerte	100 g enthalten	Die Nährwertangaben beziehen sich immer auf 100 Gramm des betreffenden Lebensmittels.
Energiewert	1890 kJ (452 kcal)	100 Gramm dieses Lebensmittels enthalten 1890 Kilojoule oder 452 Kalorien. Die Gesamtenergiemenge setzt sich aus dem Kaloriengehalt von Eiweissen, Kohlenhydraten und Fetten zusammen.
Eiweiss	15 g	15 von 100 Gramm bestehen aus Eiweiss. Ein Gramm Eiweiss enthält etwa 4 Kalorien: rund 60 Kalorien (15 Gramm × 4 Kalorien) kommen also von den Eiweissen. Das entspricht ca. 13 Prozent der Gesamtenergie von 452 Kalorien.
Kohlenhydrate	57 g	57 von 100 Gramm dieses Lebensmittels bestehen aus Kohlenhydraten. Ein Gramm Kohlenhydrat enthält etwa 4 Kalorien: rund 228 Kalorien (57 Gramm × 4 Kalorien) kommen also von den Kohlenhydraten. Das entspricht ca. der Hälfte der Gesamtenergie.
Fett	18 g	18 von 100 Gramm bestehen aus Fett. Ein Gramm Fett enthält etwa 9 Kalorien: rund 162 Kalorien kommen also vom Fett. Das entspricht rund einem Drittel der Gesamtenergie von 452 Kalorien.
Nahrungsfasern	6 g	6 von 100 Gramm bestehen aus Nahrungsfasern (Ballaststoffen). Sie enthalten kaum für den Menschen verwertbare Kalorien.
Salz	0,9 g	0,9 von 100 Gramm bestehen aus Salz.

Die fehlenden ca. 3 Gramm Gewicht bestehen aus Wasser. Ein Gramm dieses Produkts liefert somit etwa 4,5 Kalorien (kcal).

Bestandteil, der zuerst erwähnt wird, ist in der grössten Menge enthalten. Auch der Gesamtkaloriengehalt muss deklariert werden: Er wird als Kalorien (kcal) pro 100 Gramm des Lebensmittels angegeben. Je weniger davon, desto besser.

Interpretation

Da dies bei allen Lebensmitteln gleich gehandhabt wird, eignen sich die Angaben gut für Vergleiche.

Der Kalorienbedarf von Erwachsenen kann sehr unterschiedlich sein. Die grosse Bandbreite (1500–3500 kcal/Tag) macht die Abschätzung, wie viel davon durch eine Portion des Lebensmittels gedeckt wird, schwierig.

Ein hoher Eiweissanteil wirkt sich in der Regel günstig auf das Körpergewicht aus. Da Eiweisse teuer sind, deutet ein hoher Anteil bei verarbeiteten Lebensmitteln darauf hin, dass es sich eher um ein hochwertiges Produkt handelt.

Der Zusatz «davon Zucker» meint nicht zwangsläufig zugesetzten Zucker! Er bezeichnet die Menge an «schnellen» Einfach- und Zweifachzuckern. Bei der Milch bestehen Kohlenhydrate nur aus Zucker, denn der natürlich vorkommende Milchzucker ist ein Zweifachzucker. Das ist verwirrend, denn in der Zutatenliste meint «Zucker» zugesetzten Haushaltszucker, also Saccharose.
Der Kohlenhydratanteil hängt stark von der Art des Lebensmittels ab. Wo keine Kohlenhydrate zu erwarten sind, hilft er, zugesetzten Zuckern auf die Schliche zu kommen, z. B. bei «salzigen» Konserven und Eingelegtem, bei Fertigsaucen, Suppen, Essig, Gemüsesäften. Xylit und andere Zuckeralkohole verstecken sich bisweilen hinter der Bezeichnung «mehrwertige Alkohole».

Der Anteil an gesättigten Fettsäuren wird separat angegeben. Zum Wohle der Gesundheit, aber auch des Gewichts, sollte der Anteil an gesättigten Fetten niedrig sein. Erwachsene sollten pro Tag nicht mehr als 20 Gramm davon einnehmen.

Produkte mit einem hohen Anteil an Nahrungsfasern bieten für die Verdauung und Gewichtskontrolle Vorteile, und sie sind auch ein Massstab für den Verarbeitungsgrad. Die tägliche Zufuhr sollte mindestens 25–30 Gramm entsprechen.

Salz wird zur Konservierung eingesetzt, aber auch als Geschmacksverstärker und Konsumförderer, weshalb verarbeitete Lebensmittel oft zu viel davon enthalten. Produkte mit mehr als 1,5 Gramm / 100 g sollten zurückhaltend konsumiert, solche mit mehr als 2 oder gar 2,5 Gramm eher gemieden werden.

Nährwertdeklaration: Die wahren inneren Werte in Zahlen

Viele Konsumenten würdigen die Nährstoffangaben auf den Lebensmittelverpackungen keines Blickes. Zu kompliziert, zu umständlich. Schade, denn die Informationen liefern nützliche Hinweise zu Kalorien- und Fett-

GESAMTKALORIENGEHALT ALKOHOLISCHER GETRÄNKE

Getränk (Menge)	Kaloriengehalt	Kommentar
Bier, 0,33 L	110–150 kcal	Alternative ist alkoholfreies Bier. Aber auch dieses enthält noch Kalorien aus der Restalkoholmenge und aus Zucker.
Alkoholfreies Bier, 0,3 L	70–90 kcal	Kann im Restalkohol- und Zuckergehalt variieren. Zusammensetzung im Internet recherchieren
Weizen-/Weissbier, 0,5 L	190–260 kcal	Mit ca. 3 Gramm pro dl enthält Weizenbier ähnlich viel Zucker wie ein herkömmliches Bier.
Alkoholfreies Weizenbier, 0,5 L	110–140 kcal	Alkoholfreies Weizenbier enthält mehr Zucker als normales (ca. 5 statt 3 Gramm).
Panaché (Radler), 0,33 L	110–160 kcal	Enthält weniger Alkohol als Bier, dafür mehr Zucker (5–8 Gramm pro dl)
Rotwein, 0,2 L	120–150 kcal	Trockene Weine enthalten weniger Zucker.
Weisswein, 0,2 L	100–130 kcal	Lässt sich zu einer Schorle verdünnen
Sekt, 0,2 L	130–170 kcal	Trockenen vorziehen, auf Alkoholgehalt achten, variiert stark
Prosecco, 0,2 L	140–180 kcal	Kann auch als Schorle konsumiert werden
Wodka, 0,02 L	40–50 kcal	Mixgetränke sind stark zuckerhaltig.
Kräuterschnaps, 0,04 L	90–110 kcal	Oft stark zuckerhaltig
Caipirinha, 0,3 L	290–330 kcal	Stark zuckerhaltig
Gin Tonic, 0,2 L	120–150 kcal	Alternative: Light-Tonic statt normales.

gehalt des Produkts. Die Entzifferung kostet einen Moment Zeit, aber eine Hexerei ist sie nicht, wie die Tabelle auf Seite 129 beweist. Die Referenzmenge, die angibt, wie viel des Tagesbedarfs eine Portion des Produkts deckt, können Sie getrost vergessen. Diese Prozentangabe kann in die Irre führen: Die vom Hersteller vorgesehene Portionengrösse ist meist kleiner als die effektive, und auch der angenommene Kalorienbedarf kann niedriger sein als der individuelle. Für Vergleiche, beispielsweise was den Fettgehalt anbelangt, eignet sich die herkömmliche Angabe, bezogen auf 100 Gramm des Produkts, deutlich besser. Damit bekommen Sie auch ein Gefühl, was für ein bestimmtes Produkt «viel» und «wenig» ist.

Nicht bei jedem Lebensmittel sind die Hersteller gezwungen, alle Nährstoffe zu deklarieren. So stehen auf alkoholischen Getränken meist keine Angaben zu möglicherweise auch noch enthaltenen Zucker- oder Fettmengen oder zum Gesamtkaloriengehalt. Gerade bei Alkoholmischgetränken mit Spirituosen oder bei Bier gemischt mit Limonade kommen die Kalorien von Alkohol und Zucker zusammen. Das macht sie zu echten Kalorien-Molotowcocktails. Die folgende Tabelle gibt einen Eindruck über den ungefähren Kaloriengehalt von alkoholischen Getränken.

SCHAUEN SIE BEI FLAKES GENAU HIN. *Auch wenn sie nicht danach aussehen, bestehen viele Flakes, Pops und Crispies überwiegend aus Zucker. Neben dem zugesetzten Zucker, der als solcher ausgewiesen ist, enthalten die Flocken Stärkezucker, meist aus Mais oder Reis. Dieser ist so stark verarbeitet, dass er sich qualitativ kaum vom zugesetzten Zucker unterscheidet. Greifen Sie deshalb zu einem Produkt mit möglichst hohem Fasergehalt. Achten Sie auch genau darauf, woraus die Flakes tatsächlich hergestellt sind. Manche als «Weizenflocken» deklarierten Flakes bestehen in Wahrheit zu 80 Prozent aus minderwertigerem Reis. Auch der Begriff «Vollkorn» ist bei solchen verarbeiteten Produkten mit Vorsicht zu geniessen, weil der Faseranteil oft bescheiden ist.*

Zucker und Süssungsmittel verstecken sich of hinter unverständlichen Bezeichnungen. Folgende Tabelle schafft Klarheit.

ZUCKER UND ANDERES, DAS SÜSS SCHMECKT, ABER NICHT UNBEDINGT NACH ZUCKER KLINGT

Klingt nach Zucker – ist Zucker

- Brauner Zucker
- Fruchtzucker
- Invertzucker
- Invertzuckercreme
- Invertzuckersirup
- Karamellisierter Zucker
- Karamellzuckersirup
- Kristallzucker
- Malzzucker
- Milchzucker
- Raffinadezucker
- Rohrohrzucker
- Traubenzucker
- Vanille-, Vanillinzucker / Weisszucker
- Zucker
- Gezuckerte Kondensmilch / Zuckerrübensirup

Nicht ohne Weiteres als Zucker identifizierbar, aber dennoch Zucker

- Birnendicksaft
- Dextrin / Maltodextrin / Weizendextrin
- Dextrose
- Dicksaft
- Fruchtextrakt
- Fruchtpüree
- Fruchtsüsse / Apfelsüsse / Traubensüsse
- Fruktose
- Fruktose-Glukose-Sirup
- Fruktosesirup
- Gerstenmalz / Gerstenmalzextrakt
- Getrocknete Früchte / Rosinen
- Getrockneter Glukosesirup / Glukose
- Glukose-Fruktose-Sirup
- Glukosesirup
- Honig
- Inulin
- Joghurtpulver
- Karamellsirup
- Konzentrierte Fruchtsäfte / Fruchtsaftkonzentrate
- Laktose
- Magermilchpulver / Vollmilchpulver
- Maltose
- Malzextrakt
- Melasse
- Molkenerzeugnis / Molkenpulver / Süssmolkenpulver
- Oligofruktose / Raffinose
- Oligofruktosesirup
- Polydextrose
- Saccharose

Enthalten (fast) 100 % der Energie, die in Haushaltszucker steckt

Zuckeraustauschstoffe (meist Polyole / Zuckeralkohole / mehrwertige Alkohole)	Süssstoffe

Zuckeralkohole:

- Sorbit (E420)
- Mannit (E421)
- Isomalt (E953)
- Maltit (E965)
- Maltitolsirup (E965)
- Xylit (E967)
- Erythrit (E968)

Können auch auf «ol» enden, also z. B. Sorbitol. Enthalten 0–60 % der Energie, die in Haushaltszucker steckt

Zudem:

- Fruktose / Oligofruktose
- Inulin
- Isomaltulose
- Maissirup
- Stärkehydrolysat
- Trehalose
- Trehalulose

Enthalten bis zu 100 % der Energie, die in Haushaltszucker steckt

- Acesulfam (E950)
- Advantam (E969)
- Aspartam (E951)
- Aspartamsalz (E962)
- Cyclamat (E952)
- Neohesperidin (E959)
- Neotam (E961)
- Saccharin (E954)
- Sucralose (E955)
- Steviosid / Steviolglykosid (E960)
- Thaumatin (E957)

Enthalten praktisch keine für den Körper verwertbaren Kalorien

Einkaufen mit Köpfchen: Ohne Schaden durch den Laden

Die Einkaufsläden von heute sind wahre Verführungstempel: Aus den Lautsprechern erklingen angenehme Musik und Schnäppchenhinweise. Gerüche reizen unser Unterbewusstsein und lassen uns das Wasser im Mund zusammenlaufen. Was den Weg in den Einkaufswagen und von dort aus nach Hause schafft, gelangt meist auch in den Bauch der Konsumenten. Der Griff ins Regal entscheidet also mit darüber, ob die Abnehmpläne fruchten oder im Fiasko enden. Und erst die Optik: Farbenfrohe Verpackungen, durchdachte Anordnung der Produkte und das richtige Licht sorgen für grosse Augen. Kundige Konsumenten lassen sich nicht zu Versuchskaninchen von Marketingspezialisten und Psychologen degradieren, sondern versuchen, so weit wie möglich autonome Entscheidungen zu treffen.

So tappen Sie nicht in die Shoppingfalle
Sämtliche Sinnesreize haben nur ein Ziel: Animation zum Kauf. Psychologen und Vermarktungsprofis richten es so ein, dass die Bilanz stimmt. Die Läden füllen so aber nicht nur ihre Kassen, sondern auch die Bäuche ahnungsloser Konsumenten. Wer die Verkaufstricks durchschaut, spart neben Geld auch so manches überschüssige Pfündchen:

WORAUF SIE BEIM EINKAUFEN ACHTEN SOLLTEN

Das kann ins Auge (oder in die Hüften) gehen	Schlankes Shopping
Ohne jeglichen Plan einkaufen gehen	Kontrollieren, was zu Hause an Vorräten vorhanden ist; entscheiden, was man braucht, und Einkaufsliste erstellen
Den Laden mit knurrendem Magen betreten	Ohne Hunger einkaufen
Sich durch optische Reize oder Musik / Geräusche zum Kauf verleiten lassen	Beim Einkauf den Kopf nicht ausschalten und Vernunft walten lassen
Sich vom Geruch von Bratpoulet oder frisch gebackenen Gipfeli an der Nase herumführen lassen	Der Geruch von Essen im Supermarkt lässt einen kalt.

Das kann ins Auge (oder in die Hüften) gehen	Schlankes Shopping
Nur auf Verkaufsversprechungen und Aufmachung des Produkts achten	Die (kleingedruckte) Inhaltsangabe studieren
Sich auf die Herstellerangaben zum Inhalt nach Portionen und Deckung des Kalorienverbrauchs fokussieren	Produkte mit der Angabe zum Gehalt an Nährstoffen pro 100 Gramm des Lebensmittels vergleichen
Bei Aktionen und Mehrfach-/Jumbopackungen nur deshalb zugreifen, weil der Preis reduziert wurde	Nur das kaufen, was man wirklich braucht. Und auch nicht mehr von dem Produkt kaufen – günstiger Preis hin oder her
Stets zu grossen oder Mehrfachpackungen greifen	Nur die Grösse und Menge kaufen, die man realistischerweise vor dem Ablaufdatum konsumiert
Im Regal immer nur auf Augen- und Griffhöhe zugreifen	Den Blick auch mal nach ganz unten im Regal schweifen lassen, weil dort oft gute und preiswerte Produkte stehen
Light-Produkte kaufen, ohne die Angaben zum Inhalt zu prüfen	Jedes Produkt – auch spezielle – unter die Kalorienlupe nehmen
Produkte nur kaufen, weil sie neu, zucker-reduziert/-frei, bio, vegi oder besonders gesund zu sein scheinen, ohne deren Zusammensetzung zu prüfen	Auch neue Produkte kritisch hinterfragen – oft sind althergebrachte besser
Sich von Süssigkeiten verführen lassen	Regale mit Süssem grossräumig umfahren und verführungsfreie Kasse wählen
Mit dem Einkaufswagen an der Kasse anstehen und sich von den Regalen links und rechts verführen lassen	Einkauf selber scannen und Wartezeit und unnötige Kalorien sparen
Mit dem Auto ins Shoppingcenter fahren	Zu Fuss oder mit dem Velo in den Einkaufsladen um die Ecke
Einen grossen Einkaufswagen benutzen, in den alles reinpasst	Lieber zu einem Einkaufskorb greifen, der zu bewussterem Einkaufen erzieht
Einkaufswagen überall hin im Laden mitnehmen	Einkaufswagen an einem Ort im Einkaufsbereich stehen lassen und Ware einzeln zum Wagen bringen
Einkäufe mit dem Lift in die Wohnung hochfahren	Eingekauftes die Treppen hochtragen

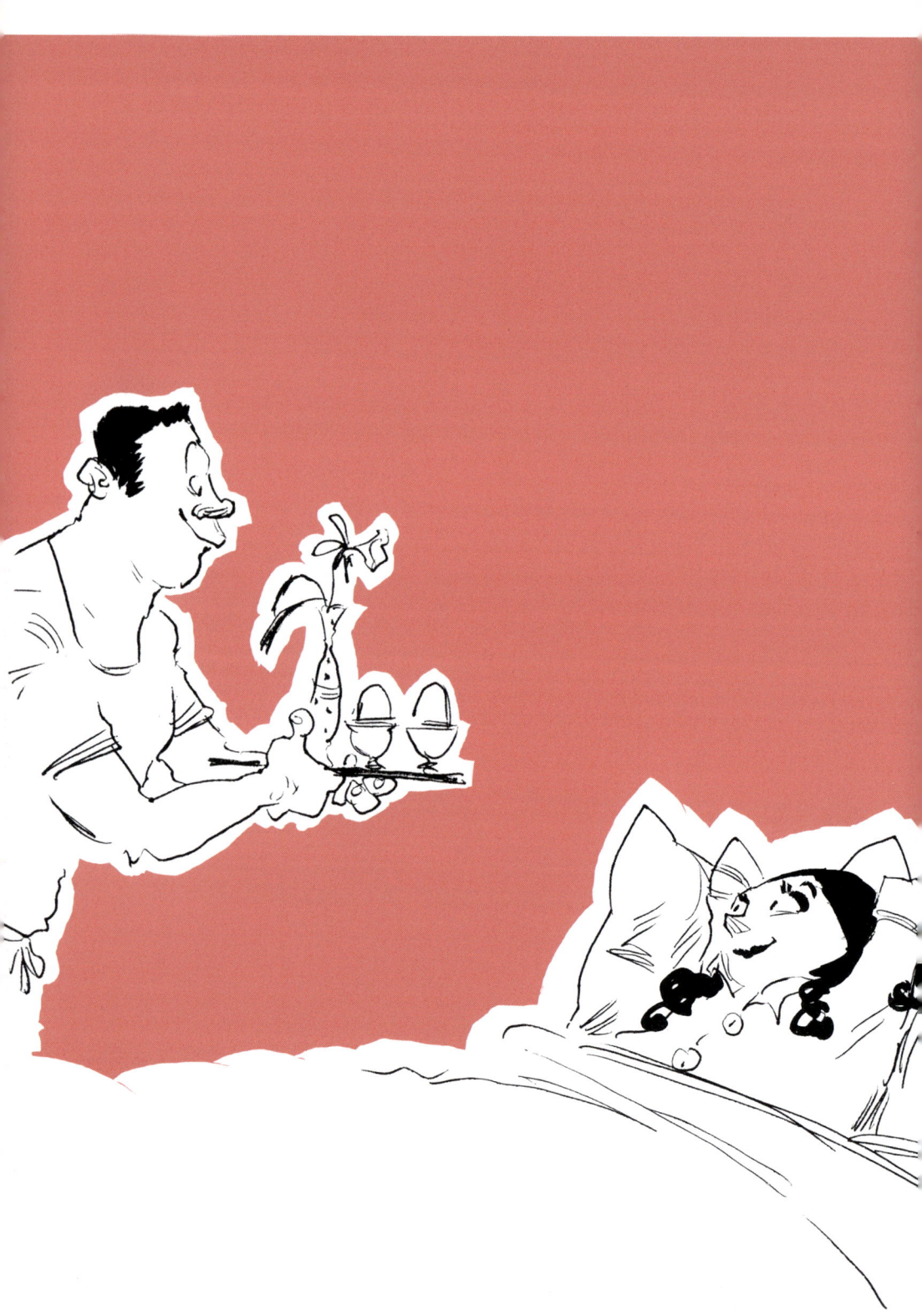

Hinsetzen und geniessen: Wie esse ich?

Essen soll nicht nur den Magen füllen, Essen soll auch Freude
bereiten und Genuss bescheren. Mit einigen Tricks können
Sie sich schlankes Speisen nicht nur zu Hause angewöhnen,
sondern auch auswärts – bei Banketten, Buffets, in Kantine
und Restaurant.

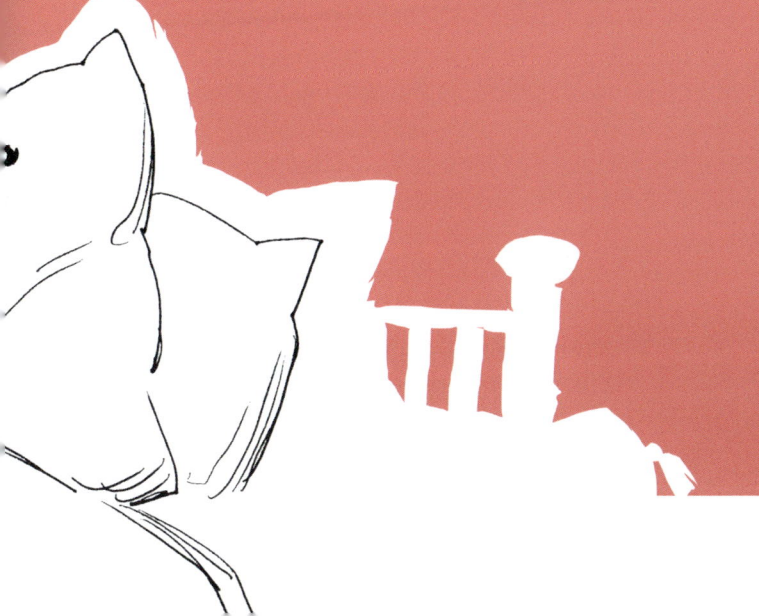

Mit Köpfchen geniessen lässt Pfunde nicht spriessen

Nicht nur was, sondern auch wie wir essen, kann gewichtsentscheidend sein. Wie schnell? Wie viel wovon? Unter welchen Umständen? Wer beim Essen überlegt, wird mit weniger Kalorien satt – und muss dennoch nicht auf Genuss verzichten.

Essen bedeutet mehr als nur Nahrungsaufnahme. Ein angenehmes Umfeld verspricht nicht nur Spass und Genuss, sondern schlägt sich auch positiv aufs Gewicht nieder. Denn regelmässige, mit Musse und Freude genossene Mahlzeiten machen mit weniger Kalorien satt. Eine entscheidende Rolle spielt dabei die Frage, wie schnell jemand isst, aber auch Grösse und Zusammensetzung einer Portion sind relevant. Das gilt ebenso fürs Auswärtsessen, selbst wenn wir dort meist keinen Einfluss darauf ausüben können, wie unser Menü zusammengestellt ist. Auch bei Banketten, Buffets oder über die Feiertage können Sie sich mit einigen Kniffen schlankes Speisen angewöhnen.

Esstempo: Fuss vom Gas!

Gäbe es beim Essen Tempokontrollen, könnte man wohl gelegentlich sein Gegenüber vor lauter Blitzen nicht mehr erkennen. Dabei ist langsames Essen eine wichtige Voraussetzung für ein gesundes Körpergewicht. Denn es braucht seine Zeit, bis die Sättigungssignale, die in Mund, Magen und Darm entstehen, im Gehirn ankommen und dort verarbeitet werden. Wer hastig isst, gibt dem Körper keine Chance, rechtzeitig «Stopp, ich bin satt!» zu melden. Hektische Esser hören meist erst dann auf, wenn der Bauch schon übervoll ist. Im Interesse der Linie sollten sie ihre Mahlzeit in Gemeinschaft einnehmen und sich an Tischgenossen orientieren, die es etwas gemächlicher angehen lassen. Die wahren Podestplätze am Tisch gebühren also nicht den rasenden kulinarischen Tieffliegern, sondern den Slow-Foodern. Sie sind es, die als Letzte ihr Besteck weglegen.

BIN ICH EIN FALL FÜR DIE FAST-FOOD-POLIZEI?

Schnellesser legen meist schon ein Leben lang ein hohes Tempo vor. Deshalb tritt dieses problematische Essverhalten oft nicht ins Bewusstsein. Füllen Sie den kurzen Test aus, um zu erkennen, ob Sie ein Kandidat für die kulinarische Radarfalle sind.

	Trifft (meist) zu	Trifft teilweise zu	Trifft (meist) nicht zu	Meine Punktzahl
Ich esse sehr schnell während meiner Mahlzeit.	2	1	0	
Beim Essen nehme ich mir Zeit.	0	1	2	
Oft bin ich der/die Erste, der/die mit dem Essen fertig ist.	2	1	0	
Ich esse schneller als andere.	2	1	0	
Ich nehme mir Zeit, das Essen zu geniessen.	0	1	2	
Ich habe mir schon vorgenommen, langsamer zu essen.	2	1	0	
Meistens esse ich in Eile.	2	1	0	
Ich kaue das Essen richtig gut, bevor ich es schlucke.	0	1	2	
Ich nehme grössere Bissen als andere.	2	1	0	
Die ersten Bissen esse ich hastig.	2	1	0	
Wenn ich mal mit Essen angefangen habe, esse ich immer schneller.	2	1	0	
Ich habe öfter Mühe, mein Esstempo zu bremsen.	2	1	0	
Ich esse oft in Gemeinschaft und tausche mich aus.	0	1	2	
Mein Löffel/Meine Gabel ist jeweils voll beladen.	2	1	0	
Ich esse oft mit den Händen.	2	1	0	
Total				

Ihre Punktzahl **Kommentar**

0–10   Sie nehmen es beim Essen meist gemütlich. Behalten Sie gute Gewohnheiten bei und entschleunigen Sie Ihr Esstempo dort, wo noch Potenzial besteht.

11–20   Mit Ihrem Essverhalten liegen Sie im orangen Bereich. Nehmen Sie gezielt Ihren Fuss vom Gas, dort, wo es Ihnen am leichtesten fällt. Suchen Sie sich unter den Entschleunigungsmöglichkeiten diejenige aus, deren Umsetzung am meisten Aussicht auf langfristigen Erfolg hat. Gehen Sie erst dann zur nächsten über, wenn Sie sie automatisiert haben.

21–30   Bei Ihnen liegt der Fuss meist bleiern auf dem Ess-Gaspedal. Gehen Sie die Fragen, bei denen Sie gepunktet haben, nochmals durch. Überlegen Sie sich gut, wo Sie den Hebel am ehesten ansetzen können. Die folgenden Tipps helfen Ihnen dabei. Schlagen Sie sie immer wieder nach, um zu erkennen, in welchen Bereichen Sie noch auf die Bremse treten können. Füllen Sie den Test nach einem halben Jahr erneut aus.

Entschleunigen Sie Ihr Essverhalten: Welche Bremse greift bei Ihnen?

Um optimal satt zu machen, sollte eine Mahlzeit mindestens 20 Minuten dauern. Notorische Ess-Raser können mit einigen Tricks ihren Bleifuss bändigen:

Vor der Mahlzeit

- Schaufeln Sie sich ein Zeitfenster frei. Mindestens 20 Minuten sollten Sie für eine Mahlzeit reservieren. Am besten frühzeitig fest in Ihrem Terminplan vermerken, damit kein Stress aufkommt.
- Schalten Sie vor dem Essen einige Gänge zurück, damit sich die Alltagshektik nicht überträgt.
- Beladen Sie Ihren Teller nicht zu voll. Schöpfen Sie lieber nach, wenn Sie noch Hunger haben.

Umfeld

- Geniessen Sie Ihre Mahlzeit am Esstisch und nicht stehend, gehend, auf der Couch oder am Schreibtisch.
- Achten Sie auf eine Umgebung, die angenehm und Ihnen idealerweise vertraut ist.
- Essen Sie mit Personen, mit denen Sie sich gut verstehen und gern unterhalten.

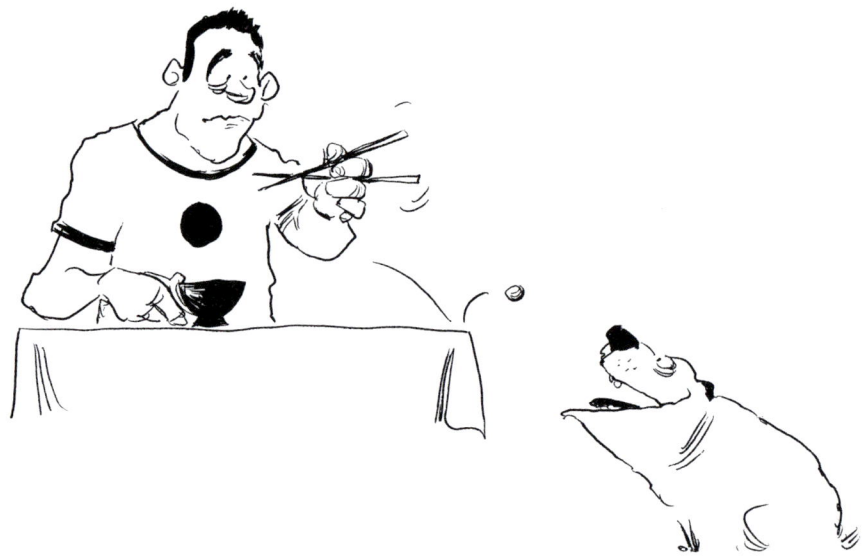

Nahrung
- Das meiste Fast Food verleitet dazu, schnell zu essen, weil es weich ist und uns wenig Kauarbeit abverlangt und weil es dafür kein Besteck braucht. Fast Food ist oft salzig und geschmacksverstärkt, was ebenfalls zum Schnellessen verleitet.
- Vermeiden Sie es, jeden Tag das Gleiche zu essen. Abwechslung führt dazu, dass wir Geruch, Geschmack und Konsistenz besser wahrnehmen und wir dadurch langsamer essen.
- Geniessen Sie auch mal Speisen, die was zum Beissen hergeben, wie einen knackigen Salat, kurz blanchiertes Gemüse, Linsen, Ebly, Quinoa oder Vollreis. Posten Sie lieber Walliser Brot als Weggli.

Esswerkzeug
- Essen Sie nicht mit den Händen und ziehen Sie Gabeln Esslöffeln vor.
- Laden Sie nicht zu viel auf die Gabel.
- Bevorzugen Sie kleines Besteck wie Dessertgabeln oder Kinderlöffel. Schon mal versucht, mit Stäbchen zu essen? Probieren Sie es aus!
- Vermeiden Sie volle Pfannen auf dem Tisch, machen Sie Tellerservice.
- Legen Sie das Besteck während des Mahls immer mal wieder ab, anstatt es dauernd in den Händen zu halten.

Ablenkung
- Unterbrechen Sie die Mahlzeit nicht durch andere Beschäftigungen. Sprechen ist natürlich erlaubt und erwünscht, aber nur mit leerem Mund.
- Fernseher, Handy, Computer und Zeitschriften sind beim Essen tabu.
- Konzentrieren Sie sich auf Ihr Essen: Wie sieht es aus, wie riecht und schmeckt es, wie ist die Konsistenz?
- Schliessen Sie auch mal Ihre Augen beim Essen und schalten Sie das Radio ab. Fehlen optische und akustische Reize, schärft das Geruchs- und Geschmackssinn.

Essen, Kauen, Schlucken
- Kauen Sie richtig gut, das heisst mindestens 15-mal.
- Mit zunehmender Kaudauer entstehen neue Geschmackserlebnisse, weil die Nahrung im Mund zersetzt wird und sich dadurch chemisch verändert. So wird etwa Brot süsser, je länger Sie es kauen.

- Laden Sie erst dann den nächsten Happen auf die Gabel, wenn Sie den vorherigen geschluckt haben.
- Füllen Sie den Mund nicht zu sehr. Lieber in kleinen Bissen geniessen.

Während der Mahlzeit
- Machen Sie nach einer beendeten Portion eine Pause. Oft stellt sich dann die Sättigung ein, wodurch sich Nachschöpfen erübrigt.
- Speisen Sie auch mal mit Menschen, die langsamer essen als Sie: Schaffen Sie das ebenfalls?
- Hören Sie immer wieder auf Ihren Hunger und fragen Sie sich: Brauche ich mehr, um satt zu sein?
- Probieren Sie auch mal, etwas auf dem Teller übrig zu lassen.

Damit die Bremsen auch dauerhaft wirken, sollten hastige Esser anfangs nur eine davon ziehen. Erst wenn diese voll greift, ist die nächste dran.

Teller leeren füllt Rettungsringe

Es ist gar nicht so einfach, mit Essen aufzuhören, wenn der Bauch gefüllt ist. Bei vielen bestimmen nämlich nicht Körpersignale, wann Schluss ist, sondern die gut gemeinte Kinderstube oder ganz einfach die alltägliche Routine. Oft lassen wir uns aber auch leicht verführen und schöpfen dann, ohne viel zu überlegen, nach. Manchmal macht uns ein Teller nicht richtig satt, weil in dem, was drauf liegt, die Kalorien zu dicht gepackt sind. Was verleitet Sie dazu, mehr zu essen, als Sie brauchen, um satt zu werden?

Ein höfliches «Nein danke!» brüskiert nicht
Ein Klassiker: Der Magen ist voll, der Teller aber nicht leer. Getrieben von Gewohnheit und Erziehung oder weil sie Gastgebern und anderen Mitmenschen gegenüber höflich sein wollen, putzen viele Menschen die letzten Happen vom Teller, obwohl sie das Essen nicht mehr wirklich geniessen können. Bloss: Wem soll es nützen, wenn der Teller blank geputzt ist? Soll es die Spülhände der Gastgeber oder deren Geschirrspüler schonen? Na ja... Richtig Freude am Tellerleeren haben eigentlich nur Rettungsring und Reiterhose, denn sie gedeihen dabei prächtig. Deshalb gilt: Das Ende der Mahlzeit bestimmt nicht die Speise auf dem Teller, sondern die eigene

Sättigung – egal ob zu Hause, im Restaurant oder bei Freunden. Ein höfliches «Es hat sehr gut geschmeckt, aber ich kann nicht mehr» brüskiert sicherlich niemanden. Oder greifen Sie zu einer Notlüge, wenn Sie etwas gar nicht essen möchten: «Sorry, das vertrage ich nicht.» Vielen hilft es auch, sich eine Reste-Kultur anzugewöhnen. Im Restaurant heisst das, Übriggebliebenes einpacken zu lassen und es zu Hause für später aufzubewahren.

Nehmen Sie ab, indem Sie mehr essen

Das funktioniert tatsächlich, nämlich dann, wenn sich «mehr» auf das Volumen bezieht und nicht auf die Kalorien. Viele Abnehmwillige machen den Fehler, dass sie sich bei der Menge statt bei der Wahl ihrer Speisen einschränken. Dabei vergessen sie, dass nicht die Masse, sondern die Kalorien dick machen. Es muss also was her mit wenig Kalorien, aber grossem Volumen. Das bieten Gemüse und faserreiche, aber fettarme Stärke- und Eiweisslieferanten wie Vollkornprodukte und Hülsenfrüchte. Die Sättigungskraft lässt sich noch steigern, indem Sie Wasser zum Essen trinken. Damit quellen die Fasern in Magen und Darm auf, was ihr Volumen vergrössert. So verhindern Sie, dass sich am Nachmittag die Lust auf Knabbereien regt. Dagegen kann sich Zurückhaltung bei den Hauptmahlzeiten in Form vieler kleiner Hungerkrisen rächen.

MONSTERRATIONEN VERFÜHREN ZUM MEHRESSEN

In vielen Ländern wuchsen die Portionen von Esswaren stetig. Beispiel USA: In den 50er-Jahren wog ein gewöhnlicher Doughnut rund 70 Gramm. Heute bringt er das Doppelte auf die Waage. Viele Lebensmittelproduzenten vergrössern ihre Produkte und Verpackungen kontinuierlich, weil Konsumenten so das Gefühl haben, mehr für ihr Geld zu bekommen. Das Problem: Wir essen mehr, je grösser die Packung ist, weil die meisten von uns es nicht gewohnt sind, eine angebrochene Portion stehen zu lassen – unabhängig von der Menge. Greifen Sie also im Laden lieber zur Normalgrösse. Andernfalls hilft Portionieren: eine Ration Chips, Erdnüsse oder Guetzli auf einen Untersatzteller geben, die Originalpackung wieder verschliessen und in den Schrank zurückstellen. Nehmen Sie auch immer nur ein Täfelchen oder eine Reihe Schokolade aus dem Schrank, und legen Sie den Rest der Tafel wieder zurück. ■

Damit Mahlzeiten nicht zu Mastzeiten werden

Jede Mahlzeit bietet die Möglichkeit, Kalorien zu sparen – ohne Einbusse beim Genuss. Nutzen Sie das Potenzial, das Ihr persönliches Zmorge, Znüni, Zmittag, Zvieri und Znacht bietet. Nehmen Sie Ihre Mahlzeiten unter die Kalorienlupe und entrümpeln Sie Ihre «Zs».

Regelmässige Mahlzeiten, die gut satt machen, sind die Grundlage für ein gesundes Essverhalten und damit für ein stabiles Körpergewicht. Weil sie Angst davor haben, zuzunehmen, schränken sich viele Abnehmende beim Essen ein. Statt eines vollen Tellers gibt es nur einen mickrigen Snack als Hauptmahlzeit. Manche verzichten auch ganz darauf. Das kann ins Auge gehen. Der dauernde Hunger schlägt oft in Frust um. Dieser bringt viele Abnehmwillige zum ständigen Knabbern oder beschert ihnen Heisshunger mit unkontrollierten Essattacken. Danach plagt sie das schlechte Gewissen und sorgt für noch mehr Verdruss ob der zerstörten Abnehmpläne.

Satter Gewichtsverlust statt Hungerfrust

Um zu verhindern, dass sich dieser Teufelskreis entwickelt, darf bei Frühstück und Mittagessen nicht unnötig gespart werden. Ein Zmorge mit Vollkornbrot oder -flocken, Milchprodukten, verschiedenen Früchten und gelegentlich einem Ei hält bis zum Zmittag vor. Den vollen Bauch zur Mittagsstund besorgen Gemüse und faserreiche Stärkeprodukte wie Hülsenfrüchte, Vollreis oder Vollkornteigwaren. Ein hoher Gemüseanteil bietet grosses Sättigungspotenzial bei wenigen Kalorien. Ideale Eiweisslieferanten sind Geflügel, Fisch und mageres Rind- oder Kalbfleisch. Das Abendessen darf dafür ruhig etwas schlanker ausfallen. Wie wärs mit gekochtem Gemüse, Salat oder einer Suppe? Den kleinen Hunger zwischendurch können Früchte und Gemüse, ein heisser Tee oder eine warme Bouillon nehmen.

REGELMÄSSIGE MAHLZEITEN FÖRDERN EIN GESUNDES ESSVERHALTEN. *Unser Leben verläuft in Zyklen: Tage, Wochen, Monate, Jahreszeiten. Deshalb spielt auch die Regelmässigkeit der Mahlzeiten im Tagesablauf eine wichtige Rolle für Gesundheit und Gewicht. So wie der Körper einen Tag-Nacht-Rhythmus braucht, benötigt er auch einen Mahlzeitenrhythmus. Danach richten sich auch die Hormone, die für den Stoffwechsel wichtig sind. Feste Strukturen im Essverhalten haben aber nicht nur einen positiven Einfluss auf Verdauung und Sättigung. Sie vermindern auch die Gefahr, dass man durch Naschen und Knabbern unkontrolliert Energie aufnimmt.*

Trinken gegen den falschen Hunger

Damit unser Körper die anfallenden Stoffwechselprodukte verarbeiten und ausscheiden kann, braucht er regelmässig Wasser. Ein ausgeglichener Flüssigkeitshaushalt unterstützt auch die Durchblutung wichtiger Organe und hält die Verdauung auf Trab. Schwindelgefühle, Müdigkeit, Kopfschmerzen und Verstopfung können Zeichen für einen Flüssigkeitsmangel sein, was die Gewichtskontrolle erschwert. Zu wenig trinken kann den Abnehmplänen aber auch direkt einen Strich durch die Rechnung machen: Hunger und Durst sind für den Körper lebenswichtige Signale. Einige Menschen können diese aber nicht richtig unterscheiden. Sie empfinden Hunger, obwohl ihnen eigentlich Flüssigkeit fehlt. Sie essen dann, selbst wenn ihr Körper gar keine Energie benötigt. Kennen Sie das? Um dies zu verhindern, sollten Sie über den Tag verteilt regelmässig trinken – am besten noch bevor Durst (oder Hunger) aufkommt. Manche Studien konnten auch zeigen, dass es beim Abnehmen hilft, rund eine halbe Stunde vor dem Essen ein Glas Wasser zu trinken. Auf **www.beobachter.ch/download** besorgen Sie sich Trinktipps.

TEE HÄLT SATT, DANK WÄRME UND WÜRZE. *Tee ist gesund. Darüber hinaus kann warmer Tee das Abnehmen erleichtern: Die Wärme schmeichelt dem Magen und vermittelt ihm ein Sättigungsgefühl. Gewürztees, die Zimt, Ingwer, Süssholz, Gewürznelken oder Kardamom enthalten, verstärken diesen Effekt und kurbeln zudem den Stoffwechsel an.*

Zmorge: das frühe Stück Gesundheit

Das Frühstück kann beeinflussen, was und wie viel wir im Verlauf des Tages essen. Ein regelmässiges Zmorge hilft auch, den Essrhythmus wieder in vernünftige Bahnen zu lenken bei Personen, bei denen er aus dem Ruder gelaufen ist. Ein ideales Morgenessen besteht aus einem Müesli mit Getreideflocken und Saisonfrüchten (siehe Seite 72). Auch das gelegentliche Frühstücksei liefert hochwertiges Eiweiss und viele weitere wertvolle Nährstoffe. Regelmässig frühstücken kann also das Essverhalten insgesamt positiv beeinflussen. Auch die Cholesterinwerte und die Insulinfunktion können davon profitieren. Ob Frühstücken allerdings hilft, das Gewicht zu kontrollieren, bleibt umstritten. Die qualitativ beste Studie dazu konnte keinen Unterschied im Abnehmerfolg zeigen zwischen der Gruppe, die täglich frühstückte, und derjenigen, die systematisch auf ein Frühstück verzichtete. Es muss deshalb kein Unglück sein, wenn Zeit oder Lust zum Frühstücken fehlen. Holen Sie das mit einem Znüni nach, bestehend aus einer Frucht, einem Vollkornbrötli und einem Kaffee oder Tee.

Eiweiss zum Frühstück hält den Magen stumm

«Morgens essen wie ein König, mittags wie ein Edelmann, abends wie ein Bettler»: Kalter Kaffee – oder ist da was dran? Viele Frühstücksverächter nehmen über den ganzen Tag gerechnet mehr Kalorien zu sich als Personen, die morgens zulangen. Auf der Suche nach dem Warum gibt es eine Entdeckung: Die gleiche Mahlzeit sättigt in den Morgenstunden anhaltender als am Abend. Die Sättigungskraft von Essen nimmt im Verlauf des Tages kontinuierlich ab und erreicht nachts einen Tiefpunkt.

Und es gibt noch eine spannende Erkenntnis: Eiweissreiches zum Frühstück verstärkt den Sättigungseffekt zusätzlich. Besonders wirksam gegen morgendlich knurrende Mägen sind also neben Eiern in jeder Form gekochter Schinken, Wildlachs und Bresaola oder Bündnerfleisch, aber auch Milchprodukte wie Frisch- und Hüttenkäse. Zudem macht es auch beim Zmorge Sinn, auf Kalorien zu achten, beispielsweise mit der richtigen Buttertemperatur und einer fruchtigen Konfi. Es gibt aber auch Menschen, die ohne Frühstück gut über die Runden kommen und deswegen kein Naschverhalten an den Tag legen. Ein Frühstückszwang ist hier wenig sinnvoll.

Auch Eilige können sich ein gesundes Frühstück gönnen

Mit dem gesunden Frühstück ist es so eine Sache: Selbst wenn der Wille da wäre, fehlt oft die Zeit dafür. Ein paar Tricks verhelfen auch Eiligen zu einer passablen ersten Mahlzeit des Tages: Einfach Fertigmüesli am Vorabend in einer Schale bereitstellen. Tee oder Kaffee ebenfalls so weit wie möglich vorbereiten. Dank Wasserkocher, Kaffeemaschine oder Mikrowelle ist morgens das Wasser hierfür im Nu parat. Jetzt nur noch die Milch ans Müesli – fertig.

Reicht die Zeit auch dafür nicht, bleibt die Verpflegung unterwegs. Verzichten Sie lieber auf fertige Caffè-Latte-Mischungen aus dem Kühlregal. Diese enthalten viel Zucker und andere nachteilige Stoffe. Klassischer Kaffee ist hingegen o.k. Die oft damit verzehrten Croissants sind es eher weniger. Sie strotzen nur so vor Kalorien, auch wenn sie nicht den Anschein machen. Denn zwischen den Teigschichten schlummert Schweinefett oder Butter. Wie für ein Blätterteiggebäck üblich, bestehen die happigen Hörnchen zu mindestens einem Fünftel aus Fett. Dagegen liefern Vollkornbrötchen gestressten Zeitgenossen einen morgendlichen Energieschub ohne die Extraportion Fett. Und sie versorgen den Körper ausserdem mit wertvollen Ballast- und Mineralstoffen. Ideal ist auch Gebäck aus Sauerteig. Dieses besteht aus Roggen, das den Blutzucker langsamer ansteigen lässt. Eine schmackhafte Frucht rundet das Expressfrühstück vitaminmässig ab.

GRÜNTEE ALS STOFFWECHSELZUNDER. *In der Nacht flackert der Stoffwechsel auf Sparflamme. Ein wenig Brennstoff käme am Morgen gerade recht, um dem glimmenden Feuer zum Lodern zu verhelfen. Die Rolle als Zunder kann Grüntee übernehmen. Neben dem Koffein, das er enthält, sorgen sogenannte Katechine dafür, dass Verdauung, Stoffwechsel und Kreislauf in die Gänge kommen. Das hilft auch dem Kalorienverbrauch auf die Sprünge.*

Mittagessen nicht vergessen

Das Mittagessen ist ein bedeutender Grundpfeiler eines gesunden Essplans. Es sollte nicht aus einem Sandwich oder Hotdog bestehen, sondern in Form einer kompletten, ausgewogenen Mahlzeit eingenommen werden.

Das ist auch darum wichtig, weil diese idealerweise bis zum Znacht satt hält. Beim Mittagessen zu sparen kann sich in Form nachmittäglicher Naschgelüste rächen. Um die zu befriedigen, nimmt man meist viel mehr Kalorien zu sich, als man über Mittag gespart hat – Kalorien, die nicht notwendigerweise gesund sind oder satt machen. Freuen Sie sich auf das kulinarische Highlight: Das Zmittag kann auf tausend gesunde Arten genossen werden. Es bietet Raum für Abwechslung und Entdeckungen.

MITTAGESSEN IST BESSER ALS NACHMITTAGESSEN. *Laut Studien konnten Probanden bis zu einem Viertel mehr Gewicht verlieren, wenn sie das Zmittag vor 14 Uhr einnahmen. Dies im Vergleich zu den Spätessern – und bei gleicher Kalorienmenge. Achten Sie trotzdem darauf, dass Sie vier bis fünf Stunden vor Ihrer Mittagsmahlzeit keine grössere Menge an Kalorien zu sich nehmen.*

Weniger Fleisch macht Platz für mehr Gemüse

Bei vielen Gerichten liefert das Fleisch oder ein daraus hergestelltes Produkt die meisten Kalorien. Deshalb sollte es den kleinsten Anteil der Mahlzeit ausmachen. Ist die Silhouette entscheidend, muss das schlankste Lebensmittel den grössten Anteil ausmachen – also das Gemüse. Deshalb besteht ein gesundes Menü zur Hälfte aus Grünzeug und zu rund einem Drittel aus einem Stärkelieferanten wie Teigwaren, Kartoffeln oder Reis. Am besten Vollkornvarianten. Die Fleischportion darf hingegen ruhig etwas bescheidener ausfallen.

VERBANNEN SIE DEN FETTRAND AN DEN TELLER-RAND. *Reines Muskelfleisch besteht überwiegend aus Eiweiss, und das setzt kaum an. Was bei Braten, Schinken und Koteletts auf die Hüften schlägt, ist das sichtbare Fett um und zwischen den mageren Stücken. Also weg mit dem Fettrand: Hier bietet sich eine Gelegenheit, dick machende Kalorien zu sparen. Und gut gebratenes Fleisch schmeckt auch ohne Schwarte, denn beim Braten geht genug vom Fettgeschmack ins Fleisch über.*

Starke Beilagen bremsen Naschgelüste

Aus Angst davor, dass sie zunehmen, verzichten manche Menschen auf Reis und Brot, Teigwaren und Kartoffeln. Klar: Diese Lebensmittel ent-

EIN TELLER MIT GUTEN PROPORTIONEN MACHT «BELLA FIGURA»

Eiweisse

Gut sind pflanzliche Eiweissquellen wie Hülsenfrüchte, Nüsse oder Kerne. Gerade Soja und daraus hergestellte Produkte bieten einen hohen Anteil an gut verwertbarem Eiweiss. Lieber Milchprodukte (v. a. Naturejoghurt) als Milch konsumieren. Eier sind Top-Eiweissquellen. Höchstens 1- bis 2-mal pro Woche Fleisch von Schwein, Rind und Kalb. Pouletbrust und Fisch vorziehen. Wurst, Speck, Schinken, Pastete und Aufschnitt nur ausnahmsweise und in geringen Mengen.

Kohlenhydrate

Wenn immer möglich Vollkornvarianten vorziehen. Zu wenig verarbeiteten, faserreichen Quellen greifen wie Quinoa, Amarant, Vollreis, Buchweizen, Linsen, Kichererbsen, Hirse, Grünkern, Gerste. Bei Vollkornbrot auf Angaben zum Fasergehalt achten. Weisser Reis, Mais, Kartoffeln und Weissbrot nur ausnahmsweise.

Früchte

Ideal als Dessert und gelegentlich als Zwischenmahlzeit. Dauerkonsum oder Früchtesnacking meiden, da dies den Insulinspiegel oben hält, was den Abbau von Energiereserven hemmt.

Gemüse

Sollte den grössten Anteil auf dem Teller ausmachen. Je mehr, desto besser. Egal ob roh oder gekocht (warum nicht Gemüse **und** Salat anstatt **oder**?). Nichts spricht gegen das Anbraten oder Verfeinern mit Olivenöl. Ideal auch roh als Snack zwischendurch, weil es das Insulin kaum beeinflusst. Kartoffeln und Mais gehören nicht zum Gemüse.

Getränk

Das ideale Getränk ist frei von Kalorien und schmeckt nicht süss. Zerogetränke taugen als kalorienfreie Zwischenlösung auf dem Weg zum Konsum von Wasser oder ungesüsstem Tee. Wasser trinken kann beim Abnehmen helfen, besonders wenn ca. 30 Minuten vor einer Mahlzeit genossen. Kaffee am besten schwarz oder mit wenig Milch. Fruchtsäfte und Smoothies schneiden nicht viel besser ab als Süssgetränke – und selbst Gemüsesäfte enthalten oft zugesetzten Zucker.

Olivenöl

Am besten ein hochwertiges kaltgepresstes Öl mit niedrigem Säuregehalt (< 0,5 %). Ideal sind kräftige Olivenöle, die beim puren Genuss im Hals kratzen. Im Rahmen einer gesunden Ernährung kann ein solches Öl die Gewichtsreduktion unterstützen. Für kalte und warme Küche einsetzbar. Rapsöl hat eine ähnliche Zusammensetzung, allerdings sind dessen Eigenschaften für die Gewichtskontrolle unbekannt. Das gilt auch für andere kaltgepresste Pflanzenöle. Kokosfett, Palmöl und Margarine meiden. Butter in geringen Mengen und nur von gesund ernährten Tieren (Weide- oder Alpenbutter).

Modifiziert nach: Healthy Eating Plate, Harvard Medical School, www.hsph.harvard.edu/nutritionsource

halten viel Stärke und damit auch einige Kalorien. Stärkekalorien sättigen aber nachhaltiger als Fettkalorien, weil sie im Verhältnis zu ihrem Energiegehalt voluminöser sind. Wer sich bei der Stärkebeilage einschränkt, läuft Gefahr, zwischen den Hauptmahlzeiten zu naschen, weil der Magen knurrt. Unter dem Strich kommen dann meistens mehr Kalorien zusammen. Sparen Sie also nicht bei den Salz- oder Ofenkartoffeln, Linsen, Teigwaren oder beim Reis – besonders nicht am Mittagstisch.

Viele Schleckmäuler entwickeln mit der Zeit eine Dessert-Routine. Torten, Kuchen und sonstige Patisserie kommen nach dem Mittag- oder Abendessen automatisch auf den Tisch. Dabei genügt in vielen Fällen bereits ein Kaffee oder ein Espresso, um die Lust auf ein Dessert zu stillen. Sollte das nicht reichen, rundet ein Stückchen schwarze Schokolade die Mahlzeit ab. Auch ein Stück Käse ist nach einer reichhaltigen Mahlzeit ein besserer «Magenschliesser» als Süsses. Verzichten Sie hingegen auf einen «Digestivo». Hochprozentiger Alkohol liefert nur eine Menge Kalorien, hilft aber nicht beim Verdauen. Ein Kaffee ist da schon wirksamer – ganz ohne Kalorien. Für Dessertliebhaber bieten sich die Mahlzeiten am Wochenende an. Jetzt ist genügend Raum und Zeit für die kühnsten Kreationen und für die Musse, diese gebührend zu geniessen.

... ABER LIEBER OHNE SAHNE. *Beim Stichwort Dessert heisst es bei vielen: «Aber bitte mit Sahne.» Für Abnehmende ist das Rahmfett allerdings nicht erste Wahl. Als Ersatz kommen Magerquark, Naturejoghurt oder Blanc battu infrage. Sie bieten sämigen Genuss mit einem Bruchteil der Kalorien.*

Mittagessen: Kantine, Restaurant oder Essen von zu Hause?
Wer seine Mahlzeit fixfertig auf den Tisch bekommt, kann über Rohstoffe und Zubereitung nicht mitentscheiden. Trotzdem sind fleissige Arbeitsbienchen den Kochkünsten Fremder nicht einfach ausgeliefert. Erkunden Sie Ihre kulinarische Umgebung und halten Sie Ausschau nach figurkompatiblen Restaurants, die gesunde und schlanke Gerichte anbieten. Gut ist ein Angebot, das eine Suppe beinhaltet oder einen Salat. Verlangen Sie in Kantine und Restaurant eine Extraportion Gemüse oder fragen Sie nach figurfreundlichen Fitnesstellern.

Ihr Arbeitgeber stellt eine Mikrowelle zur Verfügung? Prima, dann können Sie auch etwas von zu Hause mitnehmen und aufwärmen. Teigwaren,

Eintöpfe, Reisgerichte oder Couscous eignen sich gut dafür. Vielleicht wollen Sie sich auch mal an Gerichte mit Bulgur, Quinoa oder Linsen wagen? Zu Hause die Mengen etwas grosszügiger berechnen und den Überschuss am nächsten Tag mit ins Büro nehmen – das spart Zeit, Geld und Mühe. Im Sommer sind Salate oder ein Birchermüesli ideal. Geniessen Sie Ihre Mahlzeit mit Arbeitskollegen, die Sie gut mögen und mit denen Sie sich gern austauschen. Achten Sie auch darauf, dass Sie entspannt an den Esstisch kommen (siehe Seite 158).

Das Znacht geht schlanker als gedacht

Das Abendessen ist eine Mahlzeit, bei der sich ausgezeichnet Kalorien sparen lassen. Weil die meisten Menschen danach schlafen gehen, muss das Znacht nicht so lange satt halten wie die anderen Hauptmahlzeiten. Profitieren Sie davon und essen Sie nur so viel, wie Sie brauchen, um ohne knurrenden Magen einschlafen zu können. So verhindern Sie, dass Ihr Körper nachts Reserven aufbaut. Ein Käse-Wurst-Butter-Brot-Znacht ist nicht ideal. Ein solches «Café complet» ist weder zeitlich noch von der Menge her gut begrenzt. Stattdessen animieren Esswaren auf dem Tisch dazu, ständig nachzufassen. Trotzdem können die Augen sich nicht an einem vollen Teller sattsehen, weil das Essen immer nur häppchenweise erscheint. Weiterer Nachteil: Die Energie ist dicht gepackt, das Essen aber arm an Fasern, und es wird kalt gegessen. Da braucht es mehr Kalorien, um satt zu werden. Achten Sie deshalb darauf, dass die letzte Mahlzeit des Tages ihrem Namen alle Ehre macht. Sie sollte aus einem einmal gefüllten Teller bestehen und dann beendet sein, wenn er geleert ist. Ein Gemüse- oder Salatteller bietet sich an. Ideal sind auch klare Suppen; sie machen mit einem Minimum an Kalorien maximal satt und bieten viel Abwechslung, zum Beispiel mit Saisongemüse. Das Sättigungspotenzial von Suppen können Sie mit der Zugabe von Linsen oder Gerste überdies ganz einfach anpassen.

OB DAS ABENDESSEN ANSETZT, ENTSCHEIDET DIE KALORIENBILANZ. *Vielerorts erfährt der interessierte Leser, dass ein reichhaltiges Znacht besonders ansetzen soll. Tatsächlich gibt es Studienresultate, die das vermuten lassen. Andere*

Untersuchungen konnten jedoch zeigen, dass dies nicht der Fall ist, wenn die Kalorienbilanz trotz des üppigen Abendessens gleich bleibt. Wer also tagsüber nur wenig isst, dafür abends zuschlägt, hat wahrscheinlich das gleiche Risiko, zuzunehmen wie eine Person, die gleich viele Kalorien mit dem Frühstück und dem Mittagessen einnimmt. Seis drum: Die «Satthaltedauer», die kürzer sein darf, und die lange Nüchternzeit sprechen für ein leichtes Znacht. Und mit mässig vollem Magen schläft es sich erst noch besser.

Das Dinner zu canceln ist kein Unglück

Das neudeutsche Wort Dinner-Cancelling bedeutet, dass man das Abendessen streicht. Nach 17 Uhr nichts mehr zu essen soll genügen, um schlank zu werden und es auch zu bleiben? An dieser einfachen Gleichung könnte tatsächlich was dran sein: Dank der langen Pause zwischen der letzten Mahlzeit des Tages und dem Frühstück sinkt der Insulinspiegel und bleibt über einen längeren Zeitraum tief. Dadurch leert der Körper die Zuckerreserven in der Leber und den Muskeln und zapft zunehmend die Fettreserven an. Und das alles im Schlaf! Wer dann nach dem Aufstehen auch noch nüchtern eine Stunde auf dem Crosstrainer steht oder zur Arbeit radelt, verbrennt eine Extraportion Hüftgold.

Ein weiterer Vorteil des Dinner-Cancellings besteht darin, dass der Körper nach dem Abnehmen weniger dazu kommt, die Fettspeicher wieder aufzubauen. Der Znachtverzicht kann also tatsächlich helfen, das Gewicht langfristig unten zu halten, selbst wenn er sporadisch stattfindet (siehe auch Seite 239). Das klappt aber nur dann, wenn die abends eingesparten Kalorien nicht bei anderen Mahlzeiten oder zwischendurch «zurückgefuttert» werden.

 MACHEN SIE AUS IHRER KNABBER-ROUTINE EINE TEE-GEWOHNHEIT. *Feierabend! Sich endlich aufs Sofa fläzen und den Tag gemütlich ausklingen lassen. In dem Moment packt viele die Lust, etwas zu knabbern – oder es ist einfach die Gewohnheit, die einen dazu treibt. Leider rächen sich Chips und Nüsschen, Biskuits und Schokolade bald auf der Waage. Oft befriedigt ein heisser Tee das Naschbedürfnis. Die feinen Gerüche und Geschmäcker wirken entspannend. Als Feierabendtees empfehlen sich Roibusch- oder Gewürztees. Beruhigend wirken besonders Fenchel, Kardamom,*

Hopfen, Muskat und natürlich Baldrianblütentee. Mit etwas Beharrlichkeit wird die Knabbergewohnheit zur kalorienfreien Tee-Tanten-Gepflogenheit ...

Znüni und Zvieri: notwendiger Nachschub oder rund machende Routine?

Znüni und Zvieri stammen aus einer anderen Welt. Aus einer Zeit, als sich der Hunger gezwungenermassen häufiger und früher meldete. Kein Wunder, denn unsere Urgrosseltern standen schon um fünf Uhr früh im Stall oder auf dem Feld und verrichteten harte körperliche Arbeit. Bereits um neun Uhr war deshalb Nachschub fällig. Dank genügend Bewegung setzte das Zvieri auch nicht an. Das ist heute anders: Wir kleben am Sessel, und die Arbeit findet überwiegend im Oberstübchen statt. Mahlzeiten und zuckerhaltige Getränke zwischendurch erhöhen den Insulinspiegel und verhindern so, dass wir die Reserven, die wir beim Zmorge oder Zmittag aufgebaut haben, wieder abbauen können. Der Stoffwechsel wird auch stärker dazu veranlasst, überschüssige Kalorien im Fettgewebe zu speichern. Viele Zwischenmahlzeiten sättigen zudem schlecht. Testpersonen, die einen Snack mit 250 Kalorien zu sich genommen hatten, assen bei der folgenden Hauptmahlzeit nicht weniger als ohne Snack. Essen zwischendurch kann also dazu führen, dass Menschen über den Tag mehr Kalorien einnehmen und es dadurch schwerer haben, ihr Gewicht zu halten.

 DAMIT DER KINOBESUCH NICHT ZUM HORRORTRIP FÜR IHRE FIGUR WIRD. *Buttriges Popcorn, Nüsschen, Schokolade und andere Süssigkeiten gehören für viele zum vollendeten Kinoabend. Zusammen mit einem Süssgetränk ist damit locker die Hälfte des täglichen Kalorienbedarfs gedeckt. Weil sich die Zuschauer auf den Film, nicht aber auf Essen und Trinken konzentrieren, fehlt die Kontrolle über die zugeführte Kalorienmenge. Und da bei den Snacks viele Kalorien auf kleines Volumen treffen, macht der Knabberspass auch kaum satt. Essen Sie deshalb vor dem Kinobesuch etwas Gesundes, Sättigendes. Während der Vorstellung genügt dann ein kalorienfreier Kaugummi, um die Kaumuskeln zu beschäftigen. Und Ihre Sitznachbarn können den Film erst noch ungestörter geniessen.*

Figurfreundliche Belohnung zur Pause

Endlich Arbeitspause und Zeit für eine Belohnung. Für die einen ist es ein Powerdrink, für die anderen ein Croissant oder ein Schoggiriegel. Da kommt so einiges zusammen. Dabei braucht der Körper von Sess(el)haften die Pausenkalorien gar nicht. Nach einem satt machenden Frühstück oder Mittagessen reichen die Zuckerreserven in der Leber und den Muskeln locker bis zur nächsten Hauptmahlzeit. Die überschüssigen Snackkalorien verbannt unser Stoffwechsel folglich in die Fettreserven. Wer auf diese unangenehmen Pausenfolgen verzichten möchte, gönnt sich einen Espresso, Cappuccino oder Tee. Besonders linienkonforme Varianten enthalten weder Zucker noch Rahm, sondern fettarme Milch. Muss es unbedingt süss schmecken, bietet Süssstoff Zuckerersatz. Damit bleibt die wohlverdiente Pause garantiert ohne Konsequenzen für die Figur. Koffeinhaltiger Tee und Kaffee bescheren aber nicht nur Genuss: Sie bringen den Kreislauf auf Trab und steigern damit den Kalorienverbrauch. Und selbst fünf oder sechs Kaffee am Tag nützen der Gesundheit eher, als dass sie ihr schaden.

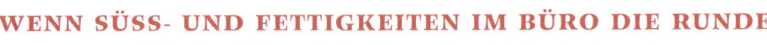 **WENN SÜSS- UND FETTIGKEITEN IM BÜRO DIE RUNDE MACHEN.** *Mit im Büro zirkulierenden Kalorienbomben wurde jeder schon einmal konfrontiert. Mal hat einer Geburtstag, der andere wurde befördert, und die Kollegin will mit ihren selbstgebackenen Guetzli Eindruck schinden. Auch der Chef kommt mit etwas Süssem vorbei, wenn er gute Laune hat. Da kann einiges an Kalorien zusammenkommen, die erst noch nicht satt machen. Wie gehen Sie damit um? Wenn Sie nicht freundlich, aber geradeheraus ablehnen mögen, legen Sie den Nussgipfel oder das Praliné auf den Tisch und geniessen Sie sie gegebenenfalls als Dessert nach dem Mittagessen. Weiterer Vorteil: Das vorerst verschmähte und auf dem Pult gut sichtbare Präsent verhindert, dass ein Nachschlag angeboten wird. Liegt die Kalorienbombe am Abend immer noch da, können Sie sie auch auf dem Heimweg still und heimlich entsorgen. Pssst!*

Pausenschmaus, der Reservenabbau zulässt

Soll es was zwischen die Zähne geben, ist Gemüse die richtige Wahl. Dieses enthält kaum Zucker und beeinflusst den Insulinspiegel praktisch nicht. Damit bleibt dem Körper der Zugang zu seinen Zucker- und Fett-

FERTIG-PAUSENSNACKS ENTHALTEN MEHR, ALS SESS(EL)HAFTE BRAUCHEN

Müesliriegel und andere fixfertige Pausensnacks erfreuen sich zunehmender Beliebtheit. Sie treffen den Zeitgeist einer Gesellschaft, bei der Leistung und Zeitmangel im Mittelpunkt stehen. Die trendigen Riegel nehmen vermeintlich den kleinen Hunger im Nu und spenden reichlich Energie. Da sich die Tätigkeiten moderner Menschen aber meist auf rein geistige Arbeit beschränken, liefern solche Zwischenmahlzeiten mehr Kalorien, als eigentlich nötig wären. Wie die Angaben zur Zusammensetzung auf der Verpackung aufdecken, steckt in mancher kleinen Energiebombe mehr als 20 Gramm Fett pro 100 Gramm Gewicht und dazu noch ebenso viel zugesetzter Zucker. Zugesetzte Vitamine sind da nur Blender. Da empfiehlt sich ein entschiedenes «Danke, aber nein danke!». ■

reserven offen. Zusätzlich liefert Gemüse jede Menge Vitamine und Mineralien sowie viele Stoffe, die Gesundheit und Wohlbefinden verbessern, beispielsweise indem sie die Verdauung fördern. Ideal sind wasserreiche Vertreter, die sich gut portionieren und auch in einem Behälter zur Arbeit mitnehmen lassen. Zum Beispiel Cherrytomaten, Radieschen oder Rüebli oder in Stängel geschnittene Gurken, Kohlrabi, Randen, Sellerie oder Fenchel.

Früchte sind zwar ebenfalls gesund, sie zwischendurch zu essen kann das Abnehmen aber erschweren. Das gilt vor allem für Vertreter wie Bananen und Weintrauben, die viel schnellen Zucker enthalten. Dieser lässt das Insulin ansteigen, was den Abbau von im Körper gespeichertem Zucker und Fett hemmt. Deshalb geniessen Abnehmwillige Früchte lieber als Dessert.

Auch Stärkehaltiges erhöht den Insulinspiegel. Damit es nicht zu sehr ansetzt und dennoch möglichst lange satt hält, sollten solche Lebensmittel viele Nahrungsfasern (Ballaststoffe) und wenig Fett enthalten. Diese Kombination bieten Pumpernickel, Vollkornknäckebrot und -zwieback, Vollreiswaffeln und Birnbrot.

Behalten Sie bei Buffet, Brunch & Co. die Kontrolle

Wenn eine Mahlzeit nicht wie üblich mit einem vollen Teller beginnt und mit einem leeren endet, sollten Abnehmwillige in den Aufmerksamkeitsmodus schalten. Denn wenn sie ungeniert und ungebremst schnappen können, wonach es sie gelüstet, entgleitet vielen die Kontrolle darüber, was und wie viel sie essen. Mit der richtigen Strategie bekommen Apéros, Fingerfood, Bankette, Buffets und Brunch ihr Fett weg.

Wählen Sie beim Brunch den Umweg über den Teller

Sie gehören zu den Vorzügen des Wochenendes: lange Abende, Ausschlafen und der Brunch. Diese Mahlzeit bedeutet entspanntes Beisammensein. Sie ist auch ganz praktisch, ersetzt sie doch mit geringem Aufwand Frühstück und Mittagessen. Allerdings birgt das Gabel-Frühstück auch die Gefahr, dass man mehr isst, als nötig wäre. Besonders dann, wenn die Mahlzeit weder einen geordneten Ablauf noch ein definiertes Ende kennt. Damit Sie die Kontrolle behalten und nicht über die Stränge schlagen, empfiehlt sich Folgendes:

- Starten Sie mit einem Kaffee oder Tee.
- Entscheiden Sie vor dem Essen, wie viel Sie wovon essen wollen. Bestimmen Sie auch vorgängig Ihr Getränk.
- Greifen Sie zuerst nach Lebensmitteln, die viel Wasser enthalten, z. B. Saisonfrüchten.
- Legen Sie dann alles, was Sie gesamthaft zu sich nehmen wollen, auf Ihren Teller: Brötchen, Butter, Marmelade und Käse, Rauchlachs oder Schinken. Der Trick: Ein voller Teller sättigt auch das Auge und gibt einem so das Gefühl, eine anständige Mahlzeit zu essen, die mit dem leeren Teller endet.
- So, nun können Sie loslegen: En Guete!

PROGRAMMIEREN SIE IHR PORTIOMETER NEU. *Der Mensch kann sich wieder an bescheidenere Portionen gewöhnen. Was es dazu braucht, ist ein Herantasten an diese kleineren Mengen und ein Antrainieren entsprechender Portionengrössen. Umgekehrt klappt das ja problemlos, wie der Fall der USA zeigt: grosse Portionen = grosse Bewohner.*

So hinterlassen Buffets keine Spur an der Figur

Ob in den Ferien, bei Einladungen oder geschäftlichen Anlässen: Essen nach dem Selbstbedienungsprinzip liegt im Trend. Abnehmenden kann es einen Strich durch die Rechnung machen. Der Schmaus kennt nämlich weder einen klaren Anfang oder Ablauf noch ein bestimmtes Ende. Und manches auf dem Buffet sättigt schlecht, trotz der vielen Kalorien. Diese Tipps nehmen auch der opulentesten Versuchung ihren Figurschrecken:

■ Suchen Sie sich einen Tisch am Rand aus, in möglichst grosser Entfernung zum Essen. Das verschafft Ihnen mehr Bewegung und mindert die Verlockung.

■ Greifen Sie für alle Gänge zu kleinen Tellern.

■ Trinken Sie vor dem Essen ein Glas Wasser (0,3–0,5 Liter).

■ Beginnen Sie mit einer klaren Suppe und/oder einem Salat.

■ Aus würzigem Olivenöl extra vergine und Essig entsteht ein optimales Dressing. Würzen und kräutern Sie nach Belieben.

■ Geräucherte Forelle, Thun- oder Schwertfischcarpaccio, Hummer, Crevetten, Roastbeef oder Geflügelaufschnitt bieten eine gute Vorspeise.

■ Schlanke Hauptspeisen sind mageres Rind-, Kalb- oder Lammfleisch, aber auch Kaninchen oder Pouletbrust.

■ Vorsicht bei Saucen, Frittiertem und Paniertem!

■ Stärkebeilagen sollten arm an Fett, aber reich an Nahrungsfasern sein: dunkles Brot, Vollkornteigwaren, Linsen, Quinoa, Taboulé, Bulgur oder Reissalat bieten sich an.

■ Reichlich Gemüse gehört auf jeden Teller. Am besten pur.

■ Bevorzugen Sie zum Dessert ganze Früchte oder Fruchtsalat. Eine Kugel Fruchtsorbet ginge in Ordnung.

■ Geniessen Sie Ihre Mahlzeit. Lassen Sie zwischen den Gängen etwas Zeit verstreichen und schöpfen Sie nicht gleich zu Beginn alles auf einmal.

■ Das perfekte Getränk ist Wasser. Wenn Alkohol, dann nicht zum Durstlöschen, sondern für den Genuss.

So nehmen Auswärtsesser kein Hüftgold mit nach Hause

Menschen, die häufig auswärts essen, haben tendenziell ein grösseres Risiko, zuzunehmen, als Leute, die mehrheitlich das essen, was sie zu Hause selber zubereiten. Kein Wunder: Wer sein Gericht fixfertig vorgesetzt bekommt, kann nicht entscheiden, woraus es sich zusammensetzt und wie es zubereitet wird. Smarten Gästen gelingt es aber selbst in Restaurant und Kantine, ein figurkompatibles Menü zu geniessen.

Schlanke Extrawurst im Restaurant

Tappen Sie nicht in die klassische Kalorienfalle: Schalen mit Chips, Nüssli & Co. auf den Bars und Tischen von Restaurants stehen da nicht aus Nächstenliebe. Die Snacks enthalten nicht nur viele Kalorien, Wirte wissen: Sie regen auch den Appetit an und verleiten zum Konsum. Das tun auch die Brotkörbe auf den Esstischen, die uns gut gefüllt mit Brot, Grissini und Cracker anlachen. Je nachdem, wie langsam der Service ist, ist das Körbchen schon halb leer, wenn das Essen auf dem Tisch steht. Und die meisten essen deswegen nicht weniger. Geben Sie das Brotkörbchen also am besten zurück oder stellen Sie es auf den Nachbartisch. Beginnen Sie auch im Restaurant mit einem leichten Entrée, beispielsweise mit einer klaren Suppe oder einem Salat. Die Zutaten für ein gesundes Dressing stehen in guten Gaststuben auf jedem Tisch: Olivenöl – davon genügt wenig – und Essig, Salz und Pfeffer. Gourmets fragen beim Kellner nach Olivenöl extra vergine und Pfeffermühle. Nicht vergessen: Eine klare Bitte an die Küche um einen Salat ohne Sauce verhindert Missverständnisse. Beim kleinen Hunger tuts auch eine Portion zu zweit oder eine normale, verteilt auf zwei Teller. Bei Pizza beispielsweise passt das wunderbar. Ein ideales Dessert bilden Früchte, mit oder ohne Sorbet. Beim Dessert geht es mehr um Lust als um Hunger. Warum im Restaurant also nicht ein Dessert zu zweit geniessen? Auch gut: Lassen Sie einen Kaffee Ihr Dessert sein. Immer häufiger wird er mit einer kleinen Süssigkeit wie einem Guetzli oder einem Stück Schokolade serviert – das reicht perfekt aus, um die Lust auf Süsses zu stillen. Viele Gaststätten bieten auch kleine Portionen, schlanke Komplettmenüs oder Fitnessteller an.

Essen im Job: Schalten Sie vorher einige Gänge zurück

Das Berufsleben kann heutzutage ganz schön hektisch sein: Einer aufreibenden Sitzung beiwohnen, kurz noch ein dringendes Telefonat erledigen oder eilig eine E-Mail abschicken – und schon ist wieder Mittag. Die Mahlzeit steht dann meist im Schatten des hektischen Tuns. Sie wird hastig eingenommen und bleibt unbefriedigend, denn die Gedanken drehen sich immer noch um die Geschäfte. Richtig satt zu werden ist unter diesen Umständen ebenso schwierig, wie bewusst zu essen. Schon bald meldet

APPETIT AUF KLINGELKOMMANDO

Reflexe sind Reize, die zu unwillkürlichen körperlichen Reaktionen führen. Dass sich Reflexe antrainieren lassen, hat vor rund 100 Jahren einen Forscher namens Pawlow beschäftigt. Jedes Mal, wenn er einem Hund einen vollen Fressnapf vorsetzte, klingelte er mit einem Glöckchen. Nach kurzer Zeit genügte allein das Bimmeln, um beim Vierbeiner heftigen Speichelfluss auszulösen.

Was beim Tier klappt, funktioniert auch beim Menschen: Geräusche, die mit Essen oder Trinken verbunden sind, lassen uns das Wasser im Mund zusammenlaufen: das Klappern von Besteck, das Knusper- und Kaugeräusch von knabbernden Mitmenschen, das Rascheln von Alufolie, das Brutzeln von Fett oder das Knuspern von Brot und das Zischen eines Getränks. Sie alle führen dazu, dass man Lust bekommt zu futtern, obwohl der Körper gar kein Bedürfnis nach Nahrung hat. Die Werbung, aber auch Restaurants und Einkaufsläden setzen gezielt auf unseren antrainierten Appetit.

sich der Hunger oder der Appetit wieder und verlangt nach einem kalorienreichen Snack.

Deshalb ist es wichtig, vor einer Mahlzeit wenn irgendwie möglich einige Gänge zurückzuschalten. Dies geschieht am besten durch ein lockeres Schwätzchen mit netten Arbeitskollegen oder mit einem Blick in die Tagespresse oder auf die Lieblingswebseite. Natürlich kann auch ein kurzes Telefongespräch mit den Liebsten entspannend wirken – meistens jedenfalls.

Figurbewusst feiern

Feiertage sind nicht ohne. Die Familie sitzt zusammen, man lässt es sich gut gehen. Die kulinarischen Hemmungen fallen, und gute Vorsätze gehören sowieso ins neue Jahr. Da wundert es nicht, dass in Ländern wie den Vereinigten Staaten mehr als die Hälfte der Personen, die diesbezüglich beobachtet wurden, über die Feiertage ein halbes bis ein Kilo zugenommen haben. Viele legen eben doch eher zwischen Weihnachten und Neujahr zu als zwischen Neujahr und Weihnachten. Und sie werden diese(s) Pfund(e) nicht mehr los, Diäten hin oder her. Anstatt sich also vorzunehmen, nach den Festtagen wieder abzuspecken, ist es viel Erfolg versprechender und gesünder, gar nicht erst zuzunehmen. Eine Medaille gebührt denen, die im März immer noch gut in ihre Frühlingsjeans passen.

Das Problem an Feiertagen sind nicht nur die üppigen Mahlzeiten. Oft fehlen auch die für den Körper wichtigen Pausen ohne Kalorien. Bei Weihnachtsguetzli, Pralinés und Baumschmuck aus Schokolade ist die Verführung gross, ständig zu knabbern. Gleichzeitig trägt wenig Bewegung dazu bei, dass sich Leber- und Blutfettwerte verschlechtern. Zum Glück normalisieren sich die Werte nach einigen Tagen Zurückhaltung wieder. Erfahren Sie unter **www.beobachter.ch/download**, wie Sie während der Feiertage ohne Rundungen über die Runden kommen.

SO ENTSCHÄRFEN SIE IHRE KÄSESPEISE. *Ein Fondue oder Raclette an einem kalten und dunklen Winterabend! Was gibt es Heimeligeres? Allerdings kann auch eine gelegentliche Kalorienbombe einschenken. Clevere Käseliebhaber entschärfen diese, indem sie vorher einen gemischten Salat essen. Sie kaufen den Käse auch en bloc und zerkleinern ihn zu Hause mit der Handraffel. Und warum nicht mal Broccoli, Blumenkohl, Romanesco, Kürbis, Champignons, Birnenhälften oder Knollensellerie anstatt immer nur Brot in den Käse tunken? Vorher kurz blanchieren genügt. Beim Raclette verhelfen Silberzwiebeln, Pilze und Essiggürkchen zu weniger Sprengkraft. Ein nicht zu heiss eingestellter Ofen sorgt dafür, dass der Käse langsamer schmilzt. Dadurch essen die Pfännchenbrutzler automatisch langsamer und werden mit weniger Käsekalorien satt.*

Abnehmfreundliches Ambiente zu Hause

Unser Umfeld prägt unser automatisiertes Verhalten. Wenn wir versuchen, uns dieses Verhalten bewusst zu machen, es kritisch zu hinterfragen und entsprechend anzupassen, kann uns die Umwelt zu einem gesünderen Körpergewicht verhelfen. Da die meisten von uns einen grossen Teil des Lebens zu Hause verbringen, kommt den eigenen vier Wänden eine grosse Bedeutung zu.

Gewohnheit treibt einen dazu, Dinge unbewusst zu tun. Zum Beispiel essen. Naschen Menschen in ihren Schlafgemächern, weil sie Hunger haben? Nein, sondern weil sie es immer schon getan haben. Zum Glück kann Routine für die Figur auch gut sein. Wer es nämlich nicht gewohnt ist, ausserhalb des Esszimmers zu speisen, der denkt auch gar nicht daran.

Heimische Tabuzonen in Sachen Essen

Im Interesse der Linie sollten Lebensmittel dort nichts zu suchen haben, wo keine regelmässigen Mahlzeiten eingenommen werden. Die Platzierung des Esstisches bestimmt dies. Je nachdem, wo er steht, beginnt die Tabuzone gleich ausserhalb der Küche oder des Esszimmers. Das Sperrgebiet für Lebensmittel umfasst somit Wohn-, Bade- und Schlafzimmer genauso wie Hobbykeller, Schreibtisch und Arbeitsplatz. Eine Sondergenehmigung gibts nur für volle Wasserflaschen. Diese dürfen überall hin. Denn Wasser trinken gehört definitiv zu den guten Gewohnheiten.

SÜSSE VERSUCHUNG: AUS DEN AUGEN, AUS DEM SINN. *«Was ich nicht weiss, macht mich nicht heiss.» Aufs Essen übertragen, bedeutet das: Was ich nicht sehe, rieche oder höre, darauf bekomme ich auch keine Lust. Das Schicksal von Schokoladesnacks, Guetzli, Bonbons, Chips oder Popcorn, die im Sichtfeld stehen, ist besiegelt – sie landen im Mund, ohne dass wir es bemerken, und* *machen sich bald an Hüften und Bauch bemerkbar. Dabei gibt selten der Hunger den Ton an, sondern Lust oder Gewohnheit. Und es ist wie verhext: Die Knabberei endet erst mit dem letzten Happen, der rumliegt. Verbannen Sie also Essen aus Ihrem Sicht-, Geruchs- und Gehörfeld. Verschwindet Essbares als Reizquelle, schärfen sich die Sinne für andere, kalorienfreie Reize.*

Küche: Lager- und Zubereitungsstätte

In der Küche bereiten wir nicht nur das Essen zu. Meist ist sie auch der Ort, wo wir unsere Vorräte aufbewahren. Hier lagern auch schnell verfügbare Snacks – nicht nur im Kühlschrank. Lust auf Essen oder Langeweile verleiten dazu, den Kühlschrank zu öffnen und nach dem Nächstbesten zu greifen. Auch in der Küche kann Ordnung helfen, das Gewicht im Lot zu halten. Achten Sie darauf, dass Sie Ihren Vorratsschrank logisch und übersichtlich eingerichtet haben. Ordnen Sie Nahrungsmittel nach Gruppen und stellen Sie die mit nahem Ablaufdatum in die erste Reihe. Das verhindert, dass Sie Lebensmittel «notfallmässig» essen müssen, weil ihr Verderb droht.

Achten Sie bei Ihrem Kühlschrank aufs Niveau
Wer gedankenlos den Kühlschrank öffnet, greift am ehesten zu dem, was vor seiner Nase liegt. Viele Eisschränke sind auf Augenhöhe aber mit al-

REMINDER AUF DEM KÜHLSCHRANK MACHT EINE GUTE FIGUR
Weil ein Bild mehr sagt als tausend Worte, eignet es sich wunderbar als Motivationshilfe. Wer schon einige Kilos abgenommen hat und sein Gewicht halten möchte, der benutzt am besten ein Foto aus schweren Zeiten als Erinnerungsstütze. Sie haben es noch vor sich? Dann können Sie einen Schnappschuss benutzen, der Sie in schlankeren Jahren zeigt. Auch das Foto einer anderen Person mit Massen, die sich auf vernünftige Weise erreichen lassen, eignet sich als Erinnerungshilfe. Eine gute Figur machen Föteli auf der Kühlschranktüre. Dort zwingen sie den Betrachter, zweimal zu überlegen, ob er zu etwas greift – und zu was. Kein Föteli zur Hand? Dann tuts auch der Spruch «Nothing tastes as good as slim feels» – will heissen: Nichts schmeckt so gut, wie sich Schlanksein anfühlt. ■

lerlei Dickmachern beladen: Pastete, Salami, fettem Käse und Süssgetränken, Schokolade oder sonstigen Leckereien. Was machen wir? Wir krallen es uns und füttern damit unsere Rettungsringe. Kühlschränke, bei denen Kalorienreiches auf höherem oder niedrigerem Niveau liegt, bergen weniger Dickmacherpotenzial. Räumen Sie ihn also so ein, dass schlankes Essen in nächster Sicht- und Griffweite liegt. Auf Augenhöhe dürfen Hüttenkäse, Naturejoghurt, Quark, aber auch Essiggurken oder Silberzwiebeln sein. Die meisten frischen Früchte und Gemüse dürfen ebenfalls dorthin. Sie vertragen Aufenthalte ausserhalb der Gemüseschublade gut. Ein abnehmfreundlicher Kühlschrank sollte mindestens zu einem Drittel damit gefüllt sein.

Wie steht es um die inneren Werte Ihres Tiefkühlers?
Ein Tiefkühler ist eine feine Sache und steht den Abnehmplänen grundsätzlich nicht im Wege. Gesundes ist oft leicht verderblich, weil es viel Wasser enthält. Im Gefrierschrank halten diese Nahrungsmittel länger und sind stets verfügbar. Andere Tiefkühlschrankbewohner können Sie hingegen getrost in die Wüste schicken.

Linienfreundliche und -feindliche Tiefkühlschrankbewohner
Halten Sie die schön kalt:
- Gemüse wie Broccoli, Blumen- und Rosenkohl, Blattspinat (ohne Rahm), Erbsen, Bohnen und Kefen, Rotkraut, Edamame
- Früchte wie Beeren oder Zwetschgen
- Spargeln, Artischocken, Pilze
- Fisch, wenn möglich nicht paniert
- Crevetten, Muscheln, Tintenfisch, idealerweise ohne Bierteig
- Pouletbrust, Hackfleisch aus mageren Stücken
- Pizzas mit schlankem Belag
- vorgeschnittenes Vollkorn-Roggenbrot und Pumpernickel
- selbstgekochte Suppen oder Teigwarensauce wie Tomaten- oder Bolognese-Sugo
- fein geriebenen Käse
- Stängelglace nur aus der Frucht, ohne Zuckerzusatz; am besten selbstgemacht
- vorportionierte Butter
- Eiswürfel

Schicken Sie die in die Wüste:

- Nuggets, Schnitzel, Cordon bleu und andere panierte Produkte
- Pommes, Puffer, Kroketten
- Schinkengipfel und anderes Apérogebäck
- Fertiglasagne und -cannelloni
- kalorienreiche Pizzas
- Weissbrot und Gipfeli
- Würste, minderwertiges Fleisch
- Pouletflügeli
- Frühlingsrollen
- Fertigburger, -frikadellen
- Chäschüechli, Plätzli
- grosse Glacekübel

Übrigens: Auch wenn der Tiefkühlschlaf ein Verderben der Lebensmittel lange hinauszögert, sollten Sie diese nicht allzu lange aufbewahren. Trotz kühler Temperaturen kann Tiefkühlgut im Geschmack, im Aussehen und in der Konsistenz nachlassen.

Halten Sie Früchte und Gemüse stets verfügbar

Menschen, die oft Früchte und Gemüse essen, leiden seltener an Übergewicht als solche, die sie links liegen lassen. Viele Menschen sind Grünzeug nicht grundsätzlich abgeneigt, essen es aber dennoch nicht täglich, weil zu Hause keins vorrätig ist. Clevere Konsumenten nutzen Möglichkeiten auf dem Arbeitsweg für den schnellen Einkauf. Wer öfter im Internet unterwegs ist, kann auch auf diesem Weg an Frisches herankommen; viele Anbieter liefern die online bestellte Ware bis vor die Haustür. Einmal im Haus, mögen es die meisten Früchte und Gemüse dunkel, kühl und trocken. Vor allem im Sommer bleiben sie deshalb im Kühlschrank wesentlich länger geniessbar. Und noch ein Trick: Lagern Sie Obst und Gemüse mit etwas Abstand voneinander. Das vermindert Druckstellen und Fäulnis und verzögert das Reifen.

Nutzen Sie auch Ihren Tiefkühler als Frischhalter. Er macht Gemüse und Früchte verfügbarer. Da das Grünzeug gleich nach der Ernte in den Tiefkühlschlaf versinkt, enthält es oft sogar mehr Vitamine als vermeintlich Frisches, das im Regal schon lange auf Käufer wartet. Auch für Tiefkühlprodukte gibt es den Heimlieferservice.

LASSEN SIE SICH MIT GUTEM GEWISSEN VER-FÜHREN. *Die beste Methode, Obst und Gemüse vor Verderb zu bewahren, ist, sie gar nicht alt werden zu lassen. Damit es nicht vergessen geht, platzieren Sie Frisches am besten gut sichtbar in einer Schale in der Küche. Legen Sie Cherrytomaten und Saisonfrüchte neben- und nicht untereinander. Auch ungeschälte Nüsse dürfen nicht fehlen.*

Entsorgen Sie Abgelaufenes nicht im eigenen Magen

Das kennt jede(r): Beim Durchstöbern des Kühlschranks kommen Lebensmittel zum Vorschein, die kurz vor dem Ablaufdatum stehen oder dieses bereits überschritten haben. Was tun? Sie könnten solche Nahrungsmittel essend beseitigen. Da das Datum diktiert, passiert dies aber oft ohne Hunger und Lust. Anstelle des Mülls wachsen dann Hüfte, Bauch und Po. Also keine so gute Idee. Oder aber Salami, Käse und Joghurts, deren Haltbarkeit abgelaufen ist, wandern direkt in den Müll. Schade darum, aber im Eimer können sie wenigstens nicht ansetzen.

Idealerweise bleiben Nahrungsmittel unabhängig vom aufgedruckten Datum im Kühlschrank. Wenn es der Hunger verlangt, werden sie vor dem Genuss auf Verderb begutachtet. Diese Prüfung beinhaltet genaues Hinschauen, Riechen und Schmecken. Tatsächlich sind viele ungeöffnete Lebensmittel auch nach dem Ablaufdatum ohne Einschränkung geniessbar.

ABLAUFDATUM IST NICHT GLEICH ABLAUFDATUM. *Wenn Sie dem, was vor dem «bis» steht, etwas Aufmerksamkeit schenken, wissen Sie gleich, worum es geht. «Mindestens haltbar bis …» bedeutet, dass Sie das ungeöffnete Produkt bedenkenlos auch noch zehn oder mehr Tage nach Ablauf des Datums konsumieren können. Das Mindesthaltbarkeitsdatum gibt in erster Linie an, ab wann ein Lebensmittel nicht mehr optimal schmecken oder aussehen könnte. Anders sieht es aus, wenn Sie «Zu verbrauchen bis …» lesen. Das steht auf leicht verderblicher Ware, die höchstens noch zwei oder drei Tage über das Ablaufdatum hinaus für den Verzehr in Betracht gezogen werden sollte. Bei solchen Produkten entwickeln sich relativ schnell Keime, die uns gefährlich werden können. Im Zweifelsfall also lieber weg damit.*

165

Die wirklich gute Stube ist foodfreie Zone

Für Abnehmwillige sind Kalorien in der Stube tabu. Dieses Zimmer ist nicht zum Essen gedacht, weshalb die Aufnahme von Nahrung zur Nebenbeschäftigung gerät – und das setzt an. Snacks, Süssgetränke und Bier nebenher sind ein wesentlicher Grund, weshalb viele Menschen Gewichtsprobleme haben. Damit der Kalorienentzug im Wohnzimmer klappt, muss es von allem Ess- und Trinkbaren befreit werden. Also weg mit der Guetzlidose und der Bonbonsäule, der Nüsschenschale und Chipstüte.

BESCHÄFTIGEN SIE IHRE HÄNDE MIT KALORIEN-FREIEM. *Viele Ex-Raucher nehmen nach dem Stopp vor allem deshalb zu, weil ihnen das Hantieren mit den Zigaretten fehlt. Stellvertretend beschäftigen sie ihre Hände mit Snacks und Süssigkeiten, die zum Mund und in den Magen wandern. Das kennen auch viele, die nie geraucht haben. Fingerfooder sollten sich nach alternativen Beschäftigungsprogrammen für ihre Hände umschauen, etwa Puzzeln, Karten oder Spielen mit Knetmasse. Warum nicht etwas Produktives tun wie Zeichnen, Stricken oder Häkeln? Jo-Jo oder andere Geschicklichkeitsspiele lenken ebenfalls ab. Eine prima Snackbremse ist auch Kaugummikauen.*

Abnehmprofis gucken nicht in die Röhre

Menschen, die oft und lange vor der Mattscheibe hocken, haben häufiger Gewichtsprobleme als Fernsehabstinente. Es sind gleich drei Nachteile, die die TV-Mast mit sich bringt: Erstens bedeutet Fernsehen ein Minimum an Bewegung; das Einzige, was zuckt, ist der Finger auf der Fernbedienung. Zweitens genehmigen sich viele Zuschauer dazu Chips, Popcorn oder Biskuits, Cola und Eistee. Weil das TV-Programm ablenkt, essen sie unbewusst, wodurch die Kalorienbomben schlecht sättigen. Drittens verführt die TV-Werbung viele dazu, Lebensmittel zu kaufen und zu konsumieren, für die sie sich ohne Fernsehschauen nicht interessieren würden. Das Zischen eines Limonadegetränks oder das Knuspern eines Crackers bewegt auch unmittelbar dazu, den Kühlschrank zu plündern. Der Flimmerkiste den Stecker zu ziehen schafft somit eine gute Grundlage für erfolgreiches Abnehmen. Denn jede andere Aktivität sorgt für eine bessere Kalorienbilanz.

SCHLAGEN SIE DEN WERBEPROFIS EIN SCHNIPPCHEN

Nicht nur Hunger, sondern auch Lust treibt uns zum Essen an. Neben Gerüchen regen auch akustische und visuelle Reize den Appetit an, etwa das Klappern von Geschirr oder das Bild eines leckeren Hamburgers. Der Anblick knuspriger Fritten oder das satte «Plopp» einer Bierflasche lassen einem das Wasser im Mund zusammenlaufen, selbst wenn nichts davon griffbereit ist. Das wissen auch Werbestrategen. Deshalb bauen sie solche Bilder und Szenen geschickt in Werbespots und -anzeigen ein. Diese verkünden die klare Botschaft: «Hasch mich, kauf mich, iss mich, kauf mich wieder.» Immer öfter versteckt sich solche Werbung auch in Spielfilmen, was für Zuschauer schwer erkennbar ist. Deren Verhalten steuert sie trotzdem. Wer eine eigene Meinung hat, lässt sich davon aber nicht beeinflussen – oder versucht es zumindest. Solche Menschen schalten bei Werbung entweder um oder ab, sie blättern weiter oder ignorieren sie, wenns nicht anders geht. Auch gut: Machen Sie aus Pausen mit Werbung Pausen mit Bewegung. ■

Nicht zu vergessen: das Zimmer, in dem Sie essen

Sei es die Wohnküche, ein separates Esszimmer oder ein kombiniertes Wohn-Ess-Zimmer: Hierher gehört ein gemütlicher Esstisch, an dem Sie eine Mahlzeit auch mal in geselliger Runde geniessen können. Doch selbst das Esszimmer hält einige Möglichkeiten bereit, die uns das Abnehmen erleichtern können. Potenzial bieten vor allem Besteck und Geschirr. Wir essen auch mit dem Auge: Dieses sieht, ob der Teller schön voll ist oder aber ob ein voller Kochtopf oder ein Brotkorb auf dem Tisch steht. Das kann darüber entscheiden, ob wir nachschöpfen, zugreifen oder uns sattgesehen haben.

Machen Sie aus Ihrem Kochtopf keinen Fressnapf

Früher war es in den meisten Haushalten üblich, mit Essen gefüllte Töpfe auf den Esstisch zu stellen, damit die hungrigen Mäuler möglichst schnell und effizient gestopft werden konnten. Unsere Urgrosseltern konnten sich das figurtechnisch leisten, waren doch viele von ihnen den ganzen Tag lang mit harter körperlicher Arbeit beschäftigt. Die physische Schufterei ging, die Sitte blieb. Auch heute noch thronen in manchem Zuhause ein oder mehrere Töpfe auf dem Tisch. Die meisten Menschen neigen dazu, angefangene Portionen aufzuessen. Ein voller Kochtopf oder eine gefüllte Auflaufform auf dem Esstisch birgt deshalb das Risiko, dass man sich überisst. Zu verführerisch leicht fällt das Nachschöpfen oder Nachnaschen. Nicht die Kochgefässe, sondern der Teller sollte die Portionengrösse vorgeben. Die Lösung heisst Tellerservice: Das Essen bleibt in der Küche und kommt nur in – möglichst mittelgrossen – Tellern auf den Tisch. Besonders günstig steht der Esstisch, wenn er weiter als eine Armlänge vom Herd oder Kühlschrank entfernt ist, denn das schmälert die Versuchung, zum Nachschlag zu greifen. Auch der vielerorts traditionelle Brotkorb bleibt dem Esstisch am besten fern. Allerdings wäre es übertrieben, alles Essbare von der Tischplatte zu verbannen: Gemüse und klare Suppen dürfen ruhig da bleiben, und Salat – mit italienischer Sauce angerichtet – geniesst VIP-Status. Natürlich darf auch Wasser auf dem Tisch stehen. Räumen Sie die geleerten Teller erst dann ab, wenn Sie die Mahlzeit beendet haben. So behalten Sie die Kontrolle.

An kleinen Tellern fällt Sattsehen leichter
Das Auge isst mit. Für das Sehorgan und damit auch fürs Gehirn gilt: Ein voller Teller ist ein voller Teller – unabhängig von seiner Grösse. Greifen Sie deshalb lieber zu kleinen oder mittleren Grössen. Zum Beispiel zu Salat- oder Desserttellern. Machen Sie sie dafür schön voll. Daran können Sie sich richtig sattsehen, was das Gehirn befriedigt und den Magen beschwichtigt. Warten Sie erst mal ab, falls Sie danach trotzdem noch der Hunger plagt. Oft vergeht dieser Nachhunger nämlich nach zehn Minuten ganz von allein. Unsere Verdauung braucht diese Zeit, um dem Hirn zu melden: Mir reichts.

Bei Gläsern für Kalorienhaltiges lohnt es sich, auf hohe Exemplare mit kleinem Durchmesser zu setzen. Flûtes eignen sich also nicht nur für Schampus und Prosecco – auch Saft macht sich gut darin. Das verschafft einem den Eindruck, mehr getrunken zu haben als bei einem dickbauchigen Gefäss. Kleine Löffel und Gabeln zwingen uns, unser Esstempo zu drosseln, womit uns mehr Zeit bleibt, um mit weniger satt zu werden. Grosse Gläser und Teller machen hingegen Sinn, wenn Sie Wasser trinken oder einen gemischten Salat essen wollen. Ganz nach dem Motto: Grosses Geschirr für wenig Kalorien.

Auch das Schlafzimmer fällt ins Gewicht

Wenig, unregelmässig oder schlecht schlafen kann dick machen. Schlafmangel macht hungrig und träge, und auch der Energieverbrauch in Ruhe und nach einer Mahlzeit sinkt. Unsere Stoffwechselhormone folgen dem tageszeitlichen Rhythmus, wozu auch eine regelmässige und erholsame Schlafphase gehört. Fehlt diese, geraten die Hunger- und Sättigungshormone durcheinander. Schlafgestörte werden weniger gut satt, essen kalorienreicher und naschen häufiger. Auch das zentrale Hormon Insulin gerät aus den Fugen; es wirkt weniger gut, wodurch der Körper den Zucker, den wir aufnehmen, schlechter verarbeiten kann. Schaffen Sie deshalb Voraussetzungen, die Ihnen einen ruhigen und gesunden Schlaf ermöglichen.

BUCHTIPP

Ruth Jahn, Johannes Mathis, Corinne Roth: **Schluss mit Schlafproblemen! So verbessern Sie Ihre Schlafqualität und Ihr Wohlbefinden.** Beobachter-Edition, Zürich 2014.

www.beobachter.ch/buchshop

NUTZEN SIE LIEBER IHR KÖRPERFETT ALS FOSSILES ZUM HEIZEN. *Abnehmen im Schlaf? Ganz abwegig ist der Traum nicht. Zumindest lässt sich der Kalorienverbrauch etwas steigern mit einer Raumtemperatur, die von 20 Grad abweicht. Bei tieferen Temperaturen muss unser Körper sich stärker aufheizen, um gleich warm zu bleiben. Auch die Atemluft muss wohltemperiert sein, wenn sie in unseren Lungenbläschen ankommt. Ist die Umgebungsluft kalt, muss unser Körper mehr Energie aufwenden, um sie aufzuwärmen. Dafür benötigen wir zusätzliche Kalorien. Nicht nur im Schlafzimmer, auch in anderen Räumen schonen tiefere Temperaturen Waagen, aber auch Geldbeutel und Umwelt. Unsere Grosseltern kamen im Winter mit 15 Grad Raumtemperatur aus. Wie warm ist es bei Ihnen zu Hause?*

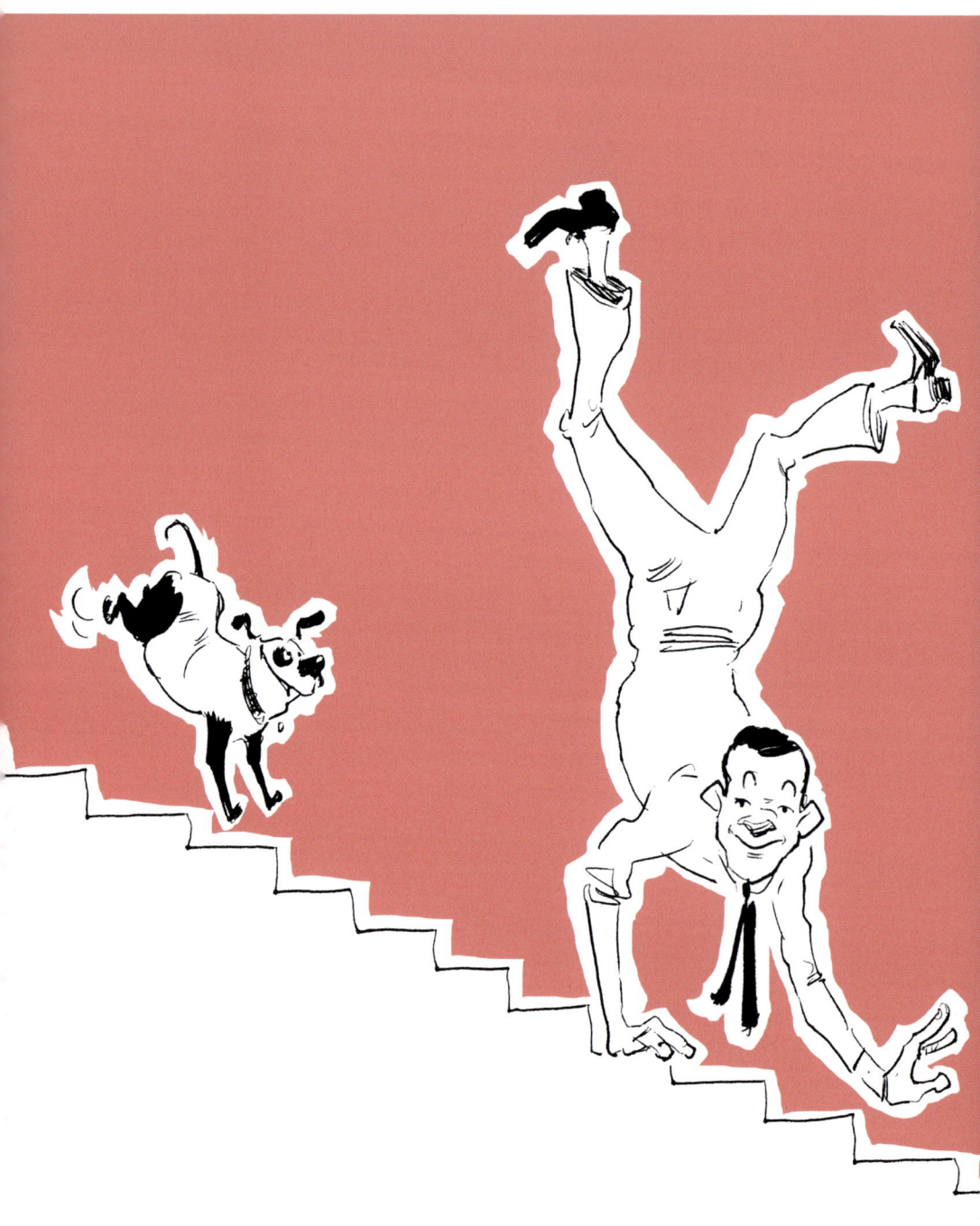

Kalorienverbrauch: Nutze ich mein Potenzial?

Regelmässiger Sport ist wichtig, bedeutet aber zusätzlichen Aufwand. Anders der Alltag: Er ist unser ständiger Begleiter und bietet Tausende von Gelegenheiten, Kalorien loszuwerden – ohne dafür Zeit und Geld zu fordern. Clevere Abnehmer nutzen beide Ansätze.

Machen Sie Ihrem Alltag Beine (und Arme)

Ganz egal wie viele PS Ihr fahrbarer Untersatz hat: Wenn statt Eindruck und Geschwindigkeit Fitness, Gesundheit und die Konturen der eigenen Karosserie zählen, geht nichts über eine Menschenstärke. Unter der Kalorienoptik gewinnen auch Haus- und Gartenarbeit gewaltig an Attraktivität.

Um abzunehmen – und vor allem, um das Gewicht danach dauerhaft halten zu können –, müssen wir uns täglich viel bewegen. Regelmässiger Sport eignet sich prima dafür, erfordert aber einen Extraaufwand. Dies ist mit ein Grund, warum viele anfänglich Motivierte nicht dranbleiben und ihre sportlichen Ambitionen bald einmal dem Fernsehsessel opfern. Zum Glück bietet auch der Alltag zahlreiche Möglichkeiten, Kalorien loszuwerden – ohne dass wir dafür wertvolle Minuten, teure Geräte oder spezielle Räumlichkeiten zur Verfügung stellen müssen. Leider bleiben viele dieser Optionen ungenutzt. Zum Beispiel der Weg von und zu der Arbeit, zum Einkauf oder in den Ausgang. Auch der eigene Haushalt hält einige Aktivitätssteigerer verborgen. Oft nehmen uns die kleinen motorisierten Helferchen die Möglichkeit, unseren Muskeln Leistung abzuverlangen. Schade, denn diese Bewegungsräuber hindern uns daran, die Geräte mit einer Menschenstärke in Gang zu bringen und dabei einige Kalorien zu verbrennen. Selbst ein Temperaturwechsel oder gar Kaugummikauen kann die tägliche Kalorienbilanz beeinflussen. Das Beste an der Alltagsbewegung: Bei konsequenter Anwendung wird sie zur neuen Gewohnheit. Ab dann erfordert sie weder Extrazeit noch Überwindung.

Hier steckt Potenzial, Kalorien zu verpulvern

- Idealerweise legen Sie Ihren Arbeitsweg zu Fuss oder mit dem Velo zurück. Bei grösseren Distanzen sorgt ein Elektrovelo für mehr Reichweite und weniger Schweissperlen auf der Stirn.

- Geht auch das nicht, ist der öffentliche Verkehr immer noch deutlich linienfreundlicher als das Auto oder Mofa/Motorrad.
- Nutzen Sie das Kalorienverbrennungsplus des öffentlichen Verkehrs optimal aus, indem Sie in S-Bahn, Bus oder Tram stehen, statt zu sitzen. Vor allem in Kurven und beim Abbremsen oder Beschleunigen aktivieren Sie Ihre Muskeln zusätzlich.
- Steigen Sie beim Benutzen des Trams eine Station früher aus. Legen Sie Entfernungen, die nur zwei Bus- oder Strassenbahnstationen oder weniger auseinanderliegen, zu Fuss zurück.
- Laufen Sie lieber zur nächsten Tram-/Busstation, wenn der nächste Transport erst in fünf oder mehr Minuten kommt.
- Denken Sie sich den Lift einfach weg. Benutzen Sie stattdessen konsequent die Treppe, auch wenn Sie das Treppenhaus erst suchen müssen. Nutzen Sie auf der Rolltreppe die linke Geh-Spur.
- Sitzen Sie nicht länger als 30 Minuten am Stück. Stehen Sie regelmässig auf und gehen Sie ein paar Schritte.
- Ein Schrittzähler im Handy oder am Handgelenk macht den Fort-Schritt buchstäblich sicht- und teilbar.
- Stehen Sie auch mal eine Weile, selbst wenn Sie sitzen könnten. Gewöhnen Sie es sich an, nur im Stehen zu telefonieren. Auch Besprechungen mit Arbeitskollegen können stehend abgehalten werden.
- Bauen Sie Bewegung auch in Ihre Alltagsroutine ein. Zum Beispiel, indem Sie beim Zähneputzen Kniebeugen machen oder in der Warteschlange auf die Zehenspitzen stehen.
- Verbrennen Sie Kalorien bei Arbeiten im und um das Haus. Delcgieren Sie Hausarbeiten (z. B. das Putzen) nur, wenn es nicht anders geht.
- Waschen Sie Ihr Auto in einer Handwaschanlage. Mähen Sie den Rasen dank einem motorlosen Rasenmäher mit einer Menschenstärke.

Erhöhen Sie Ihren Kalorienverbrauch Schritt für Schritt

Die täglich zurückgelegte Gehstrecke unterscheidet sich stark von Person zu Person und von Tag zu Tag. Einen ungefähren Überblick, wie viele Schritte und Meter an einem Tag zusammenkommen, gibt der im Handy eingebaute Schrittzähler. Alternativ oder ergänzend dazu gibt es Armbänder, die mitzählen und die Info ans Smartphone oder den Computer schicken. Ein Zähler informiert nicht nur, er motiviert auch dazu, den Wert des Vortages zu übertreffen. So hilft er, bewegungsarmes Verhalten zu erkennen und zu vermindern. Dabei unterstützen können Apps, die den Verlauf über die Zeit darstellen und das Verbesserungspotenzial anzeigen. Steigern Sie Ihre Schrittzahl kontinuierlich, beispielsweise jede Woche um 500–1000 Schritte täglich. Optimal sind 10 000 oder mehr Schritte pro Tag, gemittelt über ein Jahr.

KOMMEN SIE AUF DEN HUND. *Hunde haben einen ausgeprägten Bewegungsdrang, dafür kein Klo zu Hause. Die Vierbeiner müssen regelmässig an die frische Luft – auch bei Wind und Wetter. Die Zweibeiner müssen mit. Tatsächlich zeigen Untersuchungen, dass Menschen sich mehr bewegen und dadurch auch abnehmen können, wenn sie sich einen Hund zulegen. Sie mögen Feuchtnasen, ein Hund kommt für Sie aber nicht infrage? Warum nicht einen behundeten Nachbarn fragen oder sich im Internet als Dogsitter anpreisen?*

Mit tauglichen Tretern allzeit bereit
Expedition in unbekanntes Terrain? Jeder, der in der Welt herumgekommen ist, weiss: Das beste Transportmittel, um Land und Leute zu entdecken, sind die eigenen Füsse. Da immer mehr Städte ausgedehnte Fussgängerzonen bieten, gilt das zunehmend auch für Ballungsgebiete. Leider stehen urbanen Entdeckungsreisen allzu oft modische Pumps, hochhackige Schuhe oder unbequeme Halbschuhe im Weg. Solche Erlebnisbremsen sehen vielleicht schick aus, drücken und brennen aber bereits nach wenigen Metern. Abhilfe schaffen kommode Joggingschuhe. Diese sollten möglichst leicht sein, gut dämpfen und dem Fuss ausreichend Luft bieten. Ideal sind Schuhe mit einem bequemen Fussbett und luftdurchlässigem Obermaterial. Leichten Sportschuhen schadet es auch nicht, wenn man sie zusammendrückt. So passen sie gut ins Handgepäck. Wer oft mit dem Auto verreist, lässt die Treter am besten gleich im Kofferraum.

Dank eleganter Formen und edler Materialien machen viele der trendigen Treter im doppelten Sinne eine gute Figur. Sollten die Joggingschuhe einmal nicht mehr so gut aussehen oder streng riechen, genügt ein Waschgang: ab damit in die Waschmaschine und mit der normalen Wäsche bei 30 Grad waschen. Voraussetzung hierfür: keine stark färbenden Teile.

Vier Wände, die Sie auf Trab halten

Elektronik nimmt uns im Haushalt wertvolle Arbeit ab. Trendige Geräte sorgen dafür, dass unser Bewegungspotenzial brachliegt. Sie können Ihr Zuhause aber auch gezielt nutzen, um Kalorien zu verbrutzeln. Und das mit wenig Aufwand.

Der Energieverbrauch bei vielen Haushaltstätigkeiten kann sich sehen lassen. Er bewegt sich im Bereich von zügigem Laufen oder forschem Radfahren. Wenn das keine wirksame Motivationsspritze ist!

Hausarbeit hat ihre bewegten Seiten

Kaum jemand mag sie: Hausarbeiten wie Bödenschrubben, Staubwischen oder Fensterputzen. Auch Gärtnern, Schneeschaufeln oder Autowaschen sind nicht jedermanns Sache. Deshalb sind sie aus dem modernen Alltag kaum mehr wegzudenken: motorisierte Helfer, die uns Arbeit abnehmen. Diese vollautomatischen Heinzelmännchen sind bequem und praktisch, doch sie rauben uns die raren Gelegenheiten, im Alltag Kalorien zu verbrauchen. Weil wir uns schon so daran gewöhnt haben, ist es oft schwierig, den Bewegungsräubern auf die Schliche zu kommen. Zu ihnen gehören elektrische Raffeln, Hobel, Mixer, Dosenöffner und Akkuschrauber, automatische Saftpressen und Fensterputzer, aber auch die automatischen Rollläden und Storen.

BESTEHEN SIE BEIM AUTOWASCHEN AUF IHREN KALORIENVERBRAUCH. *Ein besonders gieriger Räuber ist die vollautomatische Waschanlage, stiehlt sie doch bei jeder Autowäsche rund 300 Kalorien. Zum Glück steht meistens noch eine Handwaschanlage nebenan. Auch den Innenraum putzen und saugen verlangt etliche Kalorien ab. Also nichts wie ran an die Karre. Zweimal im Jahr bietet auch der Radwechsel Gelegenheit, Kalorien loszuwerden.*

Rund ums Haus gehören das Sesam-öffne-dich-Garagentor, der Hochdruckreiniger, der motorisierte Rasenmäher und -trimmer und der Laubbläser dazu. Schade, denn Schrubben, Rechen und Rasenmähen mit einer Menschenstärke fordern den Körper intensiver und gleichmässiger als viele moderne Trainingsgeräte. Gerade der gute alte Handrasenmäher hat es punkto Kalorienverbrauch faustdick hinter der Klinge. Auch der Tumbler frisst nicht umsonst so viel Strom. Hängen Sie die Wäsche lieber auf und tun Sie damit dieser, sich selbst und der Umwelt einen Gefallen.

GEWINNEN SIE IHREM HEIM TREPPENKALORIEN AB. *Wer ein Haus besitzt oder eine Wohnung mit Estrich, Mansarde oder Keller, kann die unterschiedlichen Stockwerkebenen nutzen, um Kalorien loszuwerden. Schliesslich schenkt es mehr ein, die Schwerkraft zu überwinden, als nur geradeaus zu laufen. Sie haben keinen Anlass dazu? Geben Sie sich einen, indem Sie im Keller Lebensmittel lagern, auf einer Hurde oder in einem Tiefkühler. Auch die Waschmaschine gehört nach unten und nicht ins Badezimmer. Material, das Sie regelmässig nutzen, lässt sich nach oben oder nach unten «outsourcen». Zum Beispiel Bettwäsche, Gesellschaftsspiele, Kleider, Schuhe … Oder Voluminöses wie Papiertaschentücher, Klo- oder Haushaltspapier. Und warum nicht das Fondue-Caquelon samt Rechaud und das Raclette-Öfeli in ein anderes Stockwerk verbannen?*

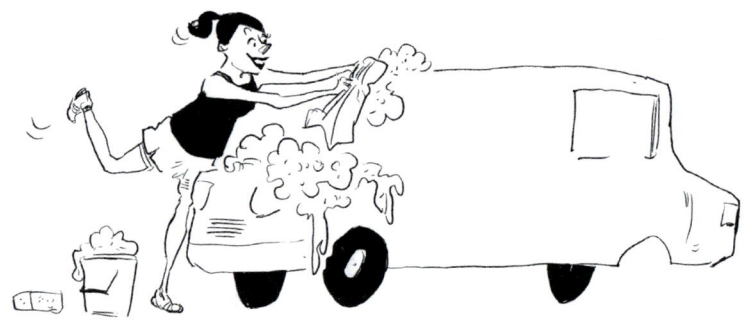

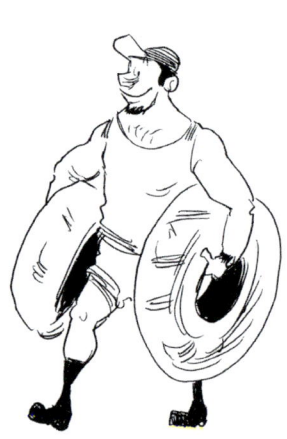

Im Büro nicht nur die grauen Zellen aktivieren

Telefon und E-Mail sind zwar praktisch, haben aber einen entscheidenden Nachteil: Sie nehmen uns einige der raren Möglichkeiten, unsere schlaffen Glieder zu bewegen. Wer Wert auf sein Gewicht legt, lässt sich das nicht gefallen. Also nichts wie auf die Socken und zu Fuss hinauf zum Arbeitskollegen drei Stockwerke höher. Das bringt schon ein paar Kalorien mehr auf das tägliche Verbrauchskonto. Dabei nutzen kalorienbewusste Kommunikatoren natürlich die Treppe und lassen den Lift links liegen. Klar: Nicht alle Kollegen sind im Hause. Doch selbst dem Partner aus Übersee lassen sich noch einige Kalorien abgewinnen: Es genügt bereits, stets stehend mit ihm zu telefonieren.

DENKARBEIT FÄLLT KAUM INS GEWICHT. *Damit es richtig funktioniert, braucht das Gehirn rund 130 Gramm Zucker am Tag, also rund 500 Kalorien. Intensive Denkarbeit erhöht zwar den Kalorienverbrauch. Da unser Gehirn aber sparsam arbeitet, ist dieser Mehrverbrauch bescheiden. Rauchende graue Zellen von Dichtern und Denkern verbrauchen deshalb viel weniger Energie als die glühenden Muskeln von Bauarbeitern und Bergbauern. Also: Auch wenn Sie ganz intensiv hirnen, können Sie sich nur wenig mehr Kalorien gönnen. Eigentlich unfair ...*

Steigern Sie Ihren Nebenbei-Energieverbrauch

Es gibt Menschen, die keinen Sport treiben und ihr Gewicht trotzdem halten können. Ein Grund dafür mag sein, dass diese Dauerschlanken sich Verhaltensweisen angeeignet haben, die den Kalorienverbrauch ihres Körpers steigern, ohne dass sie sich viel bewegen müssen. Natürlich geht es um viel weniger Kalorien als beim Joggen oder Radeln. Dafür läuft der Verbrauch über einen grossen Zeitraum sozusagen nebenher und bedarf keines zusätzlichen Aufwandes. Viele dieser Verhaltensweisen laufen unbewusst ab. Suchen Sie deshalb gezielt nach Wegen, wie Sie den Nebenbei-Energieverbrauch dauerhaft in Ihren Alltag integrieren können.

Heiss-kalt kurbelt Kreislauf an

Nicht nur Radfahren und Rennen machen dem Kreislauf Beine, sondern auch Temperaturen, die von 20 Grad abweichen. Das hat jeder schon am eigenen Leib erfahren, wenn sein Herz in der Sauna schneller schlug oder die Muskeln im Winter beim Warten auf den Bus zu zittern begannen. Dabei verrichtet der Kreislauf Schwerarbeit, weil er eine konstante Körpertemperatur aufrechterhalten muss. Aufwärmen und abkühlen kostet so manche Kalorie. Ein Saunagang zwingt den Organismus zu schweisstreibender Kühlarbeit. Bei steigender Umgebungstemperatur erhöht sich der Puls, die Hautgefässe weiten sich und füllen sich mit Blut. Schweiss tritt aus den Poren und erzeugt Kälte beim Verdunsten. Alle diese Reaktionen dienen dazu, den Organismus abzukühlen – aber sie verbrauchen eben auch Kalorien. Als Zugabe baut ein Saunabesuch Stress ab, er stärkt das Immunsystem und macht so schön wohlig müde. Wer dazu aber weder Zeit noch Lust hat, kann trotzdem von den energiefressenden Regelvorgängen des Körpers profitieren, etwa indem er beim Duschen von kalt auf warm wechselt und umgekehrt.

Braunes Fett ist wertvoller als schwarzes Gold

Auch Kälte kann Feuer entfachen, beispielsweise im Winter bei einem Spaziergang oder beim Schlafen mit geöffnetem Fenster. Unser Körper muss seine Temperatur aufrechterhalten und die Atemluft wärmen. Das braucht Kalorien. Achten Sie generell darauf, dass Sie zu Hause nicht zu stark heizen. Das spart nicht nur fossile Brennstoffe. Sind wir etwas niedrigeren Zimmertemperaturen ausgesetzt, bildet und aktiviert unser Körper vermehrt braune Fettzellen. Im Gegensatz zu den gewöhnlichen weissen Fettzellen sind die braunen in der Lage, Wärme zu produzieren und dadurch Energie zu verbrauchen. Dabei genügt es bereits, die Zimmertemperatur nachts – also während zehn Stunden – von 24 auf 19 Grad zu senken, um den braunen Fettzellen Beine zu machen. Diese können sogar mehr als nur Kalorien verbrennen: Auch die Wärmeproduktion beim Verdauen (Thermogenese) wird verstärkt und die Funktion von Insulin verbessert. Wer dies konsequent nutzt, kann theoretisch mehrere Kilos im Jahr verlieren. Der Mensch (ver)schläft rund einen Drittel seines Lebens. Nutzen Sie also die Zeit im Schlaf für die Wärmeproduktion, indem Sie Ihr Schlafgemach gut lüften, dieses nicht heizen und die Fenster nachts offen halten. Vielleicht reicht Ihnen auch eine dünnere Schlafdecke? Studien zeigen, dass bei tieferen Umgebungstemperaturen die körpereigene Produktion des Schilddrüsenhormons auf natürliche Weise angekurbelt wird. Dadurch steigt der Energieverbrauch ebenfalls.

Natürlich können Sie auch die Zeit, die Sie im Auto verbringen, nutzen, um Ihre braunen Fettzellen zu trainieren, indem Sie die Temperatur nicht zu warm einstellen. Schalten Sie ferner im Sommer die Klimaanlage nicht zu weit herunter, damit für Ihre Schweissdrüsen zumindest noch ein bisschen Arbeit bleibt.

Wer auf Stehen steht, steigert seinen Energieverbrauch

Sie müssen sich nicht zwingend mehr bewegen, um Ihren Energieverbrauch zu erhöhen. Das geht auch, indem Sie Ihre Haltung ändern. So arbeitet das Herz im Stehen schwerer als im Sitzen, weil es das Blut über eine weitere Strecke gegen die Schwerkraft pumpen muss. Darüber hinaus aktivieren Stehende die Muskeln, die sie aufrecht halten. Das bedeutet zusätzlichen Aufwand.

Selbstverständlich unterscheidet sich der Kalorienverbrauch zwischen Sitzen und Stehen nicht enorm. Bei konsequenter Anwendung kann sich aber einiges zusammenläppern. Bei stetigen Stehern kann in einem Monat bis zu einem halben Kilo Gewichtsverlust zusammenkommen. Stehen hilft aber nicht nur beim Abnehmen. Ein Stellungswechsel von Zeit zu Zeit tut auch dem Bewegungsapparat und dem Blutkreislauf gut. Gelegenheiten zum Stehen gibt es genug, beispielsweise an der Bahn- oder Bushaltestelle, beim Telefonieren oder beim direkten Gespräch mit Kollegen. Wer auf den Zehenspitzen wippt, kann seine Unterschenkelmuskulatur zusätzlich aktivieren. Das hilft auch den Beinvenen, sich zu entleeren, und nimmt Druck weg von Wand und Klappen. Selbst in öffentlichen Verkehrsmitteln lassen sich stehend einige Kalorien extra verbraten. Angenehmer Nebeneffekt: In Stehhöhe ist die Luft meist besser als in Sitztiefe. Auf kurvigen Strecken müssen zudem auch diejenigen Muskeln arbeiten, die den Körper ausbalancieren. Das bedeutet zusätzlichen Energieverbrauch. Je weniger sich Stehende beim Bus- und Strassenbahnsurfen festhalten, desto mehr müssen ihre Muskeln leisten.

Kaugummikauen frisst Kalorien

Der Mensch besitzt gut ausgebildete Kaumuskeln. Wer diese Muskeln spielen lässt, erhöht seinen Energieverbrauch. Kaugummikauende verbrennen durch das beständige Auf und Ab ihres Kiefers mehr Kalorien. Zudem verbrauchen auch die Speicheldrüsen mehr Energie, weil sie beim Kauen dauernd Sekret produzieren.

Kauen verbrennt ähnlich viele Kalorien wie Stehen. Wer fünf Stunden am Tag Kaugummi kaut, verbrennt zusätzlich 50 Kalorien. Über ein Jahr gerechnet kommen so mehr Kalorien zusammen, als in 2,5 Kilo Fettpolstern enthalten sind. Kaugummikauen kann ausserdem entspannend wirken und die Konzentration verbessern. Aber Achtung: Allzu süsse oder fruchtige Kaugummis können den Appetit fördern und Essgelüste wecken. Hingegen kann starker Menthol- oder Eukalyptusgeschmack die Lust zu essen bremsen.

Heizen Sie Ihr Fett weg

Essen verdauen und verstoffwechseln ist für den Körper nicht gratis. Bevor er die in der Nahrung enthaltenen Kalorien nutzen kann, muss er selber Energie aufwenden. Und ähnlich wie der Verbrennungsmotor im Auto produziert auch der Stoffwechsel Abwärme, während er Nährstoffe verdaut und weiterverarbeitet.

Allerdings sind nicht alle Nährstoffe mit dem gleichen Verarbeitungsaufwand verbunden. Kohlenhydrate und vor allem die meisten Fette sind verhältnismässig einfach verwertbar. Wir können praktisch alle darin enthaltenen Kalorien nutzen, und wer sie isst, verpufft nur relativ wenig von der gelieferten Energie in Form von Wärme. Anders sieht das bei Eiweissen aus. Hier hat die sogenannte postprandiale Thermogenese (Wärmebildung nach der Nahrungsaufnahme) eine grössere Bedeutung. Will heissen, dass wir einen Teil der in Eiweissreichem enthaltenen Kalorien nicht für den Betrieb und Aufbau des Körpers nutzen, sondern dass sie in Form von Wärme weggehen. Dieser Anteil kann 15 Prozent und mehr betragen. Achten Sie deshalb auf einen hohen Eiweissanteil in Lebensmitteln (siehe Kapitel «Baustoff Eiweiss», Seite 113).

Neben Eiweiss können gewisse pflanzliche Stoffe die Wärmeproduktion ebenfalls ankurbeln, etwa weil sie scharf schmecken. Solche Pflanzenstoffe sind beispielsweise in Olivenöl enthalten. Auch so können Sie Ihre Thermogenese steigern. Tatsächlich konnten mehrere Studien unabhängig voneinander zeigen, dass eine mit nativem Olivenöl angereicherte mediterrane Ernährung (siehe Seite 53) wirksamer war bei der nachhaltigen Gewichtsreduktion als die jeweilige Vergleichsdiät.

Scharfes befeuert den Stoffwechsel

Vielleicht haben Sie sich schon gewundert, warum die Menschen in vielen asiatischen Ländern so schlank sind. Klar, sie bewegen sich viel und verbrauchen einige Kalorien beim Schwitzen. Auch das traditionelle Essen spielt eine Rolle, weil es relativ fettarm und reich an Gemüse ist. Eine weitere Eigenschaft der asiatischen Speisen drückt ebenfalls auf die Pfunde: die Schärfe. Rassige Gewürze kurbeln den Kreislauf an. Sie erhöhen den Herzschlag und die Durchblutung in der Peripherie und aktivieren die Schweissdrüsen. Dadurch geht einiges an Kalorien als Wärme weg. Darüber hinaus sättigen Speisen besser, wenn sie Chili, Curry oder Cayennepfeffer enthalten. Scharfe Schlemmer sind also schneller satt und verbrennen einen Teil der Kalorien bereits beim Essen wieder. Welche Schärfe soll es denn sein? Die Natur bietet eine grosse Bandbreite: schwarzer Pfeffer, Chili und Senf, Meerrettich und Wasabi, aber auch Ingwer, Kresse sowie viele Lauch- und Zwiebelgewächse.

Scharfes kurbelt nicht nur den Energieverbrauch an, es verringert auch Hungergefühle. Bei Ingwer konnte dieser Effekt in Studien gezeigt werden. Raffeln Sie Ingwer fein und giessen Sie sich damit abends eine Kanne Tee auf. Tasten Sie sich an die Schärfe heran, die Sie noch gut vertragen. Und: Frischer Ingwersaft aus dem Entsafter macht selbst das langweiligste Bier interessanter und erst noch gesünder. Denn der Konsum von Ingwer, Chili und anderen Scharfmachern ist mit einem niedrigeren Risiko für Herz-Kreislauf-Krankheiten und Diabetes verbunden. Das gleiche gilt übrigens für Kaffee sowie Schwarz- und Grüntee. Auch wenn diese nicht scharf schmecken, so enthalten sie doch pflanzliche Inhaltsstoffe, die in Bezug auf Energieverbrauch und gesundheitlichen Nutzen ähnlich abschneiden.

Fitness in der Freizeit:
Wie bleibe ich im Schuss?

Wer gesund und vor allem nachhaltig abnehmen will, kommt kaum um gezielte Bewegung herum. Ohne sie müssen sich Abnehmende beim Essen stark einschränken, was einem normalen Essverhalten abträglich ist. Abgesehen davon hat regelmässiges Fitnesstraining ganz viele Vorteile – und macht idealerweise sogar Spass!

Ohne Fleiss kein Preis: Auch beim Abnehmen kommt kaum einer am Schweiss vorbei. Für die meisten Menschen ist es sehr schwierig, dauerhaft Gewicht zu verlieren, ohne dass sie sich regelmässig körperlich betätigen. Bewegung bietet aber ohnehin einiges: Sie beugt Krankheiten vor, hält geistig und körperlich fit und tut der Seele gut.

Wer seinen Körper lange nicht gefordert hat, für den ist es wichtig, den richtigen Einstieg zu erwischen. Bewegungsabstinenzler suchen sich mit Vorteil eine Aktivität aus, die ihnen liegt, und achten darauf, dass sie diese regelmässig durchführen können und auch wollen. Dann gilt es, den idealen Zeitpunkt und die optimale Dauer auszuloten. Am besten nichts überstürzen, gemächlich beginnen und langsam steigern. Bewegung soll vor allem Spass machen und darf nicht zur Pflichtübung verkommen. Und warum nicht gemeinsam mit anderen etwas unternehmen? Das hält die Moral hoch und hilft, Tiefs zu überwinden.

Regelmässiger Sport hat auch den Vorteil, dass Sie sich kulinarisch mehr erlauben können. Das vermeidet Frust und unterstützt ein gesundes Essverhalten. Weil körperliche Aktivität Muskeln fördert, ist sie auch Voraussetzung, um das Gewicht nach dem Abnehmen halten zu können. Viele gut durchblutete Muskeln und deren Regeneration verbrauchen tüchtig Kalorien, auch wenn wir uns gerade nicht bewegen. Bewegung bedeutet aber noch weit mehr: Keine Pille der Welt ist der Gesundheit so zuträglich wie körperliche Aktivität. Regelmässige Bewegung legt also den Grundstein dafür, dass wir bis ins hohe Alter körperlich aktiv sein und damit unser Gewicht im grünen Bereich halten können. Lesen Sie mehr dazu unter **www.beobachter.ch/download.**

Regelmässige Bewegung: Steigen Sie ein!

Was spricht dagegen, gleich mit der Bewegung loszulegen? Warten Sie nicht auf symbolische Starttermine wie den 1. Januar. Starten Sie heute. Verpflichten Sie sich für eine Mindestzeit Sport, also beispielsweise zweimal eineinhalb Stunden pro Woche. Am besten schaffen Sie sich Zeitfenster und legen die Termine für die nächsten Monate fest.

Manchen hilft es dabeizubleiben, wenn sie sich verabreden, beispielsweise zum Tennis oder zu einem Mannschaftssport. Auch der Beitritt zu einem Verein wirkt in der Regel unterstützend. Sich gemeinsam zu bewegen fördert Motivation und Spass. Das Internet hilft bei der Suche nach Gleichgesinnten. Und wer es sich leisten kann, engagiert einen Personal Trainer oder eine Tanzlehrerin.

Wichtig ist die richtige Art der Bewegung. Was hat Ihnen in Kindheit und Jugend Spass bereitet? Welche Sportart hat Sie schon immer gereizt? Haben Sie Bekannte in einem Sportverein? Was können Sie mit realistischem Aufwand dauerhaft umsetzen?

Entscheidend ist ferner ein möglichst weiter Horizont: Sorgen Sie dafür, dass Sie nicht nur heute und morgen zu Ihrer Portion Fitness kommen, sondern auch noch in Jahren. Um das zu garantieren, gilt es, Interessenkonflikte mit Beruf, Familie und Freunden möglichst zu vermeiden.

Noch nicht überzeugt? Resistente Bewegungsmuffel suchen gern so lange nach Ausflüchten für ihre Untätigkeit, bis sie sich selber überredet haben. Doch die folgenden Punkte entlarven sämtliche Ausreden als faul.

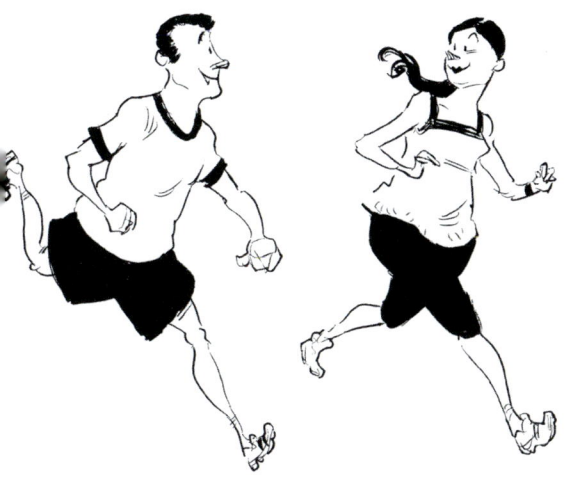

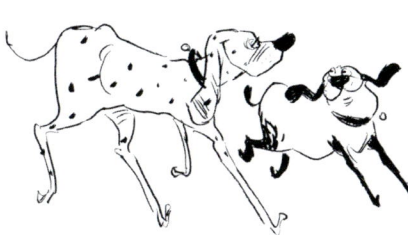

Lauter faule Ausreden

- **Keine Zeit:** Eine halbe Stunde täglich genügt. Die meisten Menschen verbringen weitaus mehr Zeit vor Fernsehgerät, Handy und Computer.

- **Häufig unterwegs:** Turnschuhe und -hosen, T-Shirt und Handtuch passen in jedes Handgepäck. Laufstrecken gibt es praktisch überall, und Fitnessräume bieten heute schon Mittelklassehotels an.

- **Schlechtes Wetter:** Gibt es nicht, nur ungeeignete Kleidung. Und wofür sind schliesslich Fitnesscenter und Hallenbäder da? Dank Crosstrainer, Springseil und anderer Fitnessutensilien lassen sich auch zu Hause tüchtig Kalorien verbrennen. Ein gutes Fitnessvideo oder ein entsprechendes Handy-App zeigt, wies geht.

- **Schwitzen:** Das ist eher ein Grund, der für regelmässige körperliche Aktivität spricht als dagegen. Denn regelmässige Bewegung vermindert bei den meisten Menschen die Neigung, zu transpirieren. Und: Ein geringeres Gewicht bedeutet ebenfalls weniger Schweiss.

- **Keine Puste:** Anfangs ist das völlig normal. Damit die Puste zurückkommt, ist es wichtig, Bewegung gemächlich anzugehen und das Pensum langsam zu steigern. Auf keinen Fall forcieren! Zweimal wöchentlich ist ein guter Start.

- **Zu dick:** Um die Gelenke und den Kreislauf nicht zu überfordern, kommen zunächst schonende Bewegungsarten wie Walking, Schwimmen, Radfahren oder (Wasser-)Gymnastik infrage. Auch sie machen schlanker. Mit abnehmendem Gewicht weitet sich das Spektrum möglicher Sportarten. Und: Regelmässiger Sport beugt Gelenk- und Rückenschmerzen vor.

- **Zu alt:** Je älter ein Mensch, desto wichtiger ist regelmässige Bewegung. Sie hilft, die so wichtige Muskel- und Knochenmasse zu erhalten. Sport im Alter vermindert auch den Hang zu Gebrechlichkeit, was wiederum das Risiko für Stürze senkt und die Chancen auf möglichst lange Selbständigkeit verbessert. Und selbst im hohen Alter lässt sich ein Trainingseffekt erzielen.

- **Gelenkschmerzen:** Schuld daran ist häufig eine falsche Belastung, nur selten die Bewegung selbst. Gezieltes Training unter professioneller Anleitung stärkt Muskulatur und Bänder. Damit schont es die Gelenke und beugt Schmerzen vor. Achten Sie auf gutes Material und tauschen Sie die alten Joggingschuhe gegen neue aus, wenn sie nicht mehr ausreichend dämpfen.

FÜR BEWEGUNGSABSTINENZLER GILT: EILE MIT WEILE. *Wer sich nach langer Pause dazu aufrafft, sich wieder regelmässig zu bewegen, gibt gern zu viel Gas. Nachvollziehbar, möchte man doch möglichst viel und schnell abnehmen. Doch Ungeduldige laufen Gefahr, allzu schnell zu ermüden, oder riskieren, dass ihre Gelenke zu schmerzen beginnen. So wird Bewegung zur Quälerei, die alle Lust auf weiteren Sport im Keim ersticken kann. Langjährige Bewegungsabstinenzler sollten deshalb gemächlich mit körperlichen Aktivitäten beginnen und ihr Pensum langsam, aber kontinuierlich steigern.*

Lerchen und Eulen gibt es auch bei Bewegungstypen

Manche Menschen bekommen morgens kaum einen Fuss aus dem Bett, während andere sich in aller Herrgottsfrühe mit Elan aus den Federn schwingen. Genau so wie es Morgenmuffel und Frühaufsteher gibt, gibt es auch bei körperlichen Aktivitäten ganz verschiedene Vorlieben. Während die einen bereits vor Sonnenaufgang ihre Joggingrunden drehen, vergraben andere ihren Kopf lieber tief im Kissen. Kein Problem, schliesslich bleiben ja noch der Nachmittag und der Abend für die tägliche Portion Fitness: Alles zu seiner Zeit!

Testen Sie, um welche Zeit im Tagesverlauf Ihnen Bewegung am leichtesten fällt und am meisten Freude bereitet. Sind Sie eher der Nüchtern-Sportler oder brauchen Sie vorher etwas zwischen die Zähne, um einen Hungerast zu vermeiden?

FÜR DEN GESUNDHEITSNUTZEN KÖRPERLICHER AKTIVITÄT ZÄHLT DIE REGELMÄSSIGKEIT. *Bewegung hält nicht nur das Gewicht in Schach, sondern auch Herz und Kreislauf fit. Dabei scheint die Art der Bewegung keine Rolle zu spielen. Ob kurz und intensiv oder lang anhaltend und gemächlich – beides senkt das Risiko für Bluthochdruck, Schlaganfall und Herzinfarkt. Für die Gesundheit ist also vor allem wichtig, dass Bewegung stattfindet – und zwar täglich.*

Bewegung nach Plan: Was solls denn sein?

Eigentlich hilft jede Art der Bewegung beim Abnehmen. Sehr gut eignen sich Aktivitäten, die dem Körper konstant die richtige Dosis Leistung abverlangen. Das bringt ihn dazu, ordentlich von seinen Fettreserven zu zehren. Gibt es Pausenintervalle und ist die Bewegung jeweils eher kurz, dafür sehr intensiv, verbrennt der Körper lieber Zucker als Fett. Solche Abläufe ermüden und strengen auch eher an als stetigere Aktivitäten. Bei schweren Personen belasten Sportarten, die ruckartige Bewegungen und häufige, schnelle Richtungsänderungen erfordern, auch Skelett und Gelenke übermässig. Das erhöht das Verletzungsrisiko.

Ideal für die Gewichtskontrolle
- Zügiges Gehen
- Walken
- Joggen
- Wandern
- Schwimmen
- Velotouren
- Turnen
- Tanzen
- Crosstrainern
- Inlineskaten
- Langlaufen
- Schneeschuhlaufen
- Boden- und Wasser-Gymnastik

Auch gut, aber nicht erste Wahl für den Einstieg
- Tennis
- Squash
- Fussball
- Handball
- Volleyball
- Alpin-Skifahren
- Schlittschuhlaufen / Eishockey
- Curling
- Tischtennis

BEIM RADFAHREN BLEIBEN DIE KILOS AUF DER STRECKE. *Ein Ritt auf dem Fahrrad bringt punkto Abnehmen mehr als die meisten anderen Formen körperlicher Aktivität. Denn das geniale Gefährt erlaubt es, sich mit gleichbleibender, mässiger Intensität zu bewegen, was ideal für die Fettverbrennung ist. Und: Im Gegensatz zu anderen Sportarten ermüdet einen gemächliches Fahrradfahren nicht. Es schont die Gelenke und eignet sich somit praktisch für alle Menschen.*

Mit fitten und kräftigen Mäusen dem Speck an den Kragen

Beides fällt ins Gewicht: nicht nur, was Sie bewegungstechnisch tun, sondern auch, wie Sie es tun. Mit der richtigen Dauer und Intensität holen Sie das Optimum heraus – und Sie sorgen dafür, dass Bewegung Ihnen nachhaltig Freude bereitet. So bleibt Ihr Sport keine Eintagsfliege.

Ideal für eine nachhaltige Gewichtskontrolle ist eine Kombination aus Ausdauerbewegung und Kraftübungen. Erstere sorgt für bessere Kondition und einen fitten Kreislauf. Unsere Muskeln können Energie damit besser und schneller verwerten – auch zwischen den Bewegungseinheiten. Regelmässige Kraftübungen verbrennen direkt Kalorien, erhalten aber auch unsere Muskelmasse, die ansonsten mit jedem Altersjahr langsam abnimmt. Unsere Muckis sind also nicht nur reine Show. Im Gegenteil: Still und heimlich halten sie unseren Grundumsatz hoch, also die Kalorien, die wir verbraten, wenn wir körperlich inaktiv sind (siehe Kasten auf der nächsten Seite). Sind unsere Mäuse prall und fit, halten sie auch unseren Bewegungsapparat, unsere Knochen, Gelenke und den Rücken gesund. So können wir unserem Bewegungsdrang uneingeschränkt und bis ins hohe Alter frönen.

IN DEN MUSKELN DAMPFT DER KESSEL

Die meisten Organe sind wahre Sparmeister, was den Energieverbrauch anbelangt. Besonders das Fettgewebe ist überaus genügsam. Ganz anders unsere Muskeln: Sie sind nicht nur für die Bewegung, sondern auch für die Haltung und die Wärmeproduktion zuständig und somit ziemliche Energieschleudern. Deshalb bestimmt letztlich die Muskelmasse, wie viel Energie ein Mensch verbrennt – und zwar nicht nur bei der Bewegung, sondern auch zwischendurch. Diesen Ruheenergiebedarf nennen Experten Grundumsatz. Muskelmänner verbrennen in Ruhe also mehr Energie als Pummelchen mit gleichem Körpergewicht, aber höherem Fettanteil. Auch der grössere Verbrauch von Männern gegenüber gleich schweren Frauen oder der von jungen Menschen gegenüber Betagten mit gleichem Gewicht geht darauf zurück, dass männliche und jüngere Personen eine grössere Muskelmasse besitzen. Aber wir sind unserem Geschlecht und unserem Alter nicht einfach so ausgeliefert. Regelmässige Bewegung erhält die Muskelmasse. Mehr noch: Sie verbessert die Durchblutung und erhöht die Zahl der Mitochondrien in den Muskelzellen. Mitochondrien sind die eigentlichen Kraftwerke, die auch in Betrieb sind, wenn wir uns gerade nicht bewegen.

Wissen Sie, wie viele Kalorien Sie täglich verbrauchen? Schätzen Sie Ihren Kalorienbedarf unter **www.beobachter.ch/download.**

Nachhaltige Ausdauerbewegung: gut gerüstet und mit der richtigen Intensität

Sie haben die passende Bewegungsart gefunden? Prima! Was jetzt noch fehlt, ist die geeignete Ausrüstung. Auch das Ausloten der richtigen Intensität ist wichtig – nicht zuletzt weil die individuell passende Dosis einen auch bei der Stange hält. Daneben gibt es noch andere Hilfsmittel, die Moral und Motivation hochhalten. Zum Beispiel die Erkenntnis, im Verhältnis zum Fettanteil mehr Muskeln zu haben. Messen Sie zu diesem Zweck Ihren Fettanteil, bevor Sie mit regelmässigem Ausdauertraining loslegen. Das muss nicht unbedingt in einem Fitnesscenter oder beim Arzt passieren. Mittlerweile gibt es genügend Geräte für zu Hause, die Veränderungen sogar Ihrem Smartphone übermitteln. Wie schnell die Ausdauerbewegung dafür sorgt, dass die Pfunde purzeln, ist zweitrangig. Viel wichtiger ist, dass Sie in einen Rhythmus kommen, der es Ihnen ermöglicht, sich regelmässig und mit Freude körperlich zu betätigen. Der Rest kommt von alleine.

NEHMEN SIE SPIELEND AB. *Die Sonne scheint, und die Temperaturen nähern sich der 25-Grad-Marke: Endlich Sommer! Was liegt da näher, als die Freizeit in vollen Zügen im Park oder Freibad zu geniessen? Dabei darf eine grosse Flasche Wasser gegen den Durst auf keinen Fall fehlen. Sorgen Sie auch für bewegte Unterhaltung mit Utensilien wie einem Volley- oder Fussball, einer Frisbeescheibe oder einem Federballspiel. Das macht Spass. Gleichzeitig kommen dabei spielend einige Hundert Kalorien auf dem Minuskonto zusammen.*

Eine gute Ausrüstung ist das A und O

Zu einer guten Ausrüstung gehört angemessene Kleidung. Diese sollte unter allen Umständen bequem bleiben und nicht scheuern, dafür Wärme und Schweiss nach aussen ableiten. Rüsten Sie sich auch aus für kaltes oder nasses Wetter. Atmungsaktive Mützen, Stirnbänder und Handschuhe erlauben es, sich sogar bei Minustemperaturen draussen zu bewegen.

Für Laufsportarten ist das Schuhwerk zentral. Grösse, Material und Fussbett müssen passen, damit keine Druck- und Reibungsstellen entstehen. Bei regelmässigen Joggern lässt die Dämpfung der Sohle rasch nach, was Fussgelenke, Knie, Hüfte, Rücken und Schultern übermässig belasten kann. Gut möglich, dass alle paar Monate ein neuer Schuh hermuss.

Vielen helfen elektronische Gadgets, um am Ball zu bleiben. Die kleinen, leichten Geräte messen Schrittzahl, zurückgelegte Strecke, verbrauchte Kalorien, Puls und zahlreiche weitere Parameter. Manche Apps bieten zudem die Möglichkeit, die eigene Leistung auf sozialen Netzwerken kundzutun. Auch Musik motiviert: Im richtigen Takt fällt Bewegung vielen leichter.

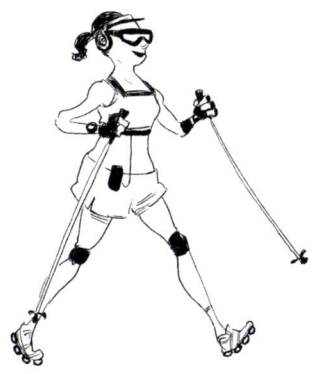

HÄUFIG AUSSER LAND(ES)? EQUIPMENT STETS ZUR HAND! *Wer häufig unterwegs ist, hat es nicht immer leicht, Konstanz in sein Leben zu bringen. Das gilt auch in Sachen mehr körperliche Aktivität im Alltag. Doch es gibt Lösungen, zum Beispiel Zeitfenster am Morgen oder Abend oder zwischen Sitzungen. Weltenbummler haben idealerweise mindestens ein Set mit Sportkleidung und Duschutensilien zu Hause, das sie jederzeit im Handgepäck mitnehmen können. Die meisten Hotels verfügen über Fitnessräume oder Schwimmbäder. Bei Joggingausflügen in unbekanntem Terrain hilft das Handy Orientierungslosen, den Heimweg wieder zu finden.*

Bewegen Sie sich im Sauerstoffüberschuss

Wie bei einem Automotor gibt es auch bei unserem Antrieb ein Leistungsoptimum. Das ist der Zustand, in dem er effizient und materialschonend arbeitet. Damit ein Kolbenmotor seinen Treibstoff möglichst restlos verbrennt, muss das Verhältnis zwischen Sprit und Sauerstoff stimmen. Dabei liegt die optimale Drehzahl meist im mittleren Bereich. Ähnlich sieht es beim Muskel aus: Um Fett wirksam zu verheizen, braucht er reichlich Sauerstoff. Wer seinen Fettpolstern richtig an den Kragen will, sollte somit konstant im Sauerstoffüberschuss trainieren. Diesen Bereich erreichen die meisten bei mittlerer Bewegungsintensität. Also lieber kein Dauervollgas, bei dem einem die Puste ausgeht! Der Atem müsste dazu reichen, sich auch beim Sport noch unterhalten zu können, ohne nach Luft schnappen zu müssen.

Ist die Leistung dauerhaft zu hoch, verheizt der Körper vermehrt Zucker statt Fett. Dabei bilden sich Stoffwechselprodukte wie Milchsäure. Trotzdem brauchen Trainierende nicht ständig auf die Herzfrequenz zu achten. Bei hohem Puls verbrennt der Körper anteilmässig zwar weniger Fett; das gleicht er aber zumindest teilweise durch den insgesamt höheren Energieverbrauch aus. Zu lange ein zu hohes Tempo anzuschlagen, kann allerdings schnell erschöpfen – und damit geht der Schuss nach hinten los.

Wie der Verbrennungsmotor braucht auch unser Organismus eine Warmlaufphase, um den optimalen Betriebszustand zu erreichen. Deshalb sollte die körperliche Aktivität mindestens eine Stunde dauern. Die Devise lautet also: Lieber leichter, dafür länger.

RICHTIG FETT VERBRENNEN BRAUCHT ANLAUF. *Für Abnehmwillige ist klar: Das Fett muss weg. Obwohl der Körper immer einen gewissen Anteil seines Energiebedarfs damit deckt, kommt die Fettverbrennung erst nach rund 30 Minuten Bewegung so richtig auf Touren. Bevor er nämlich Fett verheizt, holt sich der Körper Zucker aus der Leber und den Muskeln als Sprit (siehe auch Seite 200). Wer einige Zeit zwischen Speisen und Sport verstreichen lässt, verkürzt die Anlaufphase und beginnt, früher Fett zu ver-brennen. Aha – vor dem Frühstück aufs Rad oder in die Joggingschuhe? Keine schlechte Idee!*

Kalorienverbrauch von körperlicher Aktivität hallt nach

Eine Viertelstunde Radeln und der Coupe Dänemark ist entmaterialisiert? Schön wärs! So schnell lassen sich Süss- und Fettigkeiten nicht vernichten, schliesslich geht unser Körper sparsam mit Energie um. Die meisten Men-schen überschätzen den direkten Kalorienverbrauch, den Schuftereien dem Körper abverlangen: Bei einer Stunde Radfahren verbrennt er etwa 400 Kalorien. Das entspricht theoretisch gerade mal 100 Gramm Scho-kolade. Eine Stunde Schwimmen verbraucht lediglich die Energie, die 100 Gramm Vollfettkäse enthalten, und für eine Stunde Tennis reichen nur 6 Esslöffel Schlagrahm.

Desillusioniert? Dafür gibt es keinen Grund, denn diese Rechnung geht nicht auf: Bewegung sorgt nämlich auch indirekt dafür, dass wir Energie verbrauchen. Sie veranlasst den Körper, Muskulatur aufzubauen, zu repa-rieren, stärker zu durchbluten und die wachsende Muskelmasse mit mehr Energie zu versorgen. Darüber hinaus verbrennt ein gestählter Körper mit Vorzug Fett, was ihn wiederum davor feit, zuzunehmen. Körperlich Akti-ve verbrennen also auch zwischen den Aktivitäten deutlich mehr als Sofa-Lümmler. Bewegung beeinflusst zudem Appetit, Sättigung und Essverhal-ten positiv, was die Kalorienbilanz nochmals verbessert.

DIE TAGE VOR DEN TAGEN BIETEN AUCH VORTEILE. *Die Tage vor der Mens sind für viele Frauen unangenehm: Die Brust spannt, der Bauch zieht, die Stimmung schwankt. Doch sie bieten auch Vorteile: Während der zweiten Zyklushälfte – das heisst ungefähr die zehn Tage vor der Monatsblutung – verbrennt der Körper bei Anstrengung speziell viel Fett. In dieser Phase lohnt sich körper-*

liche Aktivität also besonders. Dafür ist das Hormon Progesteron verantwortlich, dessen Spiegel gegen Ende des Zyklus zunehmend hoch ist. Es bietet noch einen weiteren Bonus: Frauen nehmen in dieser Zeit nicht nur schneller ab, sondern fühlen sich nach dem Sport auch weniger erschöpft.

Lassen Sie Ihre Muskeln nicht hängen

Bleiben Muskeln untätig, lassen ihre Durchblutung und ihr Stoffwechsel nach. Kurz: Sie beginnen, auf Sparflamme zu laufen, und lagern dabei auch Fett ein. Wer seine Muskeln fordert, bringt sie allerdings rasch wieder auf Vordermann und treibt ihnen das Fett aus. Regelmässiges Training erhöht nicht nur die Masse Ihrer Kraftpakete, sondern auch deren Energieverbrauch. Werden Muskeln regelmässig gefordert, spriessen in ihnen neue Gefässe, wodurch mehr Sauerstoff und mehr Nährstoffe zu den Muskelzellen gelangen. Dadurch können diese Kraftwerke auch mehr Zucker und Fett verbrennen – sowohl bei Anstrengung als auch in Ruhe. Mit diesen Eigenschaften unterstützen die trainierten Energieschleudern eine langfristige Gewichtsabnahme und -stabilisierung.

Einen Eindruck vom Zustand Ihrer Muskeln liefert der Fettanteil Ihres Körpers, der sich mit Fettmesswagen ungefähr erfassen lässt. Sinkt der Fettanteil, heisst das normalerweise, dass der Muskelanteil gestiegen ist.

Für mehr Muskeln beim Abnehmen sprechen aber auch ästhetische Gründe. Wer richtig wenig isst, kann auch abnehmen, ohne sich mehr zu bewegen. Menschen, die dies versuchen, sind aber häufig enttäuscht vom ästhetischen Resultat der Hungerkur. Obwohl das Körpergewicht sinkt, wollen sich keine vorteilhaften Konturen abzeichnen. Weil die Muskeln beim Abnehmen ohne Fitness schlaff bleiben und der «Füllstoff» Fett plötzlich fehlt, droht die Haut faltig herabzuhängen.

Für weniger Pfunde und eine schöne Silhouette sorgt eine Extraportion Training. Denn dann ersetzen erstarkte Muskeln die weggeschmolzenen Fettpolster. Zudem spannen die wachsenden Kraftpakete die Haut, die über ihnen liegt – also genau an der richtigen Stelle. Straffere Haut und definierte Konturen gibts mit fast jeder Art körperlicher Aktivität. Hanteln, Kraftmaschinen und Gummibänder setzen gezielt an Muskelgruppen an – solange sie regelmässig und mit steigender Intensität benutzt werden.

Aber auch schon simple Liegestützen und Kniebeugen können etwas bewirken.

Problemzonen bleiben von nachbarschaftlichen Übungen unbeeindruckt

Lästige Rettungsringe um den Bauch sollen am besten mit möglichst vielen Rumpfbeugen verschwinden. Um Reiterhosen den Garaus zu machen, eignen sich angeblich Kniebeugen optimal. Nach dieser Vorstellung ziehen die Muskeln am Bauch und an den Oberschenkeln das Fett, das sie für ihre Bewegung benötigen, direkt aus der darüberliegenden Speckschicht. Das optimale Resultat wären ein Waschbrettbauch und straffe Oberschenkel. Klingt gut!

Leider Wunschdenken, denn der Körper entscheidet selbst, in welcher Reihenfolge er seine Vorräte anzapft. Meist bedient er sich zunächst an dem Fett, das sich im Bauchinneren befindet. Aus gesundheitlicher Sicht ist das gut, denn dieses viszerale Fett ist am aktivsten. Es sorgt eher als das Fett unter unserer Haut dafür, dass sich unsere Blutfett- und Blutzuckerwerte verschlechtern und sich unser Blutdruck erhöht. Erst danach greift er auf das Unterhautfett zurück. Das Gemeine: Gerade die Fettpolster an weiblichen Oberschenkeln und Hüften kommen zuletzt an die Reihe. Schliesslich hat die Natur diesen Vorrat für potenziellen Nachwuchs, also für eine Schwangerschaft, angelegt. Der Fortbestand der Art hat nun mal Priorität. Kraftübungen eignen sich ohnehin nur bedingt, um den Polstern auf den Pelz zu rücken: Die Bewegungen sind zu unstetig und dauern zu kurz. Als optimale Aktivitäten für den Fettabbau kommen beispielsweise Fahrradfahren, zügiges Gehen, Joggen und Schwimmen infrage. Muskelaufbautraining ist aber eine gute Ergänzung zu Ausdauersport. Der Muskelzuwachs sorgt für vorteilhafte Konturen und hält die Speckröllchen davon ab, sich wieder zu vermehren. Zudem hält er den Bewegungsapparat auf Trab und befähigt ihn, auch im Alter Leistung zu erbringen.

Training im trauten Heim kann auch wirksam sein

Das Fitnesscenter liegt nicht jedem; manche Menschen fühlen sich in kahlen Räumen und in Gegenwart anderer unwohl. Aber keine Bange – selbst wenn es mit dem Fitnesscenter nicht klappt, müssen Sie nicht auf Ihre tägliche Portion Training verzichten. Die eigenen vier Wände bieten genug Raum für Bewegung: Übungen mit dem Springseil eignen sich gut zum Aufwärmen und zum Ankurbeln der Fettverbrennung. Ideal dafür ist auch ein Stepper oder Crosstrainer. Zusätzlich beansprucht ein solches Gerät speziell Oberschenkel und Hintern. Mit einem Gummiband lassen sich Muskelpartien an Oberkörper, Rücken und Po trainieren. Hanteln – oder, alternativ, mit Wasser gefüllte PET-Flaschen – straffen Oberarme und Schultern. Um die Unterarme zu stärken, genügt es, einen Gummiball in die Hand zu nehmen und ihn abwechselnd zusammenzudrücken und wieder loszulassen. Eine Schaumstoffmatte auf dem Boden verhindert blaue Flecken beim Trainieren und Reklamationen erboster Nachbarn. Überzeugt? Dann stellen Sie sich ein passendes Heimprogramm zusammen. Die Auswahl an Möglichkeiten ist gross.

Heimische Fitness ohne zusätzliche Geräte
- Anleitung bieten Videos oder Tutorials aus dem Web.
- Auch für Pilates, Aerobic und (Power-)Yoga gibt es gute Vorlagen.
- Work-out-Apps können ebenfalls helfen.
- Kniebeugen, Rumpfbeugen, Liegestützen
- Bodenübungen für Becken, Po, Beine, Bauch- und Rückenmuskulatur
- Ein bodenlanger Spiegel unterstützt Sie dabei, die Bewegungsabläufe richtig durchzuführen.

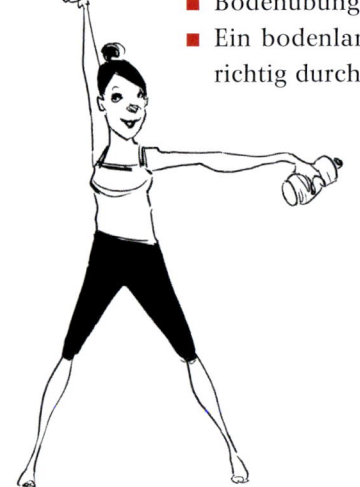

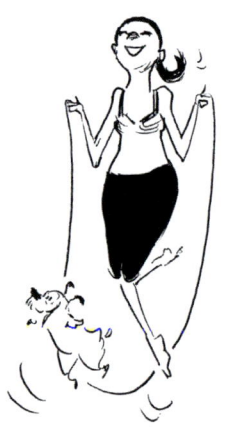

ALLROUND-FITNESSGERÄT IM HOSENTASCHEN-FORMAT

Fitnessgeräte sind klobig, schwer, unpraktisch, kompliziert und teuer. Oder? Weit gefehlt, denn es geht auch anders, nämlich leicht und überall anwendbar, effektiv und preiswert. Die Rede ist vom gemeinen Springseil. Es kostet nicht nur wenig, es spart auch Platz und lässt sich überallhin mitnehmen: ins Büro, ins Freie, in eine Turnhalle und wieder nach Hause.

Übungen mit dem Springseil fordern die wichtigsten Muskelgruppen an Schultern, Rücken, Bauch, Gesäss und Beinen. Auch der Kalorienverbrauch ist nicht ohne, entspricht er doch etwa dem beim Radfahren oder leichten Joggen. Zudem liegt die Anstrengung beim Seilspringen normalerweise in einem Bereich, in dem die meisten Menschen Fett verbrennen. Damit eignet es sich nicht nur zum Abnehmen, sondern beugt auch dem gefürchteten Jo-Jo-Effekt vor.

So gehts: Bei einer Person, die auf der Mitte des Seiles steht, sollten die Seilenden bis unter die Achseln reichen. Beim Seilspringen sollten der Rücken gerade und die Arme eng am Körper bleiben. Drei Zentimeter hoch hüpfen reicht bereits. Anfänger können zwischen den Sprüngen einmal federn. Heute gibt es auch Springseile mit digitalen Anzeigen. Das erspart das Mitzählen der Sprünge und macht es leichter, das Niveau zu halten oder langsam zu steigern.

Wer Probleme mit den Gelenken hat, kann auf den Hula-Hoop-Reifen umsteigen. Auch dieser fordert ganz gehörig und trainiert besonders die Problemzonen an Hüfte, Bauch und Po. Auch Rücken und Beckenboden profitieren. Besorgen Sie sich ein ordentliches Exemplar mit 2,5 Zentimetern Dicke und einem Gewicht zwischen 500 und 600 Gramm. ■

Geräte, die sich für zu Hause eignen

- Gummiband
- Hanteln oder gefüllte 1,5-Liter-PET-Flaschen
- Schaumstoffmatte
- Springseil
- Minitrampolin
- Hula-Hoop-Reifen
- Stepper
- Crosstrainer
- Rudergerät
- Fahrradergometer
- Bälle unterschiedlicher Grösse
- Klimmzugstange für Türrahmen

Bei der Elektrostimulation erschlankt nur das Portemonnaie

Regelmässig auf dem Werbekanal zu sehen: vermeintlich ultramoderne Geräte, die Muskeln elektrisch zum Zucken bringen. Das soll Bauch, Po und Hüfte schmälern und straffen – ganz ohne Schuften und Schwitzen. Klingt wie ein Traum? Bleibt es auch, denn Muskeln verbrennen nur dann ordentlich Kalorien, wenn sie beim Bewegen ihre Länge ändern. Genau dies tun sie beim blossen Zucken nicht. Elektrostimulationsgeräte spannen die Muskelfasern lediglich kurz an. Dadurch verändern diese ihre Länge nur geringfügig. Das verbraucht kaum Energie und geht damit spurlos an den Fettpolstern vorüber. Auch werden die Muskeln weder richtig gefordert noch zusätzlich durchblutet und damit auch nicht aufgebaut. Genauso viel, nämlich nichts, bringen andere Geräte, die dem Anwender keine oder nur wenig aktive Arbeit abverlangen, etwa vibrierende Gurte und Steh-Vibrationsplatten. Ergo: Das Geld für das überflüssige «Hightech»-Gerät investieren Sie besser in ein Fitnessabo, einen Crosstrainer oder ein Fahrrad.

 BETT-STRETCHING HILFT SCHLAFFEN GLIEDERN AUF DIE SPRÜNGE. *Körper und Geist brauchen meist ihre Anlaufzeit, bis sie richtig funktionieren. Während ein starker Kaffee dem müden Kopf Beine macht, döst der Rest noch eine Weile vor sich hin. Schade, denn ein träger Kreislauf verbraucht wenig Energie. So bringen Sie ihn vor dem Aufstehen auf Trab: Spannen und entspannen Sie abwechselnd mehrmals sämtliche Muskeln. Lassen Sie Hände und Füsse wiederholt kreisen. So fliesst Blut selbst in die entfernten Gliedmassen und versorgt alle schlummernden Zellen mit Sauerstoff. Jetzt fehlt nur noch eine frische Dusche mit Temperaturwechsel – und der Motor läuft auf vollen Touren.*

Abnehmfreundliches Umfeld ausser Haus

Je nachdem, wie sie gebaut ist, animiert uns die Umwelt dazu, uns zu Fuss, mit dem Velo, dem ÖV oder dem Auto von A nach B zu bewegen – oder eben nicht. Das kann kalorienmässig einschenken, weil viele von uns täglich arbeiten, einkaufen oder in den Ausgang gehen.

Sie wollen von Zuhause weg: zur Arbeit, zum Shoppen, um Freunde und Verwandte zu treffen? Zu Fuss, mit dem Velo oder doch lieber motorisiert mit ÖV oder Auto? Wahrscheinlich hängt die Entscheidung auch davon ab, wo Sie wohnen, genauer gesagt: davon, wie gangbar oder «radbar» die heimische Umgebung ist. Nicht nur der Weg, auch das Ziel kann unser Verhalten beeinflussen. Egal ob Arbeitsplatz oder Ferienanlage: Ein Umfeld, das uns weniger zum Essen und mehr zum Bewegen verführt, hat gewichtige Vorteile.

Wie gangbar ist mein Wohngebiet?

Je mehr eine Umgebung dazu animiert, sich darin aufzuhalten und fortzubewegen, desto eher tun Menschen das auch. Experten reden von Walkability oder Bikeability und meinen damit den Grad der Begehbarkeit oder der «Beradelbarkeit» einer Umgebung. Ein zentrales Kriterium für einen hohen Grad ist die Frage, wie sicher wir uns fühlen. Wichtig sind aber auch nur mässiger motorisierter Verkehr, ein gutes ÖV-Angebot, die richtige Strassenbeleuchtung und eine optimale Begrünung. Fühlen Sie sich wohl, wenn Sie nachts nach Hause laufen oder zu Fuss ausgehen? Entscheidend dafür, ob wir uns regelmässig mit eigenem Antrieb von zu Hause aus in irgendeine Richtung bewegen, ist unter anderem das Angebot an sicheren Radwegen oder an Einkaufsläden in Gehdistanz.

Kalorienfallen am Arbeitsplatz: Macht Ihr Korpus korpulent?

Wir verbringen einen grossen Teil unseres Lebens bei der Arbeit. Folglich kann auch dort das Umfeld über Rubensfigur oder Wespentaille entscheiden. Der Arbeitsplatz heisst nicht umsonst so: Er ist zum Arbeiten gedacht und nicht zum Essen. Genehmigen Sie sich am besten in einer Arbeitspause etwas, wenn Sie Hunger verspüren. Begeben Sie sich dafür wenn möglich in einen anderen Raum. Eine Saisonfrucht ist eine gute Zwischenmahlzeit. Noch besser, weil fast zuckerfrei, ist gut portionierbares Gemüse wie Cherrytomaten, Rüebli, Radieschen, Stangensellerie, aber auch Fenchel-, Peperoni- oder Gurkenstängeli passen. Greifen Sie lieber zu einem Vollkornbrötli statt zu einem Gipfeli, wenn es Sie nach Backwaren gelüstet.

Ihr Korpus ist keine Hamsterhöhle, Essbares hat dort nichts zu suchen. Allzu verlockend ist der Griff in die Schublade mit der Schokolade und den Gummibärchen. Keine gute Figur machen auch Getränke mit Kalorien auf dem Arbeitstisch. Eine Wasserflasche im Sichtfeld ist hingegen völlig in Ordnung.

BLEIBEN SIE NICHT AM SESSEL KLEBEN. *Die meisten von uns arbeiten sitzend. Langes Sitzen schränkt nicht nur den Energieverbrauch ein, sondern ist auf Dauer auch ungesund für den Rücken und die Blutzirkulation. Stehen Sie deshalb immer wieder auf und gehen Sie ein paar Schritte: zum Drucker oder zum Postfach. Und warum nicht den Drucker ein oder zwei Stockwerke tiefer ansteuern oder den Kopierer dort benutzen? Arbeiten Ihre Kollegen im selben Haus, können Sie sich mit ihnen von Angesicht zu Angesicht austauschen, anstatt mit Mails zu kommunizieren. Glücklich, wer ein Stehpult im Büro hat. Für alle anderen bietet sich die Möglichkeit, stets stehend zu telefonieren.*

Das Leben auf vier Rädern: Mein Auto, mein Schloss

In manchen Städten verbringen Autofahrer hochgerechnet mehr als ein Jahr ihres Lebens im Stau. Das Auto ist für viele ein kleines Zuhause, das entsprechendes Dickmacherrisiko birgt. Vermeiden Sie es, Knabbereien in Ihrem Fahrzeug aufzubewahren. Das Handschuhfach ist kein Ersatzkühlschrank! Zuckerfreie Kaugummis dürfen bleiben. Gewöhnen Sie es sich auch ab, im Auto Süssgetränke zu schlürfen. Das schadet dem Stoffwechsel ebenso wie der Verkehrssicherheit. Die Hände gehören ans Steuer, der Blick auf die Strasse gerichtet. Überlassen Sie es nicht nur Ihrem Automotor, Energie zu verbrennen. So böte ein Ausflug oft die Gelegenheit, nebenbei einige Kalorien loszuwerden. Leider stehen der Erkundung unbekannter Gefilde oft modische, aber unbequeme Schuhe im Weg. Halten Sie stets ein Paar bequeme Gehschuhe im Auto griffbereit. So können Sie jederzeit losmarschieren.

Ferien nicht nur aus dem Bauch heraus, sondern auch zu seinen Gunsten buchen

Viele Ferienhungrige nähren sich nicht nur von den Eindrücken, die der Urlaub beschert. Vom All-inclusive-Aufenthalt bleibt oft auch anderswo einiges hängen, zum Beispiel um die Hüfte oder am Hintern. Gar nicht so einfach, solche ungeliebten Ferienmitbringsel wieder loszuwerden. Mit dem richtigen Ferienumfeld vorzubeugen, ist da allemal besser. Buchen Sie lieber Halb- als Vollpension oder alles inklusive und setzen Sie sich eine Zeitlimite für Ihr erstes Bier, beispielsweise 18 Uhr. Wer ausgiebig bruncht, der braucht kein Mittagessen.

Suchen Sie sich zudem eine weitläufige Ferienanlage aus, die von Ihnen verlangt, dass Sie längere Strecken zurückzulegen, wenn Sie sich vom Pool zum Strand und dann wieder zum Zimmer und zum Restaurant bewegen. Nutzen Sie das Sportangebot; am besten setzen Sie die Termine gleich zu Beginn der Ferien fest. Und warum nicht einen Tennislehrer oder einen Personal Trainer engagieren? Attraktive Ausflugsziele in der Nähe bieten Gelegenheit, gehend Land und Leute kennenzulernen – am besten ganz zu Fuss oder mit dem Velo. Vergessen Sie nicht, dafür bequeme Turnschuhe mitzunehmen. Buchen Sie am besten ein Zimmer im obersten Stock und benutzen Sie konsequent die Treppe.

Holen Sie mehr für sich raus!
So gehts

Wer Extrazeit investiert und Strapazen auf sich nimmt, um sich zu bewegen, möchte das Optimum herausholen. Tatsächlich können Sie den Ertrag für Ihre Sport-Investition mit ein paar Tricks verbessern. Damit Sie auch bestimmt mit jeder Bewegungskalorie Ihr Fett wegkriegen.

Regelmässiger Sport belohnt mit Fitness, besserem Körpergefühl und guter Gesundheit. Gezielte Bewegung erfordert aber auch Extrazeit und Mühe. Klar, dass man davon auch etwas haben will. Holen Sie mehr heraus, indem Sie darauf achten, was, wann und wie viel Sie rund um Ihre Bewegungseinheiten essen und trinken. Denn je nach Tageszeit können Sie die Fettverbrennung Ihres Körpers früher in Gang setzen oder länger anhalten lassen. Auch der Untergrund kann den Energieverbrauch und damit den Effekt der Bewegung aufs Abnehmen beeinflussen. Laufen im Sand oder Schnee verbraucht mehr Kalorien als Gehen auf festem Boden. Vermeiden Sie es schon mal, während des Trainings unnötigerweise Kalorien zu sich zu nehmen. Wenn Sie ohne auskommen, können Sie getrost darauf verzichten (siehe auch Seite 202).

Fitness vor dem Frühstück fördert Fettverbrennung

Immer wenn wir eine süsse oder stärkehaltige Mahlzeit essen oder ein zuckergesüsstes Getränk zu uns nehmen, speichert unser Körper einen Teil des Zuckers in der Leber und in den Muskeln. Diese Vorräte liefern die Energie, die wir zwischen den Mahlzeiten benötigen. Geht der Zuckerspeicher zur Neige, zapft der Körper zunehmend seine Fettspeicher an. Dies ist normalerweise nach etwa einer halben Stunde intensiver Bewegung der Fall; es hängt aber stark davon ab, wie lange die letzte Mahlzeit zurückliegt. Ohne körperliche Aktivität sind die Zuckervorräte nach acht bis zwölf Stunden Fasten verbraucht. Folglich ist der Zuckerspeicher der meisten Menschen leer, wenn sie morgens aufstehen, was den Organismus dazu bewegt, vermehrt Fettzellen anzuzapfen. Deswegen läuft die Fettverbrennung vor dem Frühstück besonders schnell an. Folglich schmelzen die Pfunde beim Joggen, zügigen Laufen und Radfahren schneller dahin als nach einer Mahlzeit, die nur eine oder zwei Stunden zurückliegt. Sich im nüchternen Zustand zu bewegen, liegt aber nicht jedem. Probieren Sie es für sich aus.

Lassen Sie den Bewegungseffekt nachhallen

Nach 30 Minuten Radeln, Joggen oder Schwimmen zapft der Körper so lange Speckpolster an, bis er wieder Zucker bekommt. Ein zuckerhaltiges Getränk oder eine Speise, die Kohlenhydrate enthält, bremst die Fettverbrennung. Wer also den positiven Effekt verstärken will, den Bewegung auf das Abnehmen hat, braucht nach dem Sport bloss eine oder zwei Stunden auf Essen und kalorienhaltiges Trinken zu verzichten und es bei reichlich Wasser zu belassen.

Der Verzicht sollte nicht allzu schwerfallen. Die Hormone, die beim Sport ausgeschüttet werden, sorgen nämlich nicht nur für gute Stimmung. Sie vermindern bei den meisten Menschen auch den Appetit und zögern das Hungergefühl hinaus. Körperliche Aktivität erhöht also nicht nur den Energieverbrauch, sondern senkt auch die Energieaufnahme. Ausnahmen gibts allerdings; so bewirkt Schwimmen beispielsweise bei vielen Heisshunger.

Leichtes Abendessen verstärkt nächtliche Fettverwertung

Mancher findet erst am Abend Zeit für die tägliche Portion Bewegung. Auch in Ordnung! Denn dann lässt sich der positive Effekt der körperlichen Aktivität aufs Gewicht leicht zusätzlich verstärken. Wer nämlich nach dem Joggen, Rollerbladen oder Walken, Radfahren oder nach einem ausgedehnten Spaziergang nur ein leichtes Znacht isst, bringt die Pfunde einfacher zum Purzeln. Voraussetzung ist allerdings, dass die Fitnessübung mindestens eine halbe bis eine Stunde dauert.

Bei der Verbindung von Bewegung und leichtem Essen sind die mittelfristig verfügbaren Zuckerreserven in Leber und Muskeln nur wenig gefüllt. Wenn diese zur Neige gehen, zapft unser Körper die ganze Nacht über die Fettpolster an. Leichte Abendessen können beispielsweise aus einem Salat oder einer Suppe bestehen. Dazu liefern Truthahn- oder Pouletschinken, Hüttenkäse oder ein Ei die nötigen Eiweisse.

KÄLTE UND HÖHE KURBELN KREISLAUF AN. *Gleich mehrfach profitiert, wer auch in der kalten Jahreszeit einen ausgedehnten Spaziergang im Freien wagt. Nicht allein die Bewegung tut Körper und Geist gut: Die Kälte regt den Kreislauf zusätzlich an und sorgt für einen Turboeffekt beim Kalorienverbrennen. Noch mehr Vorteile hat, wer in den Winterferien weilt. Weil die Luft in der Höhe weniger Sauerstoff enthält, muss unser Herz mehr pumpen, und wir müssen schwerer atmen, um unsere Zellen mit genügend Sauerstoff zu versorgen. Dieser Effekt schenkt insbesondere oberhalb von 1500 Metern über Meer ein und lässt sich mit einer ausgedehnten Bergwanderung auch im Sommer nutzen. Übrigens: Wenn die Kondition nicht mehr (oder noch nicht) reicht, um Höhen zu erklimmen, fahren Sie mit Bähnchen oder Gondel hoch und gehen zu Fuss wieder runter. Studien konnten zeigen, dass auch Bergabgehen erstaunlich positive Effekte auf Fitness, Muskulatur und Blutzucker- und Fettwerte hat.*

Richten Sie Ihre Kohlenhydratzufuhr nach der körperlichen Aktivität
Der Körper nutzt Zucker aus Kartoffeln, Reis, Brot, Teigwaren, Mais und Bohnen hauptsächlich als Brennstoff für Gehirn, Muskeln und viele weitere Organe. Wer viel Sport treibt oder einen körperlich anstrengenden Beruf ausübt, braucht folglich besonders viele Kohlenhydrate. Menschen, die wenig Sport treiben und auch sonst körperlich kaum aktiv sind, reicht es, wenn sie ihren Energietank morgens und mittags mit Kohlenhydraten füllen. Abends ist das überflüssig, weil der Körper nachts ruht.

Sportgetränke sind buchstäblich überflüssig
Wer sich zuckerhaltige Fitness- und andere Getränke zuführt, bremst die Fettverbrennung. Steht beim Sport das Abnehmen im Vordergrund, ist es also am sinnvollsten, den Flüssigkeitsverlust mit Leitungswasser auszugleichen. Auch der Salzverlust beim Schwitzen ist kein Grund, zu Sport-

getränken zu greifen – mit dem Essen nehmen wir genug Salz zu uns. Sinnvoll sind Getränke, die Glukose und Elektrolyte enthalten, allenfalls dann, wenn Leistungsoptimierung und möglichst schnelle Flüssigkeitszufuhr im Vordergrund stehen. Für Abnehmende sind sie überflüssig.

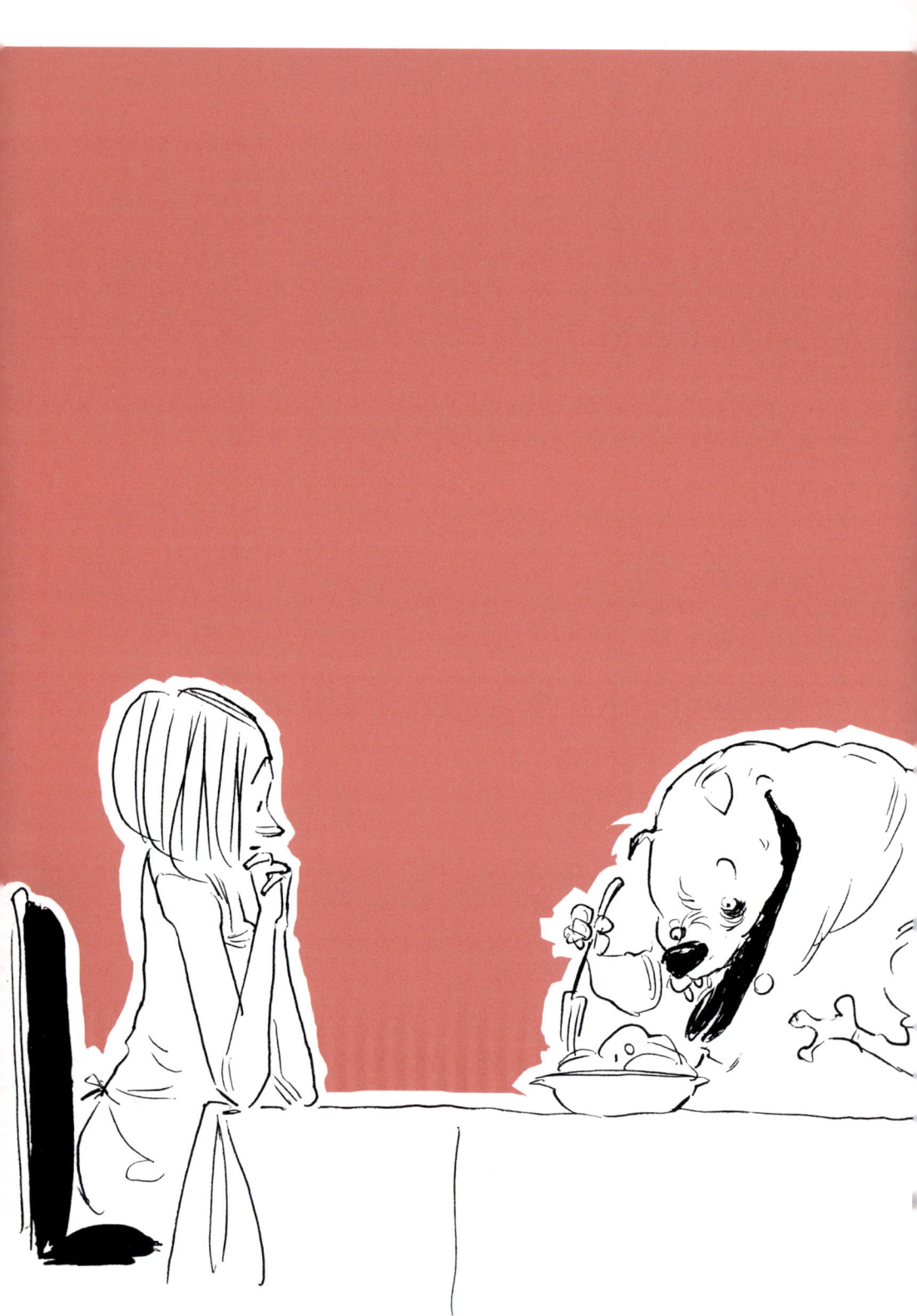

Der innere Schweinehund: Warum esse ich?

Wenn nur der Kalorienbedarf unseres Körpers dafür verantwortlich wäre, dass wir essen und trinken, bräuchte es dieses Kapitel nicht. Der Mensch ist aber ein komplexes Wesen, und es gibt ausser Hunger tausend andere Gründe, warum er isst. Viele davon sind ihm nicht bewusst.

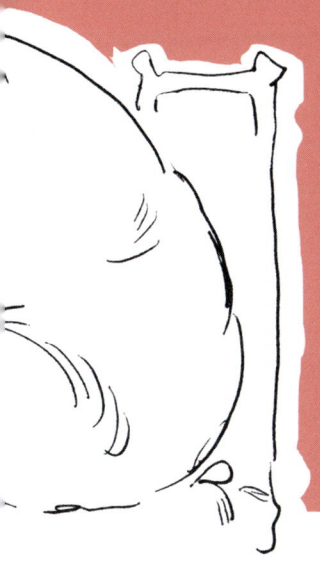

Hunger, Appetit, Lust: Merke den Unterschied

Hunger, Lust und Appetit unterscheiden sich in allerlei Belangen. Bei vielen Menschen führen diese Impulse dazu, dass sie unnötig Kalorien zu sich nehmen. Körpersignale zu erkennen und sie richtig zu deuten hilft, sie besser zu kontrollieren.

Der Mensch isst und trinkt nicht nur, wenn er Nahrung braucht. Es sind Erziehung, Gewohnheiten, verschiedene innere Impulse, aber auch Einflüsse von aussen, die uns dazu verführen. Wer die Umstände erkennt, unter denen er Kalorien zu sich nimmt, kann beginnen, an ihnen zu arbeiten. Beispielsweise indem er sein Essschema optimiert und äussere und innere Reize minimiert.

Appetit und Hunger sind zwei Paar Schuhe

Diese beiden Ess- und Trinkimpulse haben unterschiedliche Auslöser. Das Wissen darum erlaubt uns, Reizen und anderen Ursachen, die unnötigerweise zu Kalorieneinnahme führen, auf die Schliche zu kommen. Wer den Appetit so stillt, wie es sich für den Hunger gehört, ist auf dem Holzweg. Abnehmwillige, die die verschiedenen Eigenschaften von Appetit und Hunger gut kennen und die beiden Impulse auseinanderhalten können, haben bessere Karten.

Können Sie Hunger und Appetit auseinanderhalten? Machen Sie den Test unter **www.beobachter.ch/download**.

Bewusst geniessen stillt den Appetit mit weniger Kalorien

Das Naschen von Süss- und Fettigkeiten bedeutet für viele schlicht auch Genuss. Leider geraten Liebhaber von Kalorienbömbchen oft in Konflikt mit ihren Abnehmplänen. Die Seele lechzt nach dem Stückchen Schokolade, der Verstand sagt: Kommt nicht in Frage! Irgendwann wird aber jeder schwach. Wenn dann das schlechte Gewissen ins Spiel kommt, wird

WAS APPETIT VOM HUNGER UNTERSCHEIDET

	Appetit	Hunger
Signal	Niederschwellig. Oft bezogen auf ein bestimmtes Lebensmittel. Nicht überlebenswichtig	Eindeutig, aber nicht auf ein bestimmtes Lebensmittel. Der Bauch muss gefüllt werden. Überlebenswichtig
Entstehung	Von oben nach unten: Kopf → zum Mund (in dem das Wasser läuft) → Magen. Abhängig davon, was individuell einen «Belohnungseffekt» im Gehirn auslöst	Von unten nach oben: knurrender Magen → tiefer Blutzucker → Kopf. Sich mehrmals täglich wiederholender Regelkreis, um das Überleben zu sichern
Entwicklung	Oft spontan und meist anhaltend / zunehmend; überwiegend angeeignet, bei Kleinkindern deshalb noch wenig ausgeprägt, nimmt an Intensität und Bandbreite zu. Verändert sich meist im Verlauf des Lebens	Langsam und stetig – kann auch wieder verschwinden, wenn z. B. das Hormon Glukagon den Blutzucker erhöht. Bleibt im Verlauf des Lebens lange gleich, kann im Alter abnehmen
Auslöser	Im Kopf oder aus der Umwelt (Geruch, Geräusche, optische Reize), aber auch von Erlebtem. Oft abhängig von einem ganz bestimmten Lebensmittel. Kann antrainiert werden. Unabhängig von Kalorienbedarf und Sättigungsgrad	Vom Bedarf und von Körpersensoren, die z. B. die Füllung des Magens oder den Blutzuckerspiegel messen. Weitgehend unabhängig von Erziehung und äusseren Reizen
Förderung	Durch die kulinarische Vielfalt des Angebotes, durch Geruch, Geräusch, Farbe, Stimmung, Emotionen. Löst vielfach schlechtes Gewissen oder Scham aus, v. a. wenn das Appetit-Befriedigen als unpassend empfunden wird oder zum Überessen führt	Durch Nüchterndauer, Wachstum oder Kalorienverbrauch. Weitgehend unabhängig von Emotionen
Dauer	Sättigung / Stillen verhindert nicht, dass neuer / anderer Appetit entsteht.	Sättigung hält meist längere Zeit an.
Verschwinden	Keine klaren Stoppsignale. Durch Befriedigung, die nicht immer mit Menge und Art der Einnahme erreicht werden kann. Führt eher zum Überessen. Abhängig vom Genussfaktor und oft von der Einnahme ganz bestimmter Lebensmittel. Wenig abhängig von dem, was den Hunger stillt	Füllungsgrad der Verdauungsorgane, Sättigungshormone und Blutzuckerspiegel bestimmen, wann der Hunger verschwindet. Unspezifisch, kann durch irgendwelche Kalorien gestillt werden. Abhängig von Essgeschwindigkeit, Menge und Zusammensetzung der Nahrung

aus der Freude am Essen schnell Frust beim Futtern. Das Problem: Jeder Happen mit moralischem Nachgeschmack kann vermeintliche Sünder dazu bringen, erst recht über die Stränge zu schlagen – aus Enttäuschung über die eigene Schwäche. Kosten Sie also bitte jede Sekunde Genuss bewusst aus, wenn Sie das nächste Mal ein Stück Schokolade essen. Schliessen Sie die Augen und lassen Sie die Schokolade im Munde zergehen. Ihre Kaumuskeln dürfen dabei pausieren. Schmecken Sie die einzelnen Bestandteile wie Milch und Kakao heraus, spüren Sie die Sämigkeit der Fettbestandteile. Vergessen Sie in diesem Moment die Kalorien.

Bewusstes Kosten hat den grossen Vorteil, dass schlechtes Gewissen und Frust eher ausbleiben. So genügen schon ein bis zwei Stückchen Schokolade, um die Lust zu befriedigen. Denn wie wir gelernt haben, hängt es nicht von der Menge ab, ob wir unseren Appetit stillen können.

Essauslöser: Schweinehund, Teufelchen oder Schweinehundteufelchen?

Nicht immer führt Hunger dazu, dass wir essen, und Sättigung dazu, dass wir damit aufhören. Bei manchen ist es der innere Schweinehund, der sie dazu bringt, sich selber zu mästen. Bei anderen ist es eher das Teufelchen, das auf der Schulter sitzt. Ihm entgeht nichts. Es hört, sieht und riecht ausgezeichnet und flüstert uns ins Ohr: «Hasch es, nasch es, das schmeckt und tut dir gut.» Wer weiss, worauf sein Belzebübchen anspricht, wie es tickt und mit welchen Maschen und Tricks es verführt, ist besser auf kritische Situationen vorbereitet. Mit imaginären Augenbinden, Nasenklammern und Ohrenstöpseln können Sie Ihr Teufelchen zum Schweigen bringen. Vielleicht gelingt es Ihnen auch, Ihr Engelchen zu aktivieren, damit es dem Gehörnten endgültig den Garaus macht.

Innerer Antrieb: Braucht Ihr Schweinehund einen Maulkorb?

Oft braucht es keine äusseren Reize, damit jemand auch ohne Hunger zu Essen und Trinken greift. Verantwortlich dafür sind Gewohnheiten, die sich in unseren Gehirnwindungen festgefahren haben. Prüfen Sie anhand der Tabelle auf Seite 210, ob auch bei Ihnen solche Routinen ablaufen.

Allmonatliches Verlangen nach Süssem kalorienarm stillen

Frauen sind nicht immer zu beneiden – zumindest einmal im Monat nicht. Fehlen die stimmungsstabilisierenden Hormone Östrogen und Progesteron, herrscht oft Reizklima. Einige Betroffene überkommt dann ein unwiderstehlicher Drang nach Süssem – speziell nach Schokolade. Tatsächlich erhöht Zucker die Konzentration des Stimmungshormons Serotonin im

---

MUSS DER HUNGER WARTEN, GIBT ER OFT VON ALLEIN NACH

Kennen Sie dieses dumpfe Gefühl? Sie sind kulinarisch unbefriedigt, der Bauch rumort ein bisschen, die Gedanken drehen sich ums Essen. Ihnen ist nicht klar: Ist das Hunger – oder bloss vorübergehende Lust aus Langeweile? Sofort zu Chips und Schokolade zu greifen, wäre in so einem Moment der falsche Weg. Oft genügt es bereits, einige Minuten zu warten, um die Körpersignale richtig deuten zu können. Hunger vergeht meist von selbst wieder. Sensoren im Körper merken, wenn der Blutzuckerspiegel sinkt, und bringen den Gegenspieler des Insulins aufs Parkett: Das Hormon Glukagon mobilisiert die Zuckerreserven in der Leber und in den Muskeln und sorgt dafür, dass der Blutzuckerspiegel wieder steigt, ohne dass wir essen. Falls eine halbe Stunde später weiterhin alle Zeichen auf Hunger stehen und die nächste Hauptmahlzeit in weiter Zukunft liegt, verschafft eine magenfüllende Zwischenmahlzeit Linderung – idealerweise in Form eines Gemüsesnacks. ▪

IST IHR ESSVERHALTEN VON (UNBEWUSSTEN) VERHALTENSMUSTERN GESTEUERT?

	Trifft (eher) zu	Trifft (eher) nicht zu
Es gibt Tage, da könnte ich ständig essen.	☐	☐
Es ist einfach, mich zum Essen zu überreden.	☐	☐
Wenn mich nichts ablenkt, denke ich oft ans Essen.	☐	☐
Wenn mir jemand etwas zum Essen oder Trinken anbietet, kann ich schlecht Nein sagen.	☐	☐
Ich esse den Teller meistens leer, unabhängig davon, wie er gefüllt ist.	☐	☐
Ich esse häufig aus Lust weiter, obwohl ich eigentlich satt bin.	☐	☐
Wenn ich erst einmal begonnen habe zu essen, kann ich mich schlecht bremsen.	☐	☐
Mein Gefühl, essen zu müssen, geht erst vorbei, wenn ich gegessen habe.	☐	☐
Wenn ich nach Hause komme, vergehen keine fünf Minuten und ich öffne den Kühlschrank.	☐	☐
Es kommt oft vor, dass ich den Kühlschrank öffne, ohne zu wissen, was ich essen will.	☐	☐
Habe ich etwas, was mir schmeckt, esse ich es normalerweise sofort und ganz.	☐	☐
Total		

Ich habe überwiegend «Trifft (eher) nicht zu» angekreuzt: Bei Ihnen laufen keine oder nur wenige (unbewusste) Routinen ab, die Dickmacherpotenzial bergen. Versuchen Sie, falls vorhanden, Verhaltensweisen, die Sie gut korrigieren könnten, anzugehen.

Ich habe mehrfach «Trifft (eher) zu» angekreuzt: Ihr innerer Schweinehund ist ganz schön aktiv. Versuchen Sie ihn an die kurze Leine zu nehmen. Um seinen Spielraum stetig zu verringern, verkürzen Sie diese am besten Stück für Stück. Suchen Sie sich eine Verhaltensweise aus, die Sie am ehesten angehen können und schreiten Sie erst dann zur nächsten, wenn Sie diese dauerhaft korrigieren konnten. Seien Sie sich vor allem bewusst, dass Ihre Routinen Potenzial bieten, Ihre unbewusste Kalorieneinnahme zu verringern. Einige Kapitel dieses Buches können Ihnen dabei helfen, allen voran Kapitel 5 («Hinsetzen und geniessen: Wie esse ich?», Seite 137.

Gehirn. Dummerweise kommt bei Schokolade auch einiges an Fett zum Zucker hinzu – eine ungünstige Kombination für Frauen, die auf ihr Gewicht achten wollen.

Was verspricht Rettung? Körperliche Aktivität wirkt ebenfalls stimmungsstärkend und stellt eine sinnvolle Alternative zum süssen Muntermacher dar. Wenn das allein nicht hilft, lässt sich die Schokogier auch mit heissem Kakao oder einem Schokoladepudding lindern. Beide gibt es in kalorienarmen Varianten. Manchmal führt aber kein Weg am Original vorbei. Dann gibts nur eines: ein Täfelchen aus der Tafel herausbrechen, den Rest weglegen. Die Schokolade langsam auf der Zunge zergehen lassen und bewusst geniessen. Dabei hat dunkle Nussschokolade weniger Dickmacherpotenzial als Milchschokolade oder Pralinés.

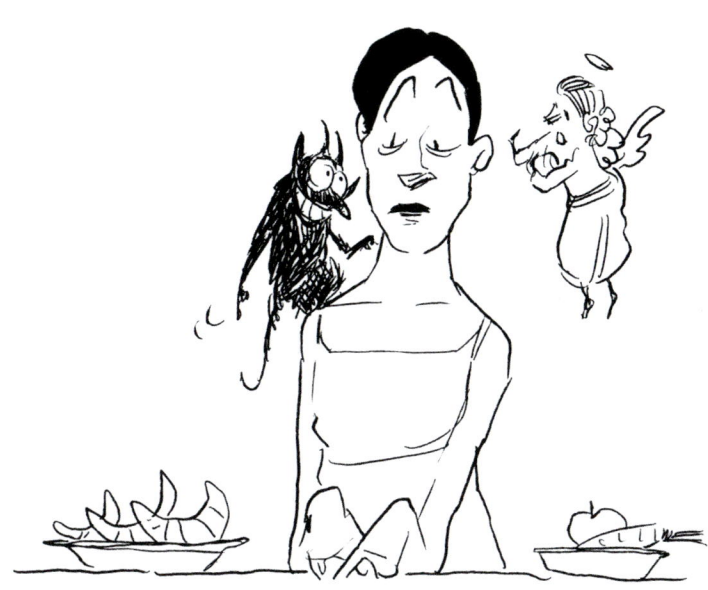

Wenn das Teufelchen die Sinne reizt

Gelegenheit kann verführen und uns dazu bringen, als Reaktion auf einen äusseren Reiz zu essen oder zu trinken. Manche Menschen haben eine niedrige Reizschwelle und reagieren rasch und unvermittelt auf visuelle, akustische oder Geruchsimpulse. Daraus entwickeln sich häufig Reflexe, die automatisch ablaufen, ohne dass die Handlung ins Bewusstsein tritt. Ein erster Schritt, um solche Automatismen zu durchbrechen, führt also über das Erkennen. Dabei soll die folgende Tabelle helfen.

LASSEN SIE SICH EINFACH ZUM ESSEN REIZEN?

	Trifft (eher) zu	Trifft (eher) nicht zu
Ein Aperitif heizt bei mir den Appetit so richtig ein, auch ohne grossen Hunger.	☐	☐
Der Geruch von gebratener Wurst oder Grillpoulet zieht mich magisch an.	☐	☐
Wenn ich andere essen sehe, würde ich am liebsten mitessen.	☐	☐
Wenn ich selber nachschöpfen kann, esse ich mehr.	☐	☐
Wenn ich mit «guten Essern» zusammen speise, esse ich meist mehr als sonst.	☐	☐
Wenn Chips oder Nüsschen herumstehen, greife ich normalerweise zu.	☐	☐
Nach den Sommerferien oder den Feiertagen bin ich meistens schwerer als vorher.	☐	☐
Das Klappern von Besteck, das Rascheln von Chipstüten, das Zischen eines Getränks wecken meinen Appetit.	☐	☐
Ich esse meistens mehr, wenn ich eine grosse Auswahl an Speisen habe.	☐	☐
Wenn ich mit guten Freunden zusammensitze, esse und trinke ich mehr als sonst.	☐	☐
Wenn ich an einem Kiosk vorbeikomme, kaufe ich mir meistens etwas Ess- oder Trinkbares.	☐	☐
Wenn mir etwas besonders schmeckt, esse ich mehr als üblich.	☐	☐
Bei Buffet-Essen esse ich mehr als à la carte.	☐	☐

	Trifft (eher) zu	Trifft (eher) nicht zu
Wenn es im Laden nach frischen Backwaren riecht, muss ich mir ein Brötchen oder Gipfeli kaufen.	☐	☐
Wenn ich – wie am Wochenende – Zeit habe, esse ich mehr.	☐	☐
Beim Zubereiten von Essen nasche ich gerne.	☐	☐
Wenn der Kühlschrank zu Hause voll ist, esse ich meistens mehr und öfter.	☐	☐
Anderen beim Essen zuzusehen weckt bei mir die Lust, selber zu essen.	☐	☐
Werbung animiert mich dazu, etwas zum Essen oder zum Trinken zu holen.	☐	☐
Wenn ich vom Essen rede, läuft mir manchmal das Wasser im Mund zusammen.	☐	☐
Wenn mir ein Gericht gut schmeckt, esse ich mehr als sonst.	☐	☐
Ich kaufe fast immer mehr Ess- und Trinkbares ein, als ich mir vorgenommen habe.	☐	☐
Total		

Ich habe meistens «Trifft (eher) nicht zu» angekreuzt: Wir sind Menschen und keine Roboter. Jeder ist einmal schwach und lässt sich verführen. Andererseits schadet es auch nicht, unnötige Reizquellen zu beseitigen, ganz nach dem Motto: Was ich nicht weiss – beziehungsweise sehe, höre und rieche –, macht mich nicht heiss.

Ich habe häufig «Trifft (eher) zu» angekreuzt: Ihr Teufelchen ist stets ganz wach und hält Augen, Nase und Ohren offen, um Ihnen ins Ohr zu flüstern, wonach Sie als Nächstes greifen müssen. Stutzen Sie Ihrem Belzebübchen die Hörner: Sie sind der Meister! Geben Sie dem Teufelchen möglichst wenig Gelegenheit, sich zu melden, indem Sie potenzielle Reizquellen aus Ihrem Wahrnehmungsfeld verbannen. Wie das am besten geht, erfahren Sie im Kapitel «Abnehmfreundliches Ambiente zu Hause» (Seite 161). Achten Sie auch darauf, dass Sie Ihre Mahlzeiten so gestalten, dass diese Sie mit einer vernünftigen Kalorienmenge möglichst lange satt und zufrieden machen. Dabei können Ihnen die Kapitel 3, «Nährstoffe: Woraus besteht meine Nahrung?» (Seite 99) und 5, «Hinsetzen und geniessen: Wie esse ich?» (Seite 137) behilflich sein.

Angewöhnt und anerzogen: Immer schön brav …

Bei Neugeborenen ist die Steuerung der Grundbedürfnisse Essen und Trinken noch klar geregelt: Sind Babys satt, hören sie ganz einfach auf zu trinken. Schon bald aber bestimmt unser soziales Umfeld mit, was, wann, wie und wie viel wir essen. Das ist normal – und deshalb merken wir es gar nicht.

Bei vielen schleichen sich banale Fehler im Essverhalten ein, die sich im Lauf der Zeit auf Hüfte und Bauch niederschlagen. Dazu gehört beispielsweise das Knabbern vor dem Fernseher oder unkontrolliertes, hastiges Essen. Da dick machendes Essverhalten meist unbewusst abläuft, ist der erste Schritt zur Besserung das Suchen und Erkennen der eigenen Fehler. Ungünstige Essmuster können auch die Folge einer zu starren Verhaltenskontrolle sein, die sich Betroffene über die Zeit und mit Diäten angewöhnt haben. Auch diese bleiben häufig im Verborgenen. Viele Essauslöser sind aber auch schlicht und einfach anerzogen. Das heisst im Umkehrschluss, dass sich viele von ihnen vermeiden und wieder «aberziehen» lassen.

Die Kindheit: Wiege des Essverhaltens

Gut gemeint ist nicht immer gut. Manche von uns tragen einen Rucksack aus der Kindheit mit sich herum, der uns zusätzliche Last um Bauch, Taille und Hüfte beschert und uns das Leben schwerer macht als nötig. Was steckt in Ihrem Rucksack? Folgende Fragen geben Hinweise darauf und helfen Ihnen, Strategien zu entwickeln, um unnötigen Ballast loszuwerden.

WIE STARK IST IHR ESSVERHALTEN IN DER KINDHEIT VERWURZELT?

In meiner Kindheit …	Trifft (eher) zu	Trifft (eher) nicht zu
… musste ich mit Konsequenzen rechnen, wenn ich nicht gegessen habe, wie von mir verlangt wurde.	☐	☐
… wurde ich als verwöhntes Kind bezeichnet, wenn ich mal etwas nicht essen wollte.	☐	☐
… konnte ich den Eltern einen Gefallen tun, wenn ich ausgegessen habe.	☐	☐
… bekam ich etwas Süsses, wenn ich traurig war.	☐	☐
… assen wir oft zusammen vor dem Fernseher.	☐	☐
… ass und trank häufig jeder für sich.	☐	☐
… musste ich mich öfter selber ums Essen kümmern.	☐	☐
… waren Süssgetränke an der Tagesordnung und auf dem Esstisch.	☐	☐
… wurde ich oft zwischen den Mahlzeiten gefragt, ob ich etwas essen wolle.	☐	☐
… bekam ich automatisch Nachschlag, auch wenn ich das nicht verlangte.	☐	☐
… stand regelmässig ein Topf oder eine Form mit Essen auf dem Esstisch.	☐	☐
… gab es fast in jedem Zimmer irgendwo Snacks und Süssigkeiten.	☐	☐
… kannten wir keine festen Regeln, was Zeitpunkt und Dauer einer Mahlzeit anbelangte.	☐	☐
… wurde nur selten gekocht.	☐	☐
… gab es meist Café complet zum Znacht.	☐	☐
Total		

Ich habe hauptsächlich «Trifft (eher) nicht zu» angekreuzt: Sie hatten Glück! Ihre Eltern haben Ihnen eine gesunde Esskultur mit auf den Weg gegeben.

Ich habe mehrfach «Trifft (eher) zu» angekreuzt: Es ist gut möglich, dass einige Ihrer problematischen Essmuster in Ihrer Kindheit wurzeln. Für Kinder sind die Eltern lange Zeit die Referenz, ihre Handlungen werden nicht hinterfragt. Deshalb sind sich die Kinder auch später als Erwachsene ihrer Verhaltensweisen häufig nicht bewusst. Lösen Sie sich von diesen unbewussten Routinen. Versuchen Sie das, was Sie tun oder unterlassen, kritisch zu hinterfragen, und setzen Sie Ihre neuen, eigenen Standards fest, um den Grundstein für ein gesünderes Essverhalten zu legen. Entsprechend Ihren Problembereichen lohnt es sich, einige Kapitel nochmals gezielt durchzuarbeiten, z. B. Kapitel 4 und 5.

Wer die Zügel zu sehr strafft, bremst sich selber aus

Ein gewisses Mass an Selbstkontrolle und Disziplin braucht es, um das Gewicht dauerhaft im Lot zu halten. Bisweilen verselbständigt sich aber kontrolliertes Verhalten. Damit tun sich Betroffene keinen Gefallen, weil das ganze Leben Diätcharakter bekommen kann. Wer hält das auf Dauer schon aus? Manchmal schlägt das Pendel dann in die andere Richtung aus, was in Nasch- und Heisshungerattacken mündet. Daraus kann sich eine Essstörung entwickeln (siehe Seite 227), die sich oft nur mühsam wieder korrigieren lässt. Darum ist es wichtig, sich von allzu starren Vorstellungen zu lösen und selbstauferlegte Regeln flexibel auszulegen. Testen Sie mit folgenden Fragen, ob Sie zu streng sind mit sich selber.

SIND SIE FESTGEFAHREN ODER KONTROLLIEREN SIE FLEXIBEL?

	Trifft (eher) zu	Trifft (eher) nicht zu
Ich esse oft nicht das, was ich wirklich möchte.	☐	☐
Es gibt Tage, an denen wäge ich mich mehrmals.	☐	☐
Vor dem Wägen habe ich meist ein ungutes Gefühl.	☐	☐
Während ich esse, läuft bei mir ständig der Kalorienrechner im Kopf.	☐	☐
Ich kenne die Kalorien von vielen Lebensmitteln genau.	☐	☐
Ich nehme mir kleine Portionen, um Kalorien zu sparen.	☐	☐
Die Stärkebeilage lasse ich oft weg – aus Angst, zuzunehmen.	☐	☐
Ich esse selten, wozu ich Lust habe oder so viel, wie ich will.	☐	☐
Ich kann mich gut an die Vorgaben von Diäten halten.	☐	☐
Wenn ich es nicht schaffe, eine Diät durchzuhalten, fühle ich mich als Versager.	☐	☐
Ich kann Menschen, die Kalorienreiches essen oder trinken, nicht verstehen.	☐	☐

	Trifft (eher) zu	Trifft (eher) nicht zu
Meine Figur gehört zu den drei wichtigsten Dingen in meinem Leben.	☐	☐
Ich stehe mindestens einmal täglich vor einem Ganzkörperspiegel.	☐	☐
Es dauert jeweils lange, bis ich mich passend angezogen habe.	☐	☐
Es gibt kalorienreiche Nahrungsmittel, die für mich von vornherein nicht infrage kommen.	☐	☐
Ich versuche oft, eine Mahlzeit hinauszuzögern.	☐	☐
Ich nehme mir vor dem Essen vor, weniger zu essen, als ich gerne würde.	☐	☐
In ein Fast-Food-Restaurant bringen mich keine zehn Pferde.	☐	☐
Ich kaufe häufig kalorienreduzierte Produkte.	☐	☐
In Restaurants oder im Supermarkt wähle ich meine Mahlzeit / meine Produkte oft nach dem Kaloriengehalt aus.	☐	☐
Mehrmals pro Woche lasse ich Mahlzeiten ganz aus.	☐	☐
Es gelingt mir, mit dem Essen aufzuhören, wenn ich meine tägliche Kaloriengrenze erreicht habe.	☐	☐
Wenn ich einmal schwach geworden bin, gleiche ich das aus, indem ich mich einschränke.	☐	☐
Total		

Ich habe vor allem «Trifft (eher) nicht zu» angekreuzt: Ihr Verhalten scheint im grünen Bereich zu sein. Dies ist eine wichtige Grundlage für ein gesundes Essverhalten und eine langfristig erfolgreiche Gewichtskontrolle. Achten Sie darauf, dass das so bleibt.

Ich habe häufiger «Trifft (eher) zu» angekreuzt: Seien Sie nicht zu hart zu sich selber. Sie riskieren damit, dass Sie unter dem selbst auferlegten Druck zusammenbrechen, bevor Sie Ihre Ziele erreicht haben. Oder Sie werden Mühe haben, Ihr Gewicht langfristig unten halten zu können. Bei vielen Personen, die sich zu lange zu stark einschränken, wächst das Verlangen so sehr, dass sie Versuchungen nicht mehr widerstehen können. Häufig verlieren Betroffene die Kontrolle und nehmen mit zügellosem Naschen oder durch Heisshungerattacken viel mehr Kalorien zu sich, als sie es mit gelegentlichem bewusstem Geniessen tun würden. Lernen Sie, Ihre Gewichtskontrolle flexibel anzugehen; das macht sie nicht nur nachhaltiger, es verbessert auch Ihre Lebensqualität. Richten Sie Ihren Fokus nicht zu sehr und dauerhaft auf Körpergewicht und Kaloriengehalt. Gewöhnen Sie sich lieber an, die Zügel auch mal locker zu lassen, indem Sie Etappensiege feiern und es sich auch mal gut gehen lassen, ohne an Kalorien und Ihr Gewicht zu denken. Schlagen Sie am besten im Kapitel 1 und 8 nach.

Regelmässiger Mahlzeitenrhythmus bändigt die Naschlust

Essen aus Stress, Langeweile, Gewohnheit oder aus anderen Gründen hats in sich. Es geschieht meist nebenbei, liefert viele Kalorien, macht aber nicht satt. Dadurch kommt peu à peu so manches Pfund zusammen. Naschern fehlt häufig auch ein Mahlzeitenrhythmus, wie er für ein gesundes Körpergewicht wichtig ist. Doch worin genau liegen denn eigentlich die Unterschiede zwischen regelmässiger Nahrungszufuhr und chaotischem Naschen?

Zeitstrahl als Naschdetektor

Naschen geschieht meist unbewusst und scheinbar losgelöst von anderen Mahlzeiten. Deshalb fällt es den Betroffenen schwer, festzustellen, wann und wo sie den Hebel ansetzen müssen, um Knabberattacken zu verhindern. Abhilfe schafft ein Tagesschema, das im Gegensatz zum Tagebuch die Zusammenhänge zwischen Hauptmahlzeiten und unkontrolliertem Naschen bildlich verdeutlicht. Ein Beispiel:

ZEITSTRAHL HILFT, NASCHEN ZU VERMEIDEN

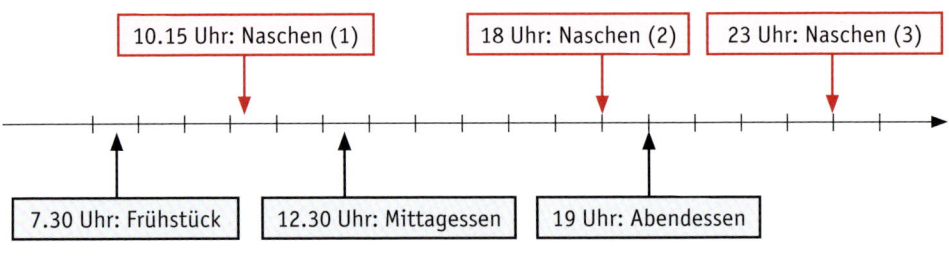

Ihr persönlicher Zeitstrahl hilft Ihnen zu erkennen, wann, wie oft und in welchem Zusammenhang Sie naschen. Damit ist die erste Voraussetzung geschaffen, um es verhindern oder durch eine andere Tätigkeit ersetzen zu können. Beim aufgeführten Beispiel helfen folgende Massnahmen:

- Naschen (1): üppiger frühstücken und/oder das Mittagessen um eine halbe Stunde nach vorne verschieben

218

ESSEN IST NICHT GLEICH ESSEN: WAS EINE MAHLZEIT VON NASCHEN UNTERSCHEIDET

	Mahlzeit	Unkontrolliertes Naschen
Auslöser	Hunger	Appetit, Emotionen, Gewohnheit, äussere Impulse («Trigger»), Gelegenheiten
Zeitpunkt	immer etwa gleich	irgendwann
Muster	regelmässig, kulturell geprägt oder von den Bedürfnissen des Körpers bestimmt	unregelmässig, durch Auslöser bestimmt
Zeit zwischen dem Essen	vier bis fünf Stunden	variabel, aber häufig kurz
Dauer	15 bis 30 Minuten	Sekunden oder Minuten
Ort	Küche, Esszimmer	irgendwo
Essgeschwindigkeit	idealerweise langsam	oft schnell
Position	am Esstisch sitzend	oft stehend, laufend oder liegend
Umfeld	in Gesellschaft	meist alleine
Art und Weise	mit Messer und Gabel	mit den Händen
andere Beschäftigung	keine; Fokus liegt auf dem Essen	meist viele (essen ist Nebensache), unbewusste Nahrungsaufnahme
Inhalt	idealerweise ausgewogen, zubereitet, komplett	verarbeitet, einseitig (fett und süss) und schnell verfügbar (nicht gekocht)
Begrenzung	definierter Anfang, klares Ende	ohne klare Begrenzung, oft Kontrollverlust
Reihenfolge	Salat–(Suppe)–Hauptmahlzeit–(Dessert)	keine, alles durcheinander
Ende	durch Sättigung	wenn Appetit gestillt, Bedürfnis befriedigt, Packung leer oder undefiniert
Gefühl danach	Zufriedenheit, Sättigung bis zur nächsten Mahlzeit	Völlegefühl, Unwohlsein, Gewissensbisse

- Naschen (2): die Stärke- und Gemüsebeilage beim Mittagessen vergrössern und/oder das Abendessen auf 18.30 Uhr vorverlegen. Auch eine Stärkebeilage mit höherem Fasergehalt kann helfen (siehe Kapitel «Nahrungsfasern machen satt, ohne zu ‹ballasten›», Seite 64).
- Naschen (3): Hier bietet sich die Möglichkeit an, den Fernseher auszuschalten und in die Federn zu hüpfen. Auch alternative Beschäftigungen können Sinn machen. Wenn beide Hände etwas tun, fehlt eine, um den Mund mit Essen zu versorgen.

Prinzip klar? Jetzt sind Sie dran.

VOLLER MAGEN MIT WENIGER KALORIEN DANK SÄTTIGUNGSKRAFT

Ein optimal gefüllter Magen wirkt als Naschbremse. Nicht alle Nahrungsmittel sättigen aber gleich gut. Deshalb haben Wissenschaftler einen Sättigungsindex erstellt. Der unterscheidet Esswaren, die im Verhältnis zu ihrem Kaloriengehalt besonders gut sättigen, von solchen, die eine schwache Sättigungskraft besitzen. Nahrungsmittel, die reich an Eiweiss, Ballaststoffen, Wasser und komplexen Kohlenhydraten sind, füllen den Bauch besonders anhaltend. Gute Sattmacher sind Obst, Gemüse, gekochte Kartoffeln, Fisch, Fleisch, Joghurt oder Quark, Hafer, Hüttenkäse, Bohnen, Linsen, Eier und Teigwaren. Dagegen sättigen stark verarbeitete Lebensmittel wie Schokoriegel, Chips, Kuchen, Berliner, Guetzli, Blätterteiggebäck, Flakes auf Maisoder Reisbasis und Glace im Verhältnis zu den enthaltenen Kalorien weniger nachhaltig.

Andere wichtige Faktoren haben die Forscher indes nicht berücksichtigt, etwa, in welcher Kombination die Probanden die Lebensmittel assen und wie schnell sie dies taten. Auch diese Dinge entscheiden über die Sättigungskraft von Speisen. ■

Anderweitige Aktivitäten verscheuchen Naschgedanken

Manche Menschen essen nicht aus Hunger, sondern um sich zu beschäftigen. Das Problem dabei: Wer aus Langeweile nascht, legt sich oft nachteilige Essgewohnheiten zu. Damit wird es schwierig, ein gesundes Körpergewicht zu halten. Was tun? Zunächst sollten Gefährdete feststellen, ob es tatsächlich Untätigkeit ist, die sie zum Naschen verführt. Wenn ja, gilt es, kurzfristig kleine Beschäftigungen zu suchen, die vom Essen ablenken. Nachhaltiger wirken allerdings Aktivitäten, die über längere Zeit regelmässig stattfinden: Sie helfen nämlich, Gedanken ans Naschen nach und nach zu verdrängen oder durch andere zu ersetzen.

Beispiele für kurzzeitige Beschäftigungen

- Sich bewegen: an der frischen Luft spazieren gehen, mit oder ohne Hund; eine Shoppingtour machen
- Sich unterhalten lassen: Kino, Konzert, Zoo oder Theater besuchen; ein Buch, einen Comic oder eine Zeitschrift lesen
- Sich pflegen: Nägel oder Haare stylen, mal anders schminken; Zähne putzen und/oder zuckerfreien Mentholkaugummi kauen
- Sich künstlerisch betätigen: singen, stricken, Tagebuch schreiben
- Arbeiten im und ums Haus erledigen: Küchen- und Kleiderschränke ausmisten; Wäsche waschen und bügeln, Velo oder Auto auf Vordermann bringen; den Garten pflegen
- Spielen: auf Tablet, Computer oder Handy, z. B. Tetris oder Solitaire; Kreuzworträtsel lösen
- Es sich gut gehen lassen: einen Tee oder Kaffee geniessen, sich ein 10-Minuten-Nickerchen gönnen
- Kommunizieren: E-Mails schreiben, telefonieren
- Planen: die nächsten Ferien oder einen Kurztrip planen

Mehr Ideen, auch für längerfristige Vorhaben, finden Sie unter **www.beobachter.ch/download.**

Emotionen kalorienfrei bewältigen

Der Impuls zu essen entsteht häufig im Kopf. Von dort stammen auch Gefühle wie Einsamkeit, Stress und Frust. Bei einigen Menschen geraten diese Empfindungen durcheinander – und sie essen, ohne dass sie Hunger haben.

Emotionales Essen setzt Betroffenen doppelt zu: auf der Waage und in der Seele. Solche Kalorien machen weder satt, noch stillen sie den Appetit oder beseitigen die negative Emotion. Menschen, denen es gelingt, belastende Gefühle einerseits und Essen oder Trinken andererseits voneinander zu trennen, können einiges an Kalorien einsparen und erst noch an Lebensqualität gewinnen. Stress trifft jeden früher oder später, häufiger oder seltener. Bewältigungsstrategien bei Stress sind so mannigfaltig wie die Auslöser: Der eine trinkt zwei Bier, der andere qualmt ein Päckchen Glimmstängel, wieder andere lassen bei Sport oder Hobby Dampf ab. Viele Gestresste greifen aber auch zu Süss- und Fettigkeiten. Das verschafft ihnen allerdings nur kurzzeitig Linderung – nämlich so lange, bis sich das Gewissen meldet. Auch kalorienarme Stresskost ist trügerisch, denn irgendwann landen Stress-Esser wieder bei den üppigen Happen. Stressbewältigung sollte also nicht über das Essen stattfinden. Zum Glück gibt es dafür auch kalorienfreie Methoden.

Können Sie die Emotionen beim Namen nennen?

Emotionen sind nicht immer konkret, und oft ist es auch nicht einfach, sie zu beschreiben. Da kann es helfen, eine Reihe möglicher Ess- oder Trinkauslöser durchzugehen, um einen besseren Eindruck von der eigenen Gefühle-Kalorien-Verbindung zu gewinnen. Hier eine Auswahl:

CHECKLISTE FÜR EMOTIONALE ESSER: WANN GREIFEN SIE ZU?

Ich esse oder trinke, ...	Trifft (eher) zu	Trifft (eher) nicht zu
... um über eine Enttäuschung besser hinwegzukommen.	☐	☐
... wenn ich zu Hause alleine bin.	☐	☐
... wenn mir jemand Vorwürfe macht.	☐	☐
... wenn ich «den Moralischen» habe.	☐	☐
... wenn ich vor einer grossen Entscheidung stehe.	☐	☐
... wenn ich nicht weiss, was ich sonst tun soll.	☐	☐

Ich esse oder trinke, ...	Trifft (eher) zu	Trifft (eher) nicht zu
...wenn ich mich gestresst fühle.	☐	☐
...wenn ich Mühe habe, mich zu entscheiden.	☐	☐
...wenn ich unzufrieden bin.	☐	☐
...um etwas gegen meine Nervosität zu tun.	☐	☐
...wenn mich jemand kritisiert.	☐	☐
...wenn ich vor einer unangenehmen Situation stehe.	☐	☐
...um nach einem stressigen Tag «herunterzufahren».	☐	☐
...wenn mich Angst oder Ungewissheit plagen.	☐	☐
...bevor ich etwas Wichtiges entscheide.	☐	☐
...um mich zu trösten, wenn ich mich einsam fühle.	☐	☐
...wenn es nicht so läuft, wie ich das will.	☐	☐
...nachdem mich etwas oder jemand aus der Fassung gebracht hat.	☐	☐
...wenn ich mich im Stich gelassen fühle.	☐	☐
...wenn ich angespannt, beunruhigt oder besorgt bin.	☐	☐
...wenn mich jemand oder etwas aufregt.	☐	☐
...wenn ich enttäuscht oder frustriert bin.	☐	☐
Total		

Ich habe hauptsächlich «Trifft (eher) nicht zu» angekreuzt: Gratulation, Sie können Emotionen und Essen meist klar trennen. Behalten Sie diese Eigenschaft bei.

Ich habe mehrfach «Trifft (eher) zu» angekreuzt: Ihr Essverhalten wird stark von Gefühlen geprägt. Ihr Ziel sollte es sein, diese Verbindung zu kappen. Natürlich ist das schwierig – und kann auch nicht von heute auf morgen passieren. Beginnen Sie damit, dass Sie sich eine emotionale Situation aussuchen, die Sie kalorienfrei bewältigen könnten. Häufig gelingt das zuerst eher bei einem diffusen Auslöser wie Einsamkeit oder Langeweile. Loten Sie dann für sich aus, welche andere Beschäftigung oder welches alternative Kompensationsverhalten Ihnen dabei helfen könnte, mit Emotionen klarzukommen. Probieren Sie das Muster zu verinnerlichen, wenn Sie eine Methode gefunden haben, die bei Ihnen funktioniert.

Stress stellt das Essverhalten auf die Probe

Der Job steht auf der Kippe, unbezahlte Rechnungen stapeln sich, Streit mit den Nachbarn, Zoff mit dem Partner, Sorgen um die Kinder: Stress begleitet die Menschen heutzutage auf Schritt und Tritt. Während akuter Stress den Appetit bei einigen hemmt, kann langfristig anhaltender Druck das Gegenteil bewirken: Wer über längere Zeit gestresst ist, produziert vermehrt Cortisol. Cortisol blockiert unter anderem Hormone, die uns ein Sättigungsgefühl bescheren. Dieses längerfristige Stresshormon füllt verbrauchte Reserven auf und versorgt den Körper mit Energie. Damit rüstet es ihn gegen weitere Strapazen, die in naher Zukunft kommen könnten. Weil Stress im Tierreich und früher auch beim Menschen Energie benötigt(e), weckt Cortisol die Gier nach Kalorienreichem – insbesondere nach Zucker – und lässt die Fettreserven anschwellen, vor allem diejenigen im Bauch.

Stresshormone sicherten unseren Vorfahren das Überleben. Sie garantierten die Energieversorgung, wenn sie von einem Säbelzahntiger verfolgt wurden oder vor der Kälte fliehen mussten. Die Bewegung sorgte dafür, dass die Stresshormone auch wieder abgebaut wurden und unsere Urahnen sich erneut dem Sammeln und Pirschen, dem Tanzen und Singen widmen konnten. Heute muss keiner mehr fliehen oder körperlich kämpfen. Deshalb passen diese eigentlich sinnvollen Reaktionen unseres Körpers nicht mehr in unsere Zeit. Die Folge: Stress und Stresshormone machen den modernen Homo sapiens dick – und schaffen damit gleich eine neue Quelle für Stress.

Lesen Sie im Internet unter **www.beobachter.ch/download** nach, wie strenge Diäten Stress fördern, welche Auslöser im Job und im Privatleben häufig sind und mit welchen Symptomen sich Stress äussert.

BUCHTIPP
Guy Bodenmann, Christine Klingler Lüthi: **Stark gegen Stress. Mehr Lebensqualität im Alltag.** Beobachter-Edition, Zürich 2013.
www.beobachter.ch/buchshop

Stress-Stiller sind Gewichts-Killer

Vorbeugen ist besser als heilen. Auf Stress übertragen heisst das: Vermeiden ist besser als bewältigen. Mit der richtigen Einstellung und mittels einfacher Massnahmen können Sie manchen Stress im Keim ersticken oder zumindest weniger auf sich wirken lassen. Stress lässt sich aber nicht immer voraussehen und damit vermeiden. In dem Fall seien Ihnen Tipps ans Herz gelegt, wie Sie ihn ohne Kalorien abbauen können.

Allgemein:

- Versuchen Sie, Ordnung in Ihrem Leben zu halten: zu Hause, in der Beziehung, im Job.
- Entrümpeln Sie Ihr Leben. Räumen Sie zu Hause auf, entsorgen Sie, was Sie nicht mehr brauchen.
- Schreiben Sie eine Zu-tun-Liste und setzen Sie Prioritäten. Teilen Sie grosse Aufgaben in mehrere kleine auf. Setzen Sie sich SMARTe Ziele (Seite 39).
- Sorgen Sie dafür, dass auch Ihre Augen auf ihre Kosten kommen. Machen Sie Spaziergänge an der Sonne. Das Licht in den eigenen vier Wänden sollte einen warmen Ton haben und nicht zu grell sein. Warum nicht mal Kerzen anzünden?
- Und die Ohren? Verschonen Sie sie mit Verkehrs- und anderem nervigem Lärm. Eine angenehme Geräuschkulisse hilft beim «Herunterfahren». Wie wäre es mit Klassik oder mit Lounge-Musik?
- Riechen ist unser urtümlichster Sinn und stark mit Emotionen verbunden. Sorgen Sie für eine angenehme Geruchskulisse, z. B. mit Duftlämpchen und ätherischen Ölen aus Lavendel, Zitrusfrüchten, Zimt, Nadelhölzern, Kamille, Zedern- oder Sandelholz. Auch ein Arvenholz-Kissen oder ein Duftbad hat eine beruhigende Wirkung.
- Ein Haustier, Pflanzen und Bilder bringen ebenfalls Geborgenheit ins Zuhause. Dafür dürfen die bewegten und bewegenden Bilder aus der Glotze getrost woanders flimmern.
- Gönnen Sie sich was. Vor allem im Winter wirkt ein warmes Bad Wunder. Auch Sauna, Sole- und Dampfbäder können herrlich entspannend sein.
- Schlafen Sie gut und genügend lange, nutzen Sie Wochenenden und Auszeiten, um sich zu erholen.
- Vermeiden Sie Nikotin, Aufputsch- und Beruhigungsmittel, aber auch zu viel Koffein und Alkohol.
- Geben Sie es zu, wenn Sie mal danebenliegen, und lernen Sie, Nein zu sagen, wenn es die Situation erfordert.
- Teilen Sie Ihren Nächsten mit, was Sie stresst. Geteilte Sorgen sind halbe Sorgen.

- Schaffen Sie sich Zeitfenster, in denen Sie nicht erreichbar sind. Schalten Sie das Handy auch mal ganz ab.
- Körperliche Aktivität macht uns resistenter gegen neuen Stress und hilft, den angestauten abzubauen. Bei unseren Vorfahren waren Stresssituationen automatisch mit Bewegung verbunden. Heute müssen wir aktiv dafür sorgen, dass wir Dampf ablassen können.
- Machen Sie Ihren Job auch einfach mal gut statt absolut perfekt. Gönnen Sie sich genügend Pausen und Freizeit.
- Versuchen Sie das halb volle, anstatt das halb leere Glas zu erkennen.
- Herzhaftes Lachen baut Stress ab. Gönnen Sie sich eine Komödie oder treffen Sie sich mit humorvollen Menschen. Wenns geht: Lachen Sie auch mal über sich selber.
- Eignen Sie sich Entspannungstechniken wie Yoga oder autogenes Training an, wenn Sie der Typ dafür sind. Auch Hobbys wie Nähen, Stricken, Gärtnern oder Modellbauen haben etwas Meditatives.
- Ziehen Sie die Reissleine, solange Sie noch handlungsfähig sind, damit sich der Stress nicht verselbständigt. Lassen Sie sich frühzeitig professionell helfen, bevor ein Burn-out droht.

WAS TUN, WENN DIE LUST NACH SÜSSEM SCHREIT?

Manche Menschen spüren einen unbändigen Drang, etwas Süsses zu naschen, wenn sie sich gestresst fühlen. Dabei geht es ihnen hauptsächlich um den Geschmack; dass damit auch Kalorien verbunden sind, ist in diesem Moment ein unerwünschter Nebeneffekt. Warum also nicht, anstatt zu Schokolade oder Guetzli, zu einem kalorienfreien Süssgetränk greifen – ausnahmsweise? Damit entsteht zumindest kein neuer Stress ob der Besorgnis um die zugefutterten Kalorien. Soll die Süsse etwas länger anhalten, kann Süssholz helfen. Obwohl die Pflanze sehr süss schmeckt, liefert sie kaum Kalorien.

Der Geschmack von Zimt nimmt ebenfalls vielen Menschen die Lust auf Süsses, obgleich das Gewürz selber nicht süss ist. Dabei spielt es keine Rolle, ob Zimt als Pulver in Mahlzeiten und Getränken, als Kaugummi oder in Form von Tee eingenommen wird. Zimt und Süssholz können aber noch mehr: Laut Untersuchungen beeinflussen beide den Blutzucker und die Insulinwerte positiv, was wiederum den Stoffwechsel und die Leber entlastet. Mit beidem sollte man es aber nicht übertreiben, denn alles, was eine Wirkung hat, kann auch Nebenwirkungen entfalten.

In Bezug aufs Abnehmen:

- Machen Sie keine Diäten. Nehmen Sie nur auf gesunde Art und Weise ab.
- Verlieren Sie lieber Gewicht, indem Sie sich mehr bewegen, anstatt weniger zu essen. Ein zu grosses Energiedefizit versetzt unseren Körper eher in einen Stresszustand.
- Nehmen Sie Abnehmpläne erst dann in Angriff, wenn andere grössere pendente Vorhaben erledigt sind. Sie brauchen dafür genug Zeitressourcen.
- Setzen Sie sich SMARTe Ziele (Seite 39). Teilen Sie diese nötigenfalls in Etappenziele auf.
- Essen Sie ausgewogen und regelmässig und mit Freude und Genuss.
- Vergessen Sie Ihr schlechtes Gewissen. Weil es für Verdruss sorgt, kann Sie jeder Happen mit moralischem Nachgeschmack dazu bringen, erst recht über die Stränge zu schlagen.
- Verzichten Sie nicht auf liebgewonnene Lebensmittel. Das frustriert nur und kann Sie dazu bringen, den Bettel hinzuschmeissen.
- Weihen Sie Ihr Umfeld in Ihr Vorhaben ein, um Missverständnisse oder gar böses Blut zu verhindern. Gemeinsames Abnehmen kann manchen Menschen helfen, Stress zu reduzieren.
- Nehmen Sie sich in regelmässigen Abständen eine Auszeit vom Abnehmen. Gönnen Sie sich was!
- Ein gesundes Gewicht trägt zur Zufriedenheit mit sich selber und dem eigenen Leben bei. Es gibt aber noch viele andere Faktoren, die wichtig sind. Fokussieren Sie nicht nur aufs Körpergewicht.
- Versuchen Sie, sich über Misserfolge nicht sinnlos aufzuregen. Nehmen Sie sie zum Anlass, für das nächste Mal dazuzulernen.

Mein Essverhalten: Brauche ich Hilfe?

Geht es ums Essen oder Trinken, gibt es fast nichts, was es nicht gibt. Manche Verhaltensweisen können sich verselbständigen und ungesunde Dimensionen annehmen. Darum ist es wichtig, sie frühzeitig zu erkennen und anzugehen. Häufig gelingt das nur mit professioneller Hilfe. Die Ursachen sind manchmal tief in der Vergangenheit verwurzelt oder liegen in der eigenen Persönlichkeit verborgen. Leider sind uns längst nicht alle eigenen Handlungsmuster und Denkweisen bewusst. Der folgende Selbsttest kann helfen, problematische Verhaltensmuster ans Licht zu bringen.

Professionelle Anlaufstellen in der Schweiz
Ausschlaggebend für die erfolgreiche Vorbeugung und Therapie einer möglichen Essstörung ist die Unterstützung durch Fachleute – von Beginn an. Hier einige vertrauenswürdige Netzwerke mit Angaben zu regionalen Anlaufstellen:

- Experten-Netzwerk Essstörungen Schweiz (ENES), www.netzwerk-essstoerungen.ch → Adressen
- Arbeitsgemeinschaft Ess-Störungen (AES), www.aes.ch → Adressen & Links
- Fachstelle Prävention Essstörungen Praxisnah (PEP), www.pepinfo. ch → Fachstelle PEP → Anlaufstellen Schweiz (für Jugendliche)

WIE NORMAL IST MEIN ESSVERHALTEN?

	Trifft (eher) zu	Trifft (eher) nicht zu
Wegen meiner Figur habe ich zu Hause schon Spiegel entfernt oder verdeckt.	☐	☐
Ich habe schon Abführmittel, Appetitzügler, wassertreibende Mittel (Diuretika) oder Hormone eingenommen, um mich schlanker zu fühlen oder um abzunehmen.	☐	☐
Nachts habe ich manchmal unbändiges Verlangen zu essen oder etwas Kalorienhaltiges zu trinken.	☐	☐
Wenn ich mich zu dick fühle, kann ich einen ganzen Tag lang fasten.	☐	☐
Manchmal esse ich heimlich.	☐	☐
Für eine bessere Figur würde ich alles tun.	☐	☐
Wenn ich nicht alleine bin, reisse ich mich zusammen und esse normal.	☐	☐
Ab und zu kommt es vor, dass ich nonstop esse, bis es mir schlecht wird.	☐	☐

	Trifft (eher) zu	Trifft (eher) nicht zu
Ich verliere manchmal die Kontrolle darüber, was und wie viel ich esse.	☐	☐
Ich habe panische Angst davor, dick(er) zu werden.	☐	☐
Es gibt Momente, da fühle ich mich «ferngesteuert» vom Drang, schnell viel essen zu müssen.	☐	☐
Es kam schon vor, dass ich wahllos und wild durcheinandergegessen habe.	☐	☐
Ich schäme mich manchmal dafür, wie und was ich esse.	☐	☐
Ich habe schon mehrere strenge Diäten durchgeführt.	☐	☐
Es kommt mir vor, als würde sich in meinem Leben alles nur ums Essen drehen.	☐	☐
Ich fühle mich schuldig dafür, dass ich so esse, wie ich esse.	☐	☐
Ich habe schon erbrochen, um die Kalorien wieder loszuwerden.	☐	☐
Ich finde mein Essverhalten nicht normal.	☐	☐
Es gibt Auslöser, die meinen Drang zu essen zum Explodieren bringen.	☐	☐
Mein Gewicht schwankt um mehr als zwei Kilos in einer Woche.	☐	☐
Es gibt Tage, an denen ich keine richtigen Mahlzeiten (am Tisch mit Besteck) esse.	☐	☐
Total		

Sie haben zwischen null- und fünfmal «Trifft (eher) zu» angekreuzt: Jeder von uns hat ein paar Mampf-Macken. Solange Sie diese nicht übermässig stören und Ihr Leben nicht beeinträchtigen, brauchen Sie nichts zu unternehmen. Seien Sie sich aber Ihres Verhaltens bewusst und versuchen Sie, wenn es geht, daran zu arbeiten. Achten Sie auch darauf, dass sich problematisches Essverhalten nicht verselbständigt und ins Abnormale abdriftet.

Sie haben zwischen sechs- und zehnmal «Trifft (eher) zu» angekreuzt: Da kommt doch schon einiges zusammen. Die Entscheidung, wie sehr und dringend Sie etwas an Ihrem Essverhalten ändern müssen, hängt davon ab, wie stark Sie sich in Ihrem alltäglichen Leben davon beeinträchtigt fühlen. Ob Sie professionelle Hilfe benötigen, hängt auch davon ab, welche Bereiche von Ihrem Essverhalten wie betroffen sind und wo die möglichen Ursachen dafür liegen.

Sie haben elfmal oder häufiger «Trifft (eher) zu» angekreuzt: Sie haben einige Problemfelder in Ihrem Essverhalten aufgedeckt. Damit sind Sie aber nicht alleine. Es gibt viele Menschen mit ähnlichen Schwierigkeiten. Deshalb gibt es ein professionelles Netzwerk von Experten, die Ihnen helfen können, Ihr Denken und Handeln besser zu verstehen. Dies legt den Grundstein dafür, dass Sie Ihr Essverhalten wieder in gesündere Bahnen lenken können.

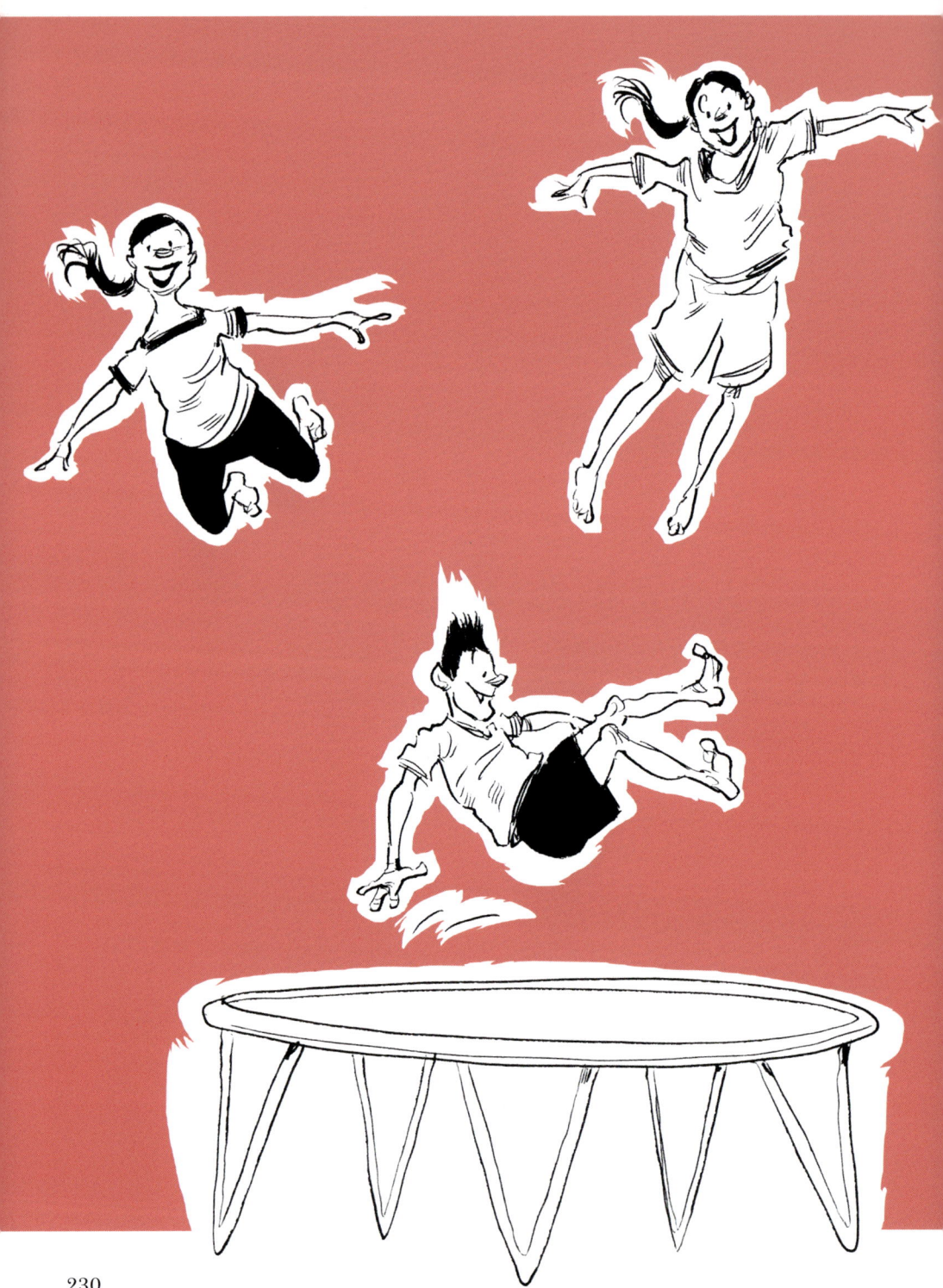

Gewichtsmanagement: Wie bewahre ich das Erreichte?

8

Abnehmen ist eine Plackerei – trotzdem gelingt es den meisten. Umso frustrierender ist es, wenn man danach beim Versuch scheitert, das Gewicht konstant unten zu halten. Der Weg scheint eben, aber es gibt viele fiese Stolpersteine. Dieses Kapitel schärft Ihre Sinne dafür. Es hilft Ihnen aber auch, nach einem Fall wieder aufzustehen und weiterzugehen.

Ziel erreicht. Was nun?

Nach dem Abnehmen hört die Arbeit nicht einfach auf – im Gegenteil. Zum Glück gibt es einige Tricks, die Ihnen dabei helfen, die Umstellung vom Abnehmen zum Gewichthalten erfolgreich zu bewältigen und die Motivation hochzuhalten.

Wer sein Zielgewicht erreicht, hat Grund zum Feiern. Das soll er auch. Das Lachen vergeht erfolgreichen Abnehmern allerdings bald, wenn sie die Zügel zu lange zu locker lassen. Denn Zunehmen geht ganz einfach, vor allem nach dem Abnehmen. Schliesslich kommt die Gewichtsreduktion verzögert im Kopf an. Der Körper benötigt weniger Energie, aber das eingeprägte Verhalten richtet sich in vielen Punkten noch nach dem Zustand vor der Gewichtsreduktion. Und die Zeit arbeitet gegen uns. Leider ist deshalb die häufig beschwerliche Reise mit dem Abnehmen nicht zu Ende. Vielmehr ist der Weg das Ziel, und die Reise geht weiter – nur anders.

Gewicht reduzieren ist schon schwer, es zu halten noch viel mehr!

Warum eigentlich? Ein wesentlicher Grund ist, dass viele Abnehmende die Gewohnheiten im Kern nicht ändern. Wenn eine neue Zahl auf der Waage kein Lächeln mehr ins Gesicht zaubert, schwindet die Motivation und damit die Bereitschaft, anstrengende Gewichtskosmetik zu betreiben. Was sich dagegen nach dem Abnehmen immer ändert, ist der sogenannte Grundumsatz, also die Kalorien, die wir verbrennen, ohne dass wir uns anstrengen. Menschen mit Übergewicht verfügen nicht nur über mehr Fettgewebe als Normalgewichtige. Sie besitzen auch mehr Muskelmasse, weil ihre Muskeln mehr Körpergewicht tragen und bewegen müssen. Somit verbrauchen Beleibte auch in Ruhe mehr Energie als Schlanke. Wenn nun füllige Menschen abnehmen, schmelzen nicht nur ihre Fettreserven; auch die Muskeln werden kleiner. Klar, schliesslich braucht es weniger Muckis, um weniger Gewicht zu stemmen. Kommt hinzu, dass bei einseitigen Crashdiäten und körperlicher Inaktivität die Muskeln eher schwinden als die Fettpolster. Dadurch sinkt der Grundumsatz, den die Muskeln ja massgeblich bestimmen.

Fazit: Wer sein neu erlangtes, tieferes Körpergewicht halten will, muss auf Dauer zwangsläufig weniger essen oder sich mehr bewegen als vor dem Abnehmversuch. Mehr noch: Er muss sich mit jedem Jahr mehr anstrengen. Der Grund dafür ist, dass unser Körper sich mit zunehmendem Alter verändert – ganz automatisch. Die Masse unserer Muskeln erreicht im Alter von 18 bis 25 Jahren ihren Höhepunkt. Spätestens ab 30 sinkt die Muskelmasse der meisten Menschen: Die natürliche, altersbedingte Abnahme der Sexualhormone veranlasst den Körper dazu, langsam, aber kontinuierlich Muskeln abzubauen – zugunsten der Fettmasse. Damit verringert sich auch der Grundumsatz ab dem 40. Lebensjahr um 10 Prozent, ab dem 60. gar um 20 Prozent. Ein Mensch in den Sechzigern verbraucht in Ruhe also weniger Energie als in seinen Zwanzigern. Trotzdem isst er nicht unbedingt weniger als 40 Jahre zuvor – und nimmt deshalb zu. Die gute Nachricht ist aber, dass nur ein Drittel des verminderten Energieverbrauchs mit dem Alter auf den niedrigeren Grundumsatz zurückzuführen ist. Der Rest liegt am veränderten Bewegungsverhalten und ist somit bei den meisten Menschen modifizierbar. Blöderweise gibt es noch weitere Umstände, die uns daran hindern, unser Gewicht im Laufe unseres Lebens stabil zu halten (siehe Tabelle Seite 242).

Zeit und Lebenslauf arbeiten gegen ein stabiles Gewicht

In jungen Jahren haben wir relativ viel Zeit, die wir für uns selber investieren können – um zu joggen, Hobbys nachzugehen oder um Freunde zu treffen. In der Schule steht regelmässig Turnen auf dem Stundenplan, und auch danach betätigen sich viele von uns in einem Sportverein. Irgendwann kommt dann aber der Job, der uns vereinnahmt, und vielleicht auch die eigene Familie, der wir uns widmen. Zeit für sich selbst wird rar – und rar werden auch die Möglichkeiten, Kalorien loszuwerden.

Leider ist uns die Zeit aber in Sachen Gewicht auch aus anderen Gründen nicht wohlgesinnt. Unser Kalorienbedarf sinkt, und oft führen Unfälle oder Abnutzung dazu, dass unser Rücken und unsere Gelenke nicht mehr jede Art der körperlichen Aktivität mitmachen. Umso wichtiger ist es, immer in Bewegung zu bleiben und Sportarten, die ein hohes Verletzungsrisiko bergen (wie Fussball oder Skifahren), vielleicht zugunsten von schonenderen (wie Radfahren, Schwimmen oder Langlaufen) aufzugeben. Auch kommen wir nicht darum herum, uns besser zu überlegen, was und wie viel wir essen, und uns immer wieder zu fragen: Ist es der Happen wirklich wert?

Reichen Ihre Muskeln, um die Boje unter Wasser zu halten?

Der erforderliche Aufwand, um das Gewicht nach der Reduktion zu stabilisieren, lässt sich mit demjenigen vergleichen, den es braucht, um eine Boje unter der Wasseroberfläche zu halten. Abnehmen, also die Boje immer tiefer unter die Oberfläche zu ziehen, erfordert Kraft. Aber nicht nur das: Selbst wenn die Boje ganz unter Wasser ist – das realistische Minimalgewicht also erreicht ist –, bedarf es einer dauerhaften Anstrengung, um sie unten zu halten. Denn die Physik will, dass die Boje wieder ober-

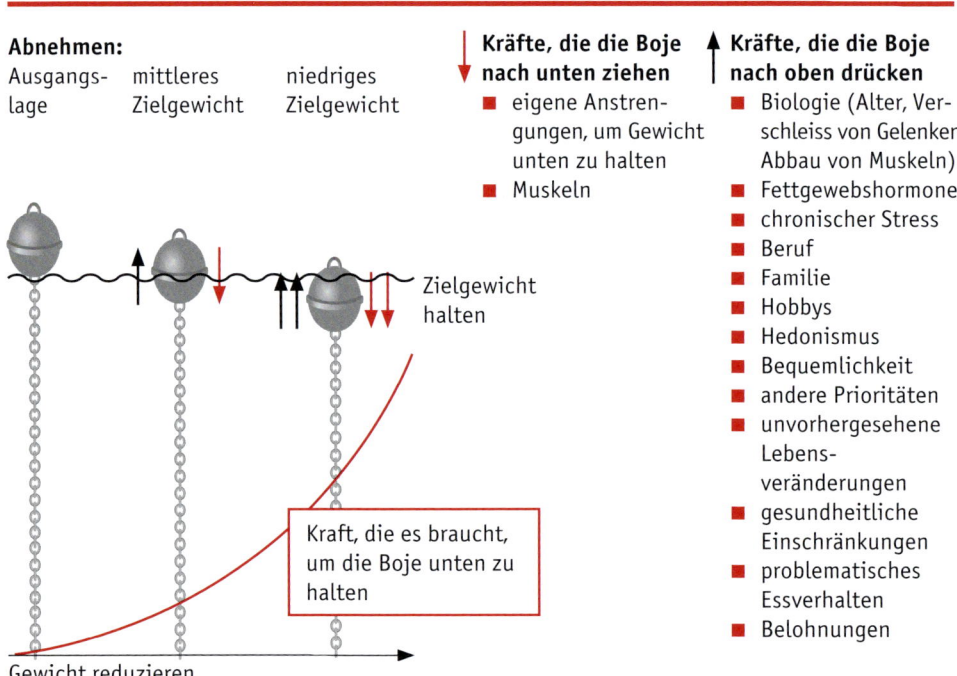

Abnehmen:

| Ausgangslage | mittleres Zielgewicht | niedriges Zielgewicht |

Kräfte, die die Boje nach unten ziehen
- eigene Anstrengungen, um Gewicht unten zu halten
- Muskeln

Kräfte, die die Boje nach oben drücken
- Biologie (Alter, Verschleiss von Gelenken, Abbau von Muskeln)
- Fettgewebshormone
- chronischer Stress
- Beruf
- Familie
- Hobbys
- Hedonismus
- Bequemlichkeit
- andere Prioritäten
- unvorhergesehene Lebensveränderungen
- gesundheitliche Einschränkungen
- problematisches Essverhalten
- Belohnungen

Zielgewicht halten

Kraft, die es braucht, um die Boje unten zu halten

Gewicht reduzieren

halb der Wasseroberfläche treibt. Je weiter Sie die Boje unter die Oberfläche ziehen, je mehr Sie also abnehmen, desto grösser ist der permanente Aufwand, um Boje und Gewicht auf stabiler Höhe zu halten. Dieser nimmt nicht etwa gleichmässig mit der Eintauchtiefe zu, sondern überproportional. Und die Kräfte, die der Boje Auftrieb verleihen, sind beträchtlich.

Das Einzige, was sich diesen Auftriebskräften entgegenstellt, sind Ihre Bestrebungen zur Gewichtskontrolle, vor allem die regelmässige Bewegung. Lassen Sie locker, lässt sich die Boje nicht zweimal bitten und bewegt sich zügig über die Oberfläche. Je mehr davon unter der Wasseroberfläche liegt, desto schneller. Die Physik ruft! Manchmal ist es deshalb besser, die Boje nicht zu weit nach unten zu ziehen respektive kein zu niedriges Zielgewicht anzupeilen – und damit Auftrieb und Gegenkräfte in einem vernünftigen Verhältnis zu halten. Und nun bitte, bitte eine gute Nachricht! Ja, die gibt es, und zwar dort, wo der Vergleich hinkt: Der Physik ist es egal, wie schnell oder langsam die Boje unter die Oberfläche gelangt. Ist sie erst unter Wasser, ist der Auftrieb derselbe. Beim Abnehmen ist das anders: Wer gesund abnimmt und gut zu seiner Muskelmasse schaut, riskiert weniger, wieder zuzunehmen, als jemand, der mit der Crashdiät-Brechstange rasch Pfunde verliert. Muskeln braucht es also, um eine Boje nach unten zu ziehen – und im übertragenen Sinne reduzieren sie den Auftrieb, weil sie das Energiedefizit, das sich durch das Abnehmen auftut, verringern. Sie sind also im doppelten Sinn wichtig.

Wie halte ich mein Gewicht unter Kontrolle?

Das Gewicht nach dem Abnehmen stabil zu halten ist nicht ohne. Es braucht eine gute Balance zwischen Kontrolle, Disziplin und Flexibilität. Aber selbst dann ist niemand davor gefeit, wieder zuzulegen. Gefahrenmomente zu erkennen und vorzubeugen gehört deshalb zu jeder erfolgreichen Gewichtsmanagement-Strategie.

Unsere überschüssigen Fettpolster sollen nicht nur weg, sondern nach dem Abnehmen gefälligst auch nicht wieder auftauchen. Das gelingt nur, wenn Sie sich dauerhaft um ein gesundes Körpergewicht bemühen. Natürlich fällt jeder gelegentlich wieder in alte Verhaltensmuster zurück. Deshalb ist es unerlässlich, am Ball zu bleiben und Strategien zu entwickeln, die helfen, mit Rückschlägen umzugehen. Fokussieren Sie dabei nicht zu sehr auf Ihr Gewicht. Wichtiger ist, dass Sie Ihre Kalorienbilanz langfristig im Gleichgewicht halten und Umstände, die zur Gewichtszunahme führen können, früh vorhersehen – so können Sie gezielt vorbeugen.

Flexibilität, Vernunft und Genuss halten Pfunde langfristig im Zaum

Der Mensch handelt in vielen Fällen vernünftig. Muss er mit negativen Konsequenzen rechnen, meidet er gewisse Verhaltensweisen. Dazu gehört beispielsweise, bei Rot über die Kreuzung zu fahren oder den Rechtsvortritt zu missachten. Es würde sich auch kein Lebenswacher mit dem Haartrockner in die Badewanne setzen, beim Tanken rauchen oder im Winter mit nassen Haaren und in der Badehose draußen herumrennen. Fehltritte im Essverhalten hingegen unterlaufen vielen von uns täglich. Es fehlt in dieser Hinsicht ein vergleichbarer Schadensbegrenzungsmechanismus, der das Körpergewicht im Zaum hält.

Das liegt besonders daran, dass Ursache und Wirkung und deren Zusammenhang nicht so einfach erkennbar sind und zeitlich oft weit auseinanderliegen. Um Schaden, also erneute Gewichtszunahme, zu vermeiden, ist es ratsam, das eigene Verhalten regelmässig zu analysieren, kritisch zu hinterfragen, Fehler möglichst zu erkennen und konsequent zu vermeiden. Zu einem vernünftigen Handeln gehört aber auch der Umgang mit Kalorienexzessen. Jeder ist auch nur ein Mensch, Fehltritte gehören nun mal zum Leben. Selbst gezielt die Zügel zu lockern und ohne Kaloriengedanken dem Genuss zu frönen ist vernünftig, wenn es hilft, Frustfressen und Heisshunger zu verhindern.

MACHEN SIE AUS RÜCK-SCHLÄGEN FORT-SCHRITTE.

Das Leben verläuft nicht immer geradlinig, das Gewicht auch nicht. Resignieren Sie nicht gleich, wenn die Waage wieder mal in die falsche Richtung zeigt, die Hose kneift oder der Wille schwächelt. Trübsalblasen und Schwarzmalen bringen Sie nicht weiter. Nehmen Sie lieber den Kopf aus dem Sand und schauen Sie, woran es denn gelegen haben könnte: Kam die Bewegung zu kurz, oder machte mir das Naschen einen Strich durch die Rechnung? Sind meine Erwartungen realistisch? Wer aus Fehlern die richtigen Konsequenzen zieht, lernt sogar mehr daraus als aus Erfolgen. Rückschläge sind also wertvolle Erfahrungen – für die, die sie nutzen. Kopf hoch: Beim nächsten Mal machen Sies besser!

Auszeit mit Genuss verhindert Verdruss

Manche nehmen es beim Abnehmen und Gewichthalten zu ernst. Eisern verbieten sie sich liebgewonnene Naschereien. Verbote wecken aber Begehrlichkeiten und funktionieren deshalb kaum je dauerhaft. Schlimmer noch: Sind sie zu strikt, erreicht man damit oft das Gegenteil dessen, was man eigentlich bezweckt. Irgendwann schreit die Begierde so laut auf, dass selbst Standfeste nachgeben und erst recht zuschlagen. Schlimmstenfalls mündet der Frust in unkontrolliertes Naschen oder in eine Heisshungerattacke. Viel besser als dieses Alles-oder-nichts-Muster ist ein flexibler Umgang mit geliebten Kalorienbomben. Das heisst im Klartext: Ab und zu muss ein Mokkatrüffel oder ein Stück Schwarzwäldertorte erlaubt sein. Doch dann gilt es, massvoll, langsam und vor allem bewusst zu geniessen.

Um Verdruss zu vermeiden, sollten Abnehmende sich hin und wieder selber belohnen. Beispielsweise wenn sie ein gewichtiges Etappenziel erreicht haben oder wenn sie das Gewicht lange stabil halten konnten. Das

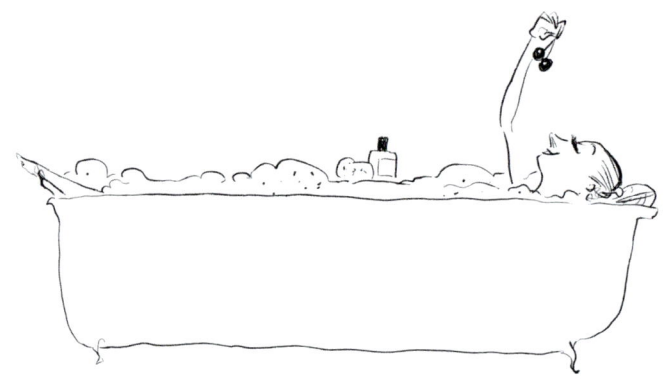

muss nichts Essbares sein. Ein Blumenstrauss, Kino-, Theater- und Konzertbesuch, ein neues Paar Schuhe oder ein Wellnesstag mit Körperpflege und Massage können ein erreichtes Ziel kalorienfrei versüssen. Andererseits lässt es sich auch mit einem Lieblingsdessert oder einem gediegenen Essen in einem feinen Restaurant feiern. Dann soll der Genuss im Vordergrund stehen, Gedanken an Kalorien werden verbannt.

Das Wochenende kann ebenfalls als Frustbremse dienen: Wer unter der Woche beim Essen auf Fett und Zucker achtet und sich genügend bewegt, kann am Samstag und Sonntag die Zügel lockern. Wer sich dann sein Leibgericht mit einem guten Glas Wein gönnt, senkt sein Rückfallrisiko während der kargeren Wochentage. Fazit: Der Spass am Leben und die Freude am Essen dürfen nicht zu kurz kommen. Das Gewicht lässt sich nur dann lange halten, wenn auch die Lebensqualität stimmt.

Schlemmexzesse lassen sich ausbügeln

Abnehmen kann ganz schön hart sein. Da können selbst Eiserne mal vom «rechten Weg» abkommen und sich ungehemmt Schokolade, Kuchen, Wurst und Käse hingeben. Das Problem besteht dabei nicht im kurzfristigen Überschuss an Kalorien. Es besteht vielmehr darin, dass viele nach der Eskapade frustriert den Bettel hinschmeissen – ganz nach dem Motto: Das wars, nun sind alle Abnehmbemühungen für die Katz.

Dieses Alles-oder-nichts-Denken ist unberechtigt. Der menschliche Körper kann nämlich selbst grosse Ausschweifungen ausgleichen, solange sie nicht von Dauer sind. Überschüssige Kalorien wandern nicht sofort in die Fettpolster, sondern vorerst nur in Zwischenspeicher in der Leber und in den Muskeln. Etwas mehr bewegen, reichlich trinken und leichter essen in den folgenden zwei Tagen genügt bereits, um diese Zwischenspeicher wieder zu leeren. Ideal sind rohe und gekochte Gemüse und wasserreiche Früchte, aber auch Suppen, Fisch und magere Milch- und Fleischprodukte.

Sozialverträgliches Intervallfasten tut Zusammenleben nicht belasten

Klassisches Fasten ist kein probates Mittel, um abzunehmen, und auch schlecht geeignet, um das Gewicht zu kontrollieren. Zwar kann Fasten verhindern, dass sich angestaute Exzess-Reserven in unseren Polstern festsetzen. Ein zu lang anhaltender Kalorienverzicht zwingt den Körper aber in den Sparmodus und ist für das Gehirn gefährlich. Langes Hungern erzeugt Stress und verursacht «Narben» im Gehirn. Dadurch kann sich ein gesunder Bezug zum Essen verändern, aber auch die Art und Weise, wie unser Gehirn auf Stress, der anderweitig entsteht, reagiert. Jo-Jo und Essstörung (siehe auch Kapitel 7) drohen. Ein Konzept, das die Vorteile des Fastens nutzt und gleichzeitig Risiken und Hindernisse minimiert, ist das sogenannte intermittierende oder Intervallfasten. Wer nur schon wenige Stunden fastet, der veranlasst seine Körperzellen zur sogenannten Autophagie. Dabei räumen Zellen mit dem Müll, der sich in ihnen ansammelt, auf und verwerten diesen. Wissenschaftler nehmen an, dass biochemische Abläufe nach diesem «Frühjahrsputz» wieder effizienter funktionieren und die Zellen auch besser auf Stoffwechselhormone wie Insulin reagieren. Möglicherweise kann dieser Prozess auch Krankheitsrisiken mindern, indem er Diabetes, Bluthochdruck, Krebs und anderen chronischen Erkrankungen vorbeugt. Intervallfasten scheint auch unser Immunsystem und die Zusammensetzung unserer Darmflora positiv zu beeinflussen.

Aus Tierversuchen ist die Idee einer Jeden-zweiten-Tag-fasten-Diät entstanden: Ratten und Mäuse, die jeden zweiten Tag ohne Futter auskommen mussten, waren schlanker, weniger oft krank und lebten länger als genetisch identische Exemplare, die jeden Tag Futter und insgesamt die gleiche Kalorienmenge zugeführt bekamen. Und dies, obwohl die teilfastenden Nager an ihren Fresstagen ad libitum futtern durften, also nach Lust und Laune. Manche – aber nicht alle – Studien am Menschen lassen vermuten, dass dies auch bei uns funktioniert. Anstatt drei- oder viermal pro Woche einen Null-Kalorien-Tag einzulegen, reichen vermutlich deren zwei – so ist die «5:2»-Fastenmethode geboren. Manchen Menschen fällt es leichter, an einem Tag ganz auf Kalorien zu verzichten, als sich bei Art und Menge der Nahrung einzuschränken. Wem es zu viel ist, einen ganzen Tag auf Essen zu verzichten, dem bietet sich die «16:8»-Methode an, bei der die Kalorienzufuhr während 16 Stunden pro 24 Stunden unterbrochen wird. Das muss nicht an jedem Tag sein. Auch wer dies nur an zwei oder drei Tagen pro Woche umsetzen kann, hat einen Nutzen davon. Das ist durchaus auch familienkompatibel: Der Verzicht auf Zmorge oder Znacht genügt bereits. Wer die Grundidee des Intervallfastens individuell, flexibel und mit passendem Intermezzo umsetzt, hat gute Chancen, sie fest in den Alltag integrieren zu können.

Fasten: Profitieren Sie von den Vorteilen, minimieren Sie die Nachteile

- Schon mal Dinner-Cancelling (siehe Seite 152) ausprobiert? Wer das Abendessen auslässt, fastet bis zu 20 Stunden lang am Stück.
- Zu radikal? Essen Sie früher Znacht. Damit nutzen Sie die Zeit zwischen Abendessen und Zmorge für ein Minifasten. Zähneputzen nach dem Nachtessen mindert die Versuchung, vor dem Fernseher zu naschen. Die kalorienfreien zehn bis zwölf Stunden geben Ihrem Körper Gelegenheit, seine Zuckerreserven aufzubrauchen.
- Wem das immer noch zu einschränkend ist, der kann versuchen, das Fasten zu «simulieren», indem er wasserreiches Gemüse isst. Fett in Form von Olivenöl ist erlaubt, Kohlenhydrate und Eiweiss nicht, weil beide das Hormon Insulin erhöhen, das für den Fasteneffekt zwingend tief bleiben muss.
- Sie sind sowieso kein Frühstückstyp? Dann lassen Sie es einfach und essen Ihre erste Mahlzeit des Tages zu Mittag. Solange Sie dies nicht zum Naschen zwischendurch oder zu einem übergrossen Nachtessen verführt, ist das kein Problem. Zwei Tassen schwarzer Kaffee am Vormittag mobilisieren die Zuckerreserven und erhöhen den Blutzuckerspiegel, was wiederum Hungergefühle hemmt. Keine Angst, Kaffee erhöht das Diabetesrisiko nicht – im Gegenteil!
- Eine mildere Form des Zmorgeverzichts: Verschieben Sie die erste Mahlzeit des Tages aufs Znüni. Nehmen Sie sich dafür Zeit, geniessen Sie den Imbiss als richtige Mahlzeit und nicht nebenbei vor dem Computer. Und achten Sie darauf, dass Sie im weiteren Tagesverlauf nicht zwischendurch naschen.

■ Wenn Sie sich entschliessen, regelmässig eine Mahlzeit vor oder nach der Nacht auszulassen, sollten Sie sich wenn möglich immer für die gleiche entscheiden. Dadurch gewöhnt sich Ihr Körper besser daran und erwartet keine Kalorien mehr. Hunger nehmen Sie dadurch viel weniger wahr.

■ Sport vor dem Frühstück verbrennt extra viel Fett. Weil sich die Zuckerreserven über Nacht leeren, kommt das Fett schneller an die Reihe.

■ Das klappt auch umgekehrt: Wer nach dem Sport nicht gleich etwas isst, verlängert die Fettverbrennung des Körpers. Allerdings sollte die Bewegung mindestens eine halbe Stunde dauern, damit Schwimmringe leckschlagen.

■ Verzichten Sie, wenn es geht, auf Zwischenmahlzeiten. Fünf kalorienfreie Stunden zwischen den Hauptmahlzeiten sind optimal. Ungesüsster Tee oder Kaffee zwischendurch ist kein Problem.

■ Sind fünf Stunden zu lange für Sie? Dann greifen Sie lieber zu einem Gemüsesnack anstatt zu Früchten. Cherrytomaten, Gurken, Sellerie oder Fenchel lassen den Insulinspiegel kalt. So kann der Körper die aufgebauten Reserven ungehindert verheizen.

■ Sonntag: Endlich ausschlafen! Für den verkürzten Tag genügen zwei Mahlzeiten: Brunch von 11 bis 12 Uhr und ein Abendessen gegen 18 Uhr.

■ Tun Sie Ihrer Leber einen Gefallen, indem Sie über Festtage intermittierend fasten. Legen Sie zwischen den Völlereitagen einen Tee-und-Suppen-Tag ein.

Gefahrensituationen kennen hilft vorbeugen

Schwere Geschichten zeigen häufig Parallelen. Wenn Übergewichtige erzählen, wann und warum sie zugelegt haben, fallen gemeinsame Muster auf. Tatsächlich gibt es Ereignisse und Umstände im Leben, die eine Gewichtszunahme begünstigen und damit einem stabilen Körpergewicht im Wege stehen. Dies kann jeden und jede treffen. Das Gute daran: Wenn sich eine solche Situation anbahnt oder Sie plötzlich drinstecken, können Sie mit gezielten Massnahmen vorbeugen. Die folgende Tabelle zeigt Ihnen, wie.

RISIKOSITUATIONEN FÜR GEWICHTSZUNAHME: BEUGEN SIE VOR

Beziehungen

Mögliche Auslöser	Mögliche Vorbeugung	Kap.
Neue Partnerschaft, Heirat (bei Männern und Frauen)	■ Gemeinsamer Plan zur Gewichtskontrolle ■ Gemeinsame sportliche Aktivitäten planen, z. B. Tennis oder gemeinsame Wandertouren ■ Versuchen, die bisherige körperliche und soziale Aktivität beizubehalten; Mitgliedschaft in Vereinen nicht künden ■ Zeitfenster für sich freimachen ■ Wenn möglich im Arbeitsprozess bleiben ■ Frauen sollten sich nicht an die Kalorieneinnahme ihrer Männer anpassen. ■ Mögliche Probleme in der Partnerschaft früh zur Rede zu bringen	1, 6
Geburt / Kinder	■ Möglichst lange stillen, denn das verbraucht zusätzliche 500–600 Kalorien täglich und hilft bei der Rückbildung des Bauches ■ Ein Kleinkind braucht alle 2–3 Stunden etwas zu futtern, die Mutter nicht; sie sollte nicht jedes Mal essen, wenn das Kind isst. ■ Essensreste lieber wegwerfen als selber den Mülleimer spielen ■ Einen festen eigenen Tagesablauf beibehalten mit striktem eigenem Mahlzeiten-Rhythmus, auch und gerade zu Hause ■ Mit Bewegung nicht warten, bis das Kind Fahrrad fahren kann, sondern möglichst bald nach der Entbindung mit regelmässiger körperlicher Aktivität beginnen. Mit einem Hometrainer geht das auch zu Hause. ■ Partner in Abnehmpläne einweihen und miteinbeziehen ■ Eltern sollten versuchen, auch Zeit nur für sich selber zu finden ■ Bei Überlastung und psychischen Problemen frühzeitig Hilfe anfordern ■ Nicht zu viel Zeit zu Hause verbringen, Kontakte zu anderen Müttern suchen	1–5
Partnerschaftsprobleme, Trennung, Scheidung (v. a. bei Männern und Kindern)	■ Versuchen, sachlich zu bleiben, und Emotionen nicht in sich hineinfressen; Kinder nicht zusätzlich belasten ■ Offen darüber sprechen, was einen bedrückt, und professionelle Hilfe (Paartherapie) in Anspruch nehmen ■ Nach Bewältigungsstrategien suchen, die nichts mit Kalorieneinnahme zu tun haben ■ Nach Trennung Ablenkung suchen, bestehendes Freunde-Netzwerk pflegen und ausbauen	1, 5, 7

Mögliche Auslöser	Mögliche Vorbeugung	Kap.
Verlust von Nahestehenden	■ Zeit nehmen, die man braucht, um zu trauern ■ Belastendes zur Sprache bringen, sich mit anderen Angehörigen austauschen ■ Leere nicht mit Kalorien füllen, sondern mit anderen Beschäftigungen ■ Sich nicht einigeln, die Leute treffen, bei denen man sich aufgehoben fühlt ■ Sich professionell helfen lassen, wenn die Trauer eine zu grosse Last wird	7
Umzug	■ Bestehende Kontakte trotz der räumlichen Trennung weiter zu pflegen versuchen, z. B. über soziale Netzwerke ■ Am neuen Ort möglichst bald neue Bekanntschaften schliessen und sich ein neues soziales Netz aufbauen ■ Gegebenenfalls Sprache am neuen Ort so früh wie möglich erlernen, so kann man an Kultur und sozialem Austausch teilhaben ■ Eine feste Arbeit ist häufig sehr hilfreich bei der sozialen Integration. ■ Mitgliedschaft in Vereinen oder Freiwilligenarbeit in Erwägung ziehen ■ Neues Zuhause möglichst bald so einrichten, dass man sich wohlfühlt	5, 7
Körper		
Pubertät / Adoleszenz	■ Störungen im Essverhalten, aber auch Mobbing und schulische Probleme sollten früh thematisiert und angegangen werden. ■ Falls nicht vorhanden, sollte Heranwachsenden das nötige Ernährungswissen durch eine Fachperson vermittelt werden; auch kochen lernen macht Sinn. ■ Bei Verdacht mögliche hormonelle Störungen beim Arzt abklären ■ Das Augenmerk auf ein geregeltes Essmuster richten. Pro: regelmässig drei ausgewogene Hauptmahlzeiten. Kontra: Konsum von Snacks und Süssgetränken ■ Pubertierende sind kaum empfänglich für gesundheitliche Aspekte, wohl aber für Argumente, die ihre Attraktivität (z. B. Hautbild) und ihre Leistung (Sport, Schule) betreffen. ■ Gerade in diesem Alter ist regelmässige und intensive Bewegung das A und O.	2–6

Mögliche Auslöser	Mögliche Vorbeugung	Kap.
Schwangerschaft	■ Schwangere sollten nicht für zwei essen. Vor allem im ersten und zweiten Drittel der Schwangerschaft ist der zusätzliche Kalorienbedarf gering und erhöht sich im Schnitt etwa auf höchstens 300 Kalorien mehr pro Tag. ■ Die Schwangerschaft ist kein geeigneter Zeitpunkt für Gewichtskontrolle. Schwangere sollten ihren Gelüsten trotzdem nicht mass- und kontrolllos nachgeben. ■ Mehr als 12–15 Kilos sollten normalgewichtige Schwangere, die nur ein Kind erwarten, nicht zunehmen; bei übergewichtigen Schwangeren sollte die Gewichtszunahme geringer ausfallen ■ Schwangerschaft sollte in der Regel kein Hindernis für regelmässige Bewegung sein.	2, 3, 5
Menopause	■ Mehr Bewegung hilft nicht nur gegen Wechseljahrbeschwerden. Sie erhöht die weiblichen Geschlechtshormone und kompensiert über die Erhaltung der Muskelmasse den abnehmenden Grundumsatz. ■ Möglichst auf regelmässige Hauptmahlzeiten achten, um das Naschen zwischendurch zu vermeiden ■ Tofu und andere Sojaprodukte haben bezüglich Gewichtskontrolle klare Vorteile gegenüber rotem Fleisch und daraus hergestellten Produkten; sie können teilweise auch die Folgen der Abnahme der hormonellen Aktivität ausgleichen.	1–3, 5, 6
Alter (40–70)	■ In diesem Alter macht sich bei vielen die abnehmende Muskelmasse und damit verbunden der sinkende Grundumsatz bemerkbar: Der Körper wird fetter. ■ Gezieltes Muskeltraining und mehr Bewegung im Alltag und in der Freizeit können dem entgegenwirken ■ Essverhalten und Kalorieneinnahme dem abnehmenden Grundumsatz anpassen; Kalorienexzesse gehen weniger spurlos am Körper vorbei als in jungen Jahren ■ Alkoholkonsum im Auge behalten	1, 6
Lebensstil		
Rauchstopp	■ Kompensationsnaschen sollte verhindert werden; ideal sind kalorienfreie Mentholkaugummis. ■ In der Anfangsphase Handlungen meiden, die mit Rauchen in Verbindung stehen, z. B. Alkohol- oder Kaffeekonsum ■ Hände anderweitig beschäftigen lernen ■ Bewegung wirkt einer Gewichtszunahme entgegen, verringert Entzugserscheinungen und senkt das Risiko für einen Rauchneustart	1, 5, 6

Mögliche Auslöser	Mögliche Vorbeugung	Kap.
Stopp von Sport / Training	■ Das Essverhalten und die Kalorieneinnahme möglichst bald dem gesunkenen Energieverbrauch anpassen ■ Wenn möglich körperliche Aktivitäten nicht abrupt beenden, sondern «ausschleichen» ■ Falls eine Sportart aus gesundheitlichen Gründen nicht mehr durchführbar ist, nach Alternativen suchen ■ Das fehlende Training durch mehr Bewegung im Alltag kompensieren, z. B. über einen «aktiven» Arbeitsweg	6
Zu schnelle / zu starke Gewichtsabnahme	■ Langsamer und weniger abnehmen ■ Gewichtsreduktion nicht nur durch Verminderung der Kalorieneinnahme herbeiführen, sondern auch durch mehr Verbrauch ■ Keine zu langen Fastenphasen durchführen, lieber intermittierend fasten ■ Trainieren, um Muskelmasse zu erhalten ■ Mit einem höheren Gewicht als dem Zielgewicht leben lernen	1, 6, 8
Gewichtsschwankungen	■ Diäten vermeiden, regelmässige körperliche Aktivität ■ Flexibler denken lernen und sich vom Alles-oder-nichts-Prinzip lösen ■ Weniger häufig wägen	1, 7
Ferien / Feiertage	■ Kulinarische Auszeiten und mehr Bewegung einplanen ■ Mit kalorienreichen Traditionen brechen ■ Lieber Halbpension als All-inclusive-Ferien buchen; aufs Mittagessen verzichten, Zurückhaltung bei Alkohol und Süssgetränken ■ Zimmer im obersten Stock buchen, sportliche Aktivitäten in den Ferienaufenthalt einbauen	5, 8
Schule, Arbeit		
Start / Wechsel	■ Früh Kontakt zu Mitarbeitenden/Mitschülern suchen ■ Gemeinsam das Mittagessen einnehmen ■ Klare Abgrenzung zwischen Arbeit und Freizeit vornehmen und Zeitfenster für Bewegung im Voraus festlegen ■ Probleme früh ansprechen und angehen	5, 7
Mobbing / Druck / Stress	■ Stress-Essen vermeiden und alternative Bewältigungsstrategien suchen ■ Freizeit/Ferien nutzen, um das Gewicht zu kontrollieren ■ Pensum reduzieren oder Job/Schule wechseln ■ Hilfe bei Mediatoren suchen	1, 7

Mögliche Auslöser	Mögliche Vorbeugung	Kap.
Arbeitslosigkeit	■ Essen nicht als Beschäftigungstherapie missbrauchen ■ Strukturierten Tagesablauf beibehalten, das Zuviel an Zeit für mehr Bewegung und gesunde Ernährung nutzen ■ Unter die Leute gehen, sich nicht zu Hause einigeln ■ Jobsuche als neuen Interimsjob ansehen ■ Sich weiterbilden ■ Selbständigkeit in Betracht ziehen	2–4, 6, 7
Rente	■ Falls möglich und erwünscht teilweise weiterarbeiten ■ Frühzeitig die «Zeit danach» planen ■ Bestehende soziale Kontakte pflegen und neue knüpfen ■ Beitritt zu Vereinen oder gemeinnützige Arbeit in Erwägung ziehen ■ Mitmachen bei Kirchgemeinde, Bürgerinitiativen, Kontakt- und Tauschbörsen ■ Ausflüge organisieren und reisen ■ Sich um einen strukturierten Tagesablauf bemühen ■ Partnerschaft wieder vermehrt pflegen, sich Enkelkindern widmen ■ Zusätzlich verfügbare Zeit nutzen, um sich mehr zu bewegen, gesund einzukaufen und selber zu kochen ■ Sich einen Hund zulegen	2–7
Schichtarbeit	■ Auf eine möglichst gute Schlafqualität und ausreichende Schlafdauer achten ■ Stresskompensation mit Alkohol oder Medikamenten vermeiden ■ Wenn möglich nicht zwischen 2 und 6 Uhr morgens arbeiten ■ Vorwärtsrotierende Schichten vorziehen (Früh–Spät–Nacht) ■ Nahrungsaufnahme nicht der Schichtarbeit unterordnen, sondern versuchen, einen regelmässigen Essrhythmus mit ausgewogenen, warmen Mahlzeiten beizubehalten ■ Schichtplan frühzeitig mit sozialem Umfeld (Partner, Kinder) absprechen	5

Psychische Belastung

Ungewissheit, Angst, Depression / Burn-out, traumatische Erlebnisse	■ Nicht totschweigen, sondern verarbeiten, wenn nötig mit professioneller Hilfe ■ Isolation nach Möglichkeit vermeiden ■ Versuchen, die Belastungen durch gezielte Massnahmen ohne zusätzliche Kalorieneinnahme zu kompensieren, z. B. durch körperliche Aktivität ■ Bei Medikamenten mit dem Arzt besprechen, ob es sich um ein Produkt handelt, das sich neutral oder vorteilhaft auf das Körpergewicht auswirkt	7

Mögliche Auslöser	Mögliche Vorbeugung	Kap.
Essstörung	■ Diäten und rigides Essverhalten vermeiden ■ Ursachen, die auch lange zurückliegen können, auf den Grund gehen ■ Eigenes Verhalten rational betrachten und hinterfragen ■ Falls nötig: Verhaltenstherapie mit Psychiater/Psychologen	7
Schlafstörung	■ Sich um Schlafhygiene bemühen ■ Mit gezielten Massnahmen Schlafqualität und -dauer verbessern ■ Falls keine Besserung: den Arzt um Rat fragen und eventuell eine Untersuchung im Schlaflabor ins Auge fassen	5
Gesundheit		
Unfall	■ Versuchen, so bald wie möglich wieder mobil zu werden ■ Falls notwendig, andere Sport-/Bewegungsarten in Betracht ziehen ■ Kontakt zu Personen suchen, die ein ähnliches Schicksal ereilt hat ■ Professionelle Hilfe in Anspruch nehmen, falls der Unfall psychisch belastet	7
Medikamente	■ Mit dem Arzt besprechen, ob die Einnahme zu Gewichtszunahme führen kann. Sich nach möglichen Alternativen ohne negativen Einfluss auf das Körpergewicht erkundigen ■ Falls möglich Dosis reduzieren bzw. Medikament ausschleichen	1
Hormonelle Störungen	■ Relativ häufig ist eine verminderte Funktion der Schilddrüse bei Frauen ab 40; diese kann auch als Folge einer Schwangerschaft auftreten ■ In jüngeren Jahren kann auch eine Funktionsstörung der Eierstöcke schuld sein ■ Eine Blutuntersuchung beim Arzt liefert wichtige Hinweise darauf ■ Bei Verdacht nicht zu lange warten und frühzeitig mit der Einnahme des fehlenden Hormons beginnen ■ Gegen die normale, altersbedingte Abnahme der Sexualhormone (Testosteron, Östrogene) hilft regelmässige Bewegung.	1, 6
Beschwerden des Bewegungsapparats	■ Mehr und gezielte Bewegung wirkt vorbeugend und kann auch helfen, Beschwerden an Gelenken und Rücken zu lindern ■ Dabei ist es wichtig, einen Physiotherapeuten zu Rate zu ziehen ■ Sich beraten lassen, was unter den gegebenen Umständen an Bewegungsformen möglich ist ■ Eine Operation kann helfen, ist aber oft nicht die beste Lösung; unbedingt Zweit- oder Drittmeinung einholen.	6

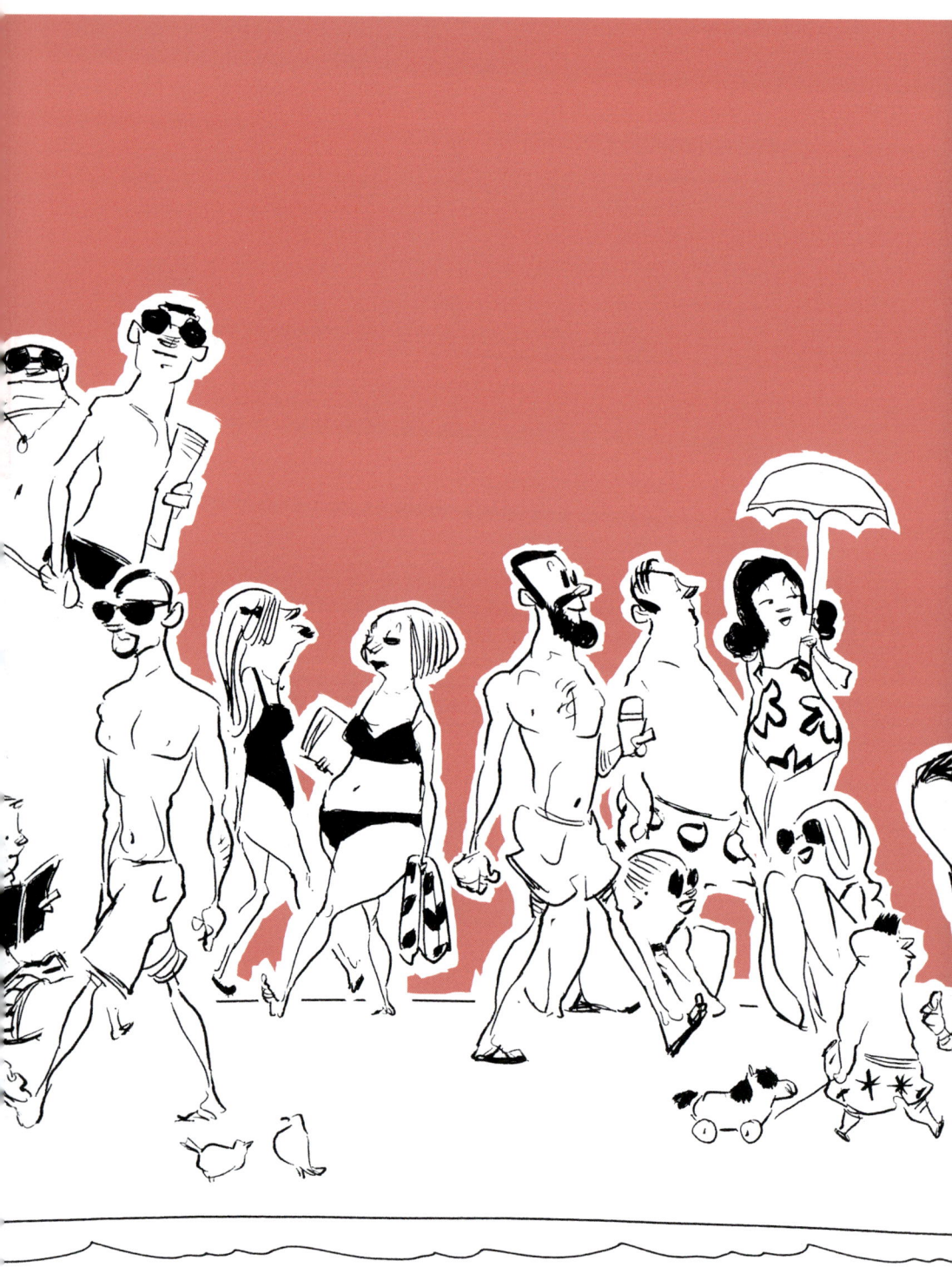

Anhang

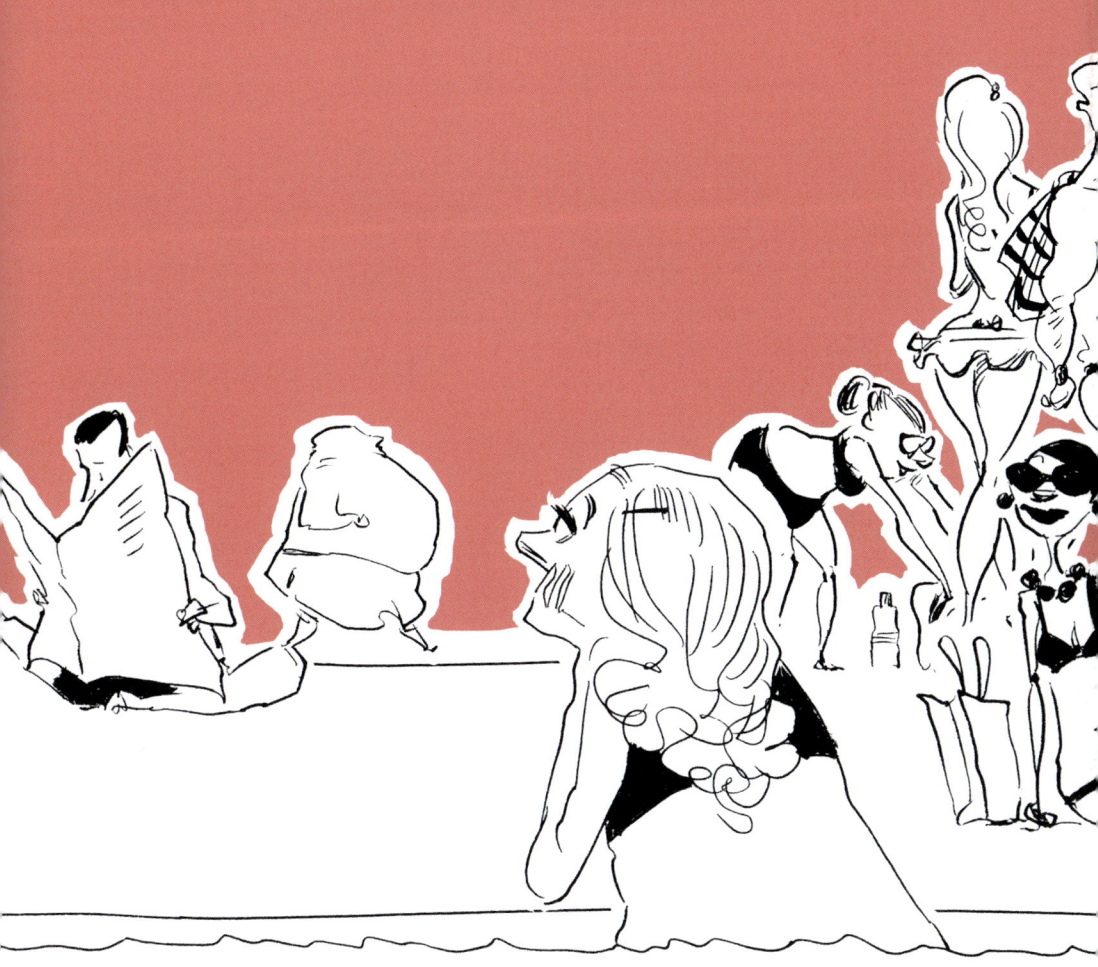

Stichwortverzeichnis

Ratgeber, auf die Sie sich verlassen können

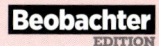
Beobachter
EDITION

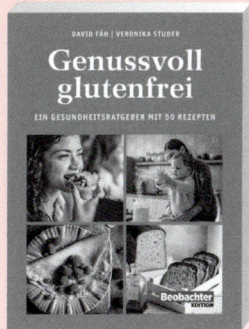

Genussvoll glutenfrei

David Fäh beantwortet alle medizinischen Fragen rund um Zöliakie und Glutensensitivität. Veronika Studer zeigt, wie sich die Umstellung und der Alltag mit Zöliakie meistern lassen, welche Tipps dabei helfen und wie man dennoch schmackhaft geniessen kann.

192 Seiten, Hardcover
ISBN 978-3-03875-289-9

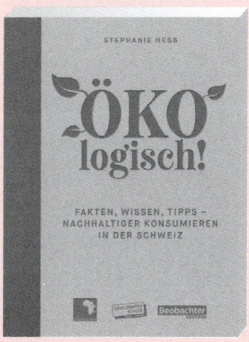

Ökologisch!

Längst ist klar, dass unser Kaufverhalten einen immensen Einfluss auf die Umwelt hat. Dieser Ratgeber zeigt Fakten auf, bietet spannende Alternativen und befähigt dazu, das eigene Konsumverhalten nachhaltiger zu gestalten.

176 Seiten, Hardcover
ISBN 978-3-03875-285-1

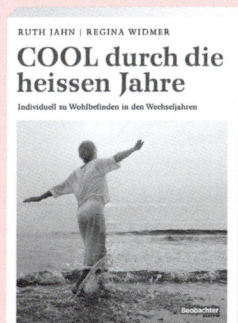

Cool durch die heissen Jahre

Der Ratgeber begleitet Frauen ganz natürlich durch die Wechseljahre. Er erläutert, was im Körper passiert, wo die Grenzen der Selbstbehandlung sind und welche Therapien aus Medizin und Natur zur Verfügung stehen.

288 Seiten, Klappenbroschur
ISBN 978-3-03875-201-1

Die Bücher des Beobachters: einfach, schnell, online. beobachter.ch/shop

Ratgeber, auf die Sie sich verlassen können

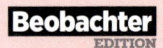

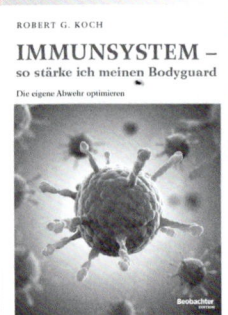

Immunsystem – so stärke ich meinen Bodyguard

Was läuft im Körper ab, wenn unser Immunsystem sich gegen Attacken von Viren, Bakterien oder Pilzen verteidigen muss? Wieso reagiert es bei Allergien übermässig und warum bombardiert es sich bei Autoimmunerkrankungen selbst? Der Arzt Robert G. Koch zeigt, wie wir unserem Abwehrsystem gezielt Sorge tragen können.

224 Seiten, Klappenbroschur
ISBN 978-3-03875-292-9

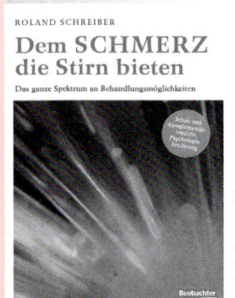

Dem Schmerz die Stirn bieten

Der erfahrene Schmerzmediziner Dr. med. Roland Schreiber klärt für Laien verständlich über die Komplexität chronischer Schmerzen auf, und zwar über die rein medizinischen Aspekte hinaus. Er gibt Betroffenen und ihren Angehörigen Instrumente in die Hand, um trotz Schmerzen eine gute Lebensqualität zu erreichen.

312 Seiten, Klappenbroschur
ISBN 978-3-03875-243-1

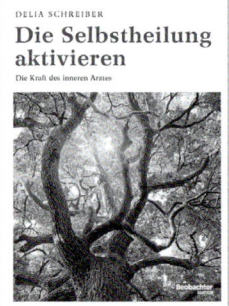

Die Selbstheilung aktivieren

Selbstheilung ist ein Geschenk unseres Organismus. Was bei banalen Verletzungen ganz selbstverständlich funktioniert, ist auch eine Grundvoraussetzung für den Heilungsprozess im komplexen Fall, wenn eine Diagnose Patientinnen und Patienten zentral trifft.

216 Seiten, Klappenbroschur
ISBN 978-3-85569-799-1

Die Bücher des Beobachters: einfach, schnell, online. beobachter.ch/shop